JUAN ANTONIO TAPIA

34 CASOS CON DIAGNÓSTICO CLÍNICO DE SINDROME DE DOLOR REGIONAL COMPLEJO (SDRC)

34 CASOS CON DIAGNÓSTICO CLÍNICO DE SINDROME DE DOLOR REGIONAL COMPLEJO (SDRC)

JUAN ANTONIO TAPIA

Médico Cirujano.
Médico Especialista en Medicina Laboral y Legal

Colaboradores:

MATIAS ANDRES SANCHEZ
PAOLA CAROLINA CASTEX
CLAUDIO CASTELLON
NICOLAS ARGUELLO

Librería AKADIA Editorial

Tapia, Juan Antonio

34 Casos con diagnóstico clínico de Síndrome de Dolor Regional Complejo -SDRC / Juan Antonio Tapia. - 1a ed. -
Ciudad Autónoma de Buenos Aires: Librería Akadia Editorial, 2022.

ISBN: 978-987-570-491-6

1. Síndromes de Dolor. I. Tí
CDD 617.5

ISBN: 978-987-570-491-6

Paraguay 2078 (1121) - Buenos Aires, Argentina
Tel. (54-11) 4961-8614 / 4964-2230
E-mails: editorialakadia@gmail.com /
ventas@editorialakadia.com www.editorialakadia.com

Hecho el depósito que marca la ley 11.723
Impreso en Argentina - Printed in Argentina

Índice

CAPITULO III
ANÁLISIS Y OBSERVACIONES DEL SDRC

CAPITULO IV
ASPECTOS ANATOMICOS Y FUNCIONALES

CAPÍTULO V
MANIFESTACIONES CLINICAS OFTALMOLOGICAS EN EL SDRC

CAPÍTULO VI
OTROS CUADROS CLÍNICOS DE INTERÉS POR SU PATOLOGÍA

Prólogo

"A veces sentimos que lo que hacemos es sólo una gota en el mar, pero el mar sería menos si le faltara una gota".

Madre Teresa de Calcuta

El proemio de este prologo implica inmiscuirse en el significado del trabajo para el hombre en un sentido genérico, y en este caso involucra al trabajo como médico.

El mar son las ciencias de la salud que se nutren del trabajo vocacional del ser humano, que abraza a las ciencias médicas al que tiene voluntad de servicio.

Ese servicio se brinda de muchas formas, entre ellas la formación médica que se adquiere en la Facultad de Medicina y luego la administración idónea de ese conocimiento puesta al servicio del prójimo que necesita de su apoyo.

Dentro de esa condición de idoneidad se inserta la calidad de los conocimientos adquiridos y su dedicación atenta a descubrir técnicamente las patologías a tratar.

Ese espíritu analítico se nutre también del espíritu creativo del ser humano que puede manipular los conocimientos médicos adquiridos en pos de aportar al engrandecimiento de ese MAR, que significan las ciencias de la salud.

Hoy mi colega, el Dr. Juan A. Tapia trae humildemente su gota de aporte. Gota de mucho valor por ser fruto de haber dedicado gran parte de su tiempo en analizar pacientemente a sus pacientes, poniendo en función su agudo espíritu semiológico y semiotécnico que le permita descubrir desconocidos aspectos de patologías ignotas, no conocidas o no descriptas, que contribuyan a una mejor expectativa terapéutica para los que sufren el síndrome que motiva este tratado.

Yo veo que el deseo de publicar su experiencia de 34 casos del síndrome del dolor regional complejo, acumulado a lo largo de varios años de especulación medica en búsqueda de parámetros que aclaren sus expectativas, es por cierto un instante de maduración, que le permite su contribución a volcarla al análisis crítico de quienes se actualizan con vocación a las ciencias médicas.

Yo analizo la licitud de su expectativa, porque he coparticipado de su inquietud en algunos de los casos presentados.

La humildad y la conciencia médica que impregna el contenido del libro presentado, son suficientes argumentos para recomendarlo a los colegas, que cualquiera sea su envergadura científica, menor, igual o mayor que la del autor, siempre se va a ver beneficiado en su condición de crítico, valorando el esfuerzo sincero que significa compaginar conocimientos tan preciados para la salud humana.

Conociendo al colega autor, me permito traer a colación algunos conceptos aristotélicos tales como "los que saben hacen, los que entienden enseñan"; "para escribir bien exprésate como una persona común, pero piensa como un hombre sabio" y por último, "el sabio no dice todo lo que piensa, pero siempre piensa todo lo que dice"

Toda expresión científica que tiene un toque personal creativo es probable motivo de asentimiento o controversia por sus pares, pero es honesto contribuir con el pensamiento científico propio a la dinámica creciente que engrandece la verdadera mejoría honesta del futuro de la medicina.

La construcción didáctica que tiene el libro lo hace accesible al galeno inquieto en buscar ampliar sus conocimientos sobre el tema, como así también usarlo de pivote para nuevas instancias de investigación científica sobre tan complejo tema.

Eso es lo que este galeno considera, que este aporte, es una verdadera expresión del espíritu de servicio que tiene su autor al brindarlo.

Cada lector podrá apreciar su contenido teniendo en cuenta que, como todo trabajo bibliográfico medico publicado en cualquier lado y a cualquier nivel, tienen un periodo vital limitado en relación a su calidad científica acreditada.

Considero que la complejidad del tema planteado va a permitir que en el futuro, se vaya puliendo de tal manera que, quien realice una actualización con nuevos elementos y nuevos aportes, tanto clínicos como complementarios, que le permitan al autor, tener una satisfacción vocacional de haber sido el mentor pionero de impulsar la búsqueda semiológica de este tipo de patología, en que se pueda coronar de otros estudios que lo definan como una secuela habitual y conocida para las futuras generaciones de peritos y de médicos en general.

Dr. José Américo Figueroa
Medico Neurólogo

Introducción al tema en investigación

El presente trabajo surge principalmente por haber examinado un grupo importante de pacientes que sufren del Síndrome de Dolor Regional Complejo "SDRC" en un total de 34 casos, los cuales llegaron a la consulta para el reclamo a las Aseguradoras, por las secuelas invalidantes del síndrome.

Dicha patología tiene como factor causal: traumatismos, principalmente laborales que en nuestro trabajo en 33 casos existió un hecho súbito y violento, siendo las lesiones al momento de ocurrido el hecho leves o graves, como un esguince de tobillo, una fractura de un metatarsiano, o bien una fractura expuesta. Lo dicho ha sido detallado, donde además se consigna que el cuadro clínico, según algunos autores se ha originado en un infarto de miocardio. En los pacientes examinados, existe un caso que se interpretó como una enfermedad profesional en un programador de sistemas, donde varias horas de sus jornadas de trabajo las hacía en la computadora. En dicho paciente el inicio de la sintomatología fue en su mano izquierda, donde el médico que lo asistió hizo el diagnóstico de TENOSINOVITIS DE QUERVAIN, pero al llegar a la consulta interpreté, ya con otra sintomatología que se trataba de un cuadro clínico compatible con el SDRC. (ver caso N°18).

El interés en el estudio de los pacientes con dicho síndrome fue creciendo a medida que se fueron detectando síntomas y signos, no consignados en muchos trabajos de dicha patología y que han sido consignados en los distintos casos clínicos de este trabajo, y que motivó entre otros el capítulo de complicaciones oftalmológicas, al igual que neurológica tanto del Sistema Nervioso Central (SNC), Sistema Nervioso Periférico (SNP) y Sistema Nervioso Vegetativo (SNV).

Se ha podido observar la complejidad de dicha patología a medida que se van estudiando los pacientes durante la evolución, que habitualmente es crónica en la mayoría de los casos, desfavorable y tórpida, con mínima respuesta al tratamiento.

Es frecuente que los pacientes no hayan percibido cierta sintomatología y que se detecta mediante el interrogatorio y el examen físico como suelen ser trastornos de la *sensibilidad superficial táctil y algesica* en zonas alejadas de donde se originó el cuadro (traumatismo, esguince, fractura, etc). Otra observación consiste en la alteración de la saliva, dicen los pacientes que es escasa y más espesa. Cuando se les pregunta sobre la visión, muchos pacientes manifiestan: sequedad de las conjuntivas y *dificultad para la lectura de letras chicas*. Resultan muy llamativo los trastornos en el equilibrio y la dificultad en la marcha, donde es frecuente que los pacientes digan que "sienten que pisan en falso", mientras algunos dicen que tienen *disminución de memoria*. No menos importante es tener en cuenta que entre los pacientes examinados con SDRC, existen tres hermanos, lo que permite pensar en un factor genético (ver casos N° 10 y 11)

Otros hallazgos que se han detectado es que las intervenciones quirúrgicas en pacientes afectados con SDRC, como ocurrió en dos casos, *aumentan la sintomatología* (ver casos Nº 7 y 13).

Una paciente operada de la muñeca derecha, continúa con franca sintomatología y fue reoperada, agravándose su cuadro clínico. Ante tal situación le sugerí al médico tratante de la aseguradora, de derivarla a un centro traumatológico que pudiera garantizar mejores resultados. Dicha sugerencia fue aceptada por el médico, siendo derivada a un Servicio de Traumatología en Buenos Aires, donde la intervinieron quirúrgicamente, le hacen una extirpación en 1/3 distal del cubito. Pero su evolución fue desfavorable, continuando en Mendoza con tratamiento kinésico-analgésicos, desinflamatorios. El médico de la aseguradora le retiró el material metálico colocado en la operación realizada en Bs As. A pesar de dicha intervención, la paciente no presentó cambios favorables. Ante tal situación, el médico traumatólogo sugirió una nueva cirugía, pero le manifesté al especialista en tratamiento del dolor que pertenece a la misma aseguradora que no era conveniente otra intervención, por considerar que cada acto quirúrgico agravaba la sintomatología (ver caso Nº 13)

Vale decir que, el paciente con el SDRC presenta dolor que es un síntoma que se destaca por su intensidad y persistencia, llevando al profesional a decidir una operación que a veces no soluciona el problema, sino que lo agrava, es decir que, la decisión de la intervención requiere un análisis profundo que permita fundamentar la intervención quirúrgica.

Otro caso con similar situación, se trató de una mujer que fue intervenida quirúrgicamente en seis oportunidades y cuando programaron una séptima, le manifesté a la paciente que no era conveniente, porque la sintomatología y la no mejoría se debían al SDRC. No obstante, a pesar de transmitirle al médico tratante la situación, la operó igual y su cuadro clínico no mejoró en absoluto. (ver caso Nº 7).

Un tercer caso, donde una mujer sufrió un esguince de rodilla, se la intervino quirúrgicamente, por persistir con intenso dolor y sin respuesta al tratamiento clínico, no detectando patología meniscal ni ligamentaria y la sintomatología se fue agravando. (ver caso Nº 6).

La finalidad de este trabajo es analizar la sintomatología de los pacientes, donde se ha podido detectar signos y síntomas que surgen del examen clínico, donde es importante el interrogatorio que permite conocer las molestias, que aquejan al paciente, donde algunos de ellos no son descriptos en trabajos científicos sobre dicha patología, al igual que ciertos signos que han sido detallados en el presente trabajo, cuya finalidad es transmitir lo detectado en los mismos.

Como se puede apreciar se trata de una patología cuya sintomatología tiene su inicio en el lugar de la lesión traumática, que es lo habitual, para luego extenderse por continuidad, contigüidad o a distancia. Así puede un esguince de tobillo, afectar todo el miembro inferior del mismo lado. En algunos casos suele comprometer todo el hemicuerpo homónimo (incluidos cadera, abdomen y tórax), principalmente con alteraciones de la sensibilidad superficial, pudiendo afectar el miembro superior, cara lateral de cuello y el cuero cabelludo.

En uno de los pacientes mujer, se detectó leve hipotrofia del rostro del mismo lado de la lesión inicial (mano izquierda).

A través de las distintas historias clínicas que constan en este trabajo, se han detallado la afectación en los pacientes del Sistema Nervioso Central (SNC), Sistema Periférico (SNP), Sistema Nervioso Vegetativo (SNV).

Otro concepto importante a tener en cuenta al momento de decidir la intervención quirúrgica en pacientes que han sufrido un esguince de tobillo o muñeca, donde ante la persistencia del dolor y lo invalidante del mismo, a pesar del tratamiento kinésico, la medicación con analgésicos, aun con infiltraciones, deciden acudir a la cirugía. Al respecto ya mencioné tres casos, donde es posible que el médico tratante no tuvo en cuenta que la evolución crónica, tórpida y desfavorable, se debía a que los pacientes presentaban un cuadro clínico de Síndrome del Dolor Regional Complejo y que este era la causa de la sintomatología y tampoco repararon que la intervención agravaba la sintomatología, excepto aquellos casos donde una lesión puede ser una fractura con desplazamiento, en que la osteosíntesis es indispensable. En ciertos casos críticos con fuerte dolor y la presencia de signos como limitación funcional y otros, el medico acude a la intervención quirúrgica por considerar que la sintomatología mejoraría, sin tener en cuenta que se trataba de pacientes que padecían el SDRC, como ocurrió en los tres casos mencionados. El análisis de los mismos, permite interpretar lo complejo de dicha enfermedad y requiere tenerla en cuenta en aquellos casos, cuando existe una lesión traumática, cuya evolución se hace crónica y desfavorable, sin respuestas a la medicación y con dolor prácticamente las 24 horas.

En este trabajo he tratado de aportar la sintomatología detectada en los pacientes que sufrieron accidente laboral, cuyas lesiones fueron determinantes de cuadro clínico del SDRC. En el mismo se detallan los síntomas y signos aportados en algunos trabajos científicos, como también de elementos sobre la anatomía y función sobre el SNC, SNP y SNV, que hace a la patología en estudio, al igual que he tratado de analizar la etiología y fisiopatología de dicho cuadro clínico.

También la finalidad consiste en aportar todo lo que surge del estudio clínico de los pacientes, mediante el interrogatorio (anamnesis), el examen físico y por ultimo de estudios complementarios que si bien no hacen al diagnóstico, ayudan algunas veces a confirmar el mismo y otros diagnósticos diferenciales con otras patologías.

Se podría observar que en el presente trabajo se consignan síntomas y signos, no aportados en algunos estudios científicos como: trastornos de la sensibilidad superficial y profunda, como tampoco de las complicaciones oftalmológicas, tales como la dificultad en la visión de cerca, vértigos, trastornos de memoria y dificultad en la marcha. Es de interés el conocimiento de los síntomas y signos al momento de decidir una intervención quirúrgica, como ocurre en un esguince de rodilla con franca repercusión funcional, dolor, pero sin elementos concretos como puede ser una lesión meniscal y deciden la operación, pero seguido de evolución desfavorable, pues puede tratarse de un paciente con SDRC.

Considero como aporte importante los conceptos de:

- Hipótesis de la codificación en el mecanismo fisiopatológico del SDRC. (Página 203).
- Clasificación del SDRC, teniendo en cuanta ubicación, y gravedad de la sintomatología en: (Página 201)

Tipo I-A "localizado".

Tipo II-B "generalizado".

- Hipótesis sobre la Patogenia del Síndrome de Adie (Página 313).
- Hipótesis de la capilaridad sobre la fisiopatología de la Parálisis Facial (Página 323).

El presente trabajo es de interés por el contenido de los temas aportados, para médicos clínicos, laborales, legistas, traumatólogos, neurólogos, oftalmólogos y peritos médicos.

CAPITULO 1

Historias clínicas de 34 pacientes con dicha patología

CASO Nº 1

DIAGNOSTICO: SINDROME DE DOLOR REGIONAL COMPLEJO

Paciente de sexo masculino de 43 años de edad, quien se desempeña como Operario en empresa eléctrica y refiere que el día **16/12/10** levantando un lavarropas con otro operario, repentinamente se le resbala y para que no cayera al piso realiza una intensa fuerza con el dedo pulgar izquierdo, por lo que éste se le desplaza hacia atrás.

Como consecuencia de los hechos: la víctima sufrió traumatismo de mano izquierda a nivel de pulgar.

Se traslada al Centro Medico de la ART, donde el médico que lo asiste, solicita RX de mano izquierda y luego decide colocación de a antebraquiopalmar con el que permanece por 30 días.

Después de retirado el yeso, comienza con fisioterapia, pero le manifiesta al kinesiólogo que no podía realizar los ejercicios por tener intenso dolor en mano izquierda.

El médico tratante solicita interconsulta con especialista en miembro superior, quien solicita nuevos estudios, como centellograma óseo y RNM de mano izquierda.

Luego es derivado a médico especialista en dolor quien realiza tratamiento para el dolor por 6 meses, mientras tanto continuaba con fisioterapia completando un total de 60 sesiones.

El médico especialista decide otorgar ***alta médica*** el día **26/03/12.**

Al continuar sus tareas laborales, persiste la sintomatología y ***reingresa a la ART*** el día **27-03-12** para continuar con tratamiento.

Exploración física (18/06/2012)

Actualmente el paciente dice tener ansiedad, depresión, cambio de carácter, irritabilidad y trastornos en el sueño.

Dicha sintomatología surge por su sentimiento de inutilidad para el trabajo debido a su franca alteración funcional de su mano izquierda, lo que no le permitirá continuidad con sus tareas habituales y toma conciencia que no superara un examen médico preocupacional, donde su futuro se torna inseguro para hacer frente a las necesidades de su familia.

Lo dicho ha motivado el tratamiento psiquiátrico y el hacer un psicodiagnóstico cuyo informe se anexa y donde se diagnostica RVA Grado III.

El paciente refiere dolor en palma de mano izquierda con sensación de ardor y hormigueo en pulpejos de todos los dedos, con irradiación del dolor hacia el antebrazo.

Según manifiesta el dolor es permanente, con variaciones de intensidad, que suele despertarse por el dolor.

Aumenta con los movimientos y con el transcurso del día. Se exacerba con el agua fría y caliente.

Prácticamente no puede hacer ninguna actividad con su mano izquierda, aunque trata de recuperar mediante ciertos ejercicios e intenta usar los cubiertos para comer, lo que hace con gran dificultad.

Al examen físico: se observa edema que se extiende desde la muñeca, hasta los dedos (Fig 6.1.1 y Fig 6.1.2), con actitud en flexión de los mismos. Además de limitación en la extensión y flexión en forma activa como pasiva.

Movilidad de la muñeca izquierda

Flexión palmar 40º, flexión dorsal 40º, desviación radial 10º, desviación cubital 20º.

Movilidad dedo pulgar izquierdo

Extensión:	AMCF 0º	AIF 10º.
Flexión:	AMCF 20	AIF 30º.

Movilidad de los demás dedos

Índice	AMCF 10°	AIFP 20°	AIFD 20°
Medio	E AMCF 0°	AIFP 20°	AIFD 20°
	F AMCF 40°	AIFP 40°	AIFD 30°
Anular	E AMCF 0°	AIFP 10°	AIFD 0°
	F AMCF 45°	AIFP 65°	AIFD 35°
Meñique	E AMCF 0°	AIFP 10°	AIFD 0°
	F AMCF 65°	AIFP 80°	AIFD 45°

Pruebas complementarias

- ***RNM de mano izquierda* (19/02/11)**: Cambios inflamatorios del TCS en AMCF del primer dedo, resto sin particularidades.
- ***Gammagrafía ósea* (23/02/11)**: Gamagrafía ósea positiva para las citadas áreas de hipercaptación a nivel de mano izquierda (AMCF del primer dedo).
- ***Rx de pulgar izquierdo* (01/05/11):** Sin lesión ósea.
- ***Psicodignostico* (29/03/12)**: Reacción vivencial anormal grado III.

Análisis y comentarios

Paciente que como consecuencia del accidente referido presenta un Cuadro Clínico Actual con repercusión psico-organica:

Las primeras se deben a las alteraciones en la esfera psíquica por las consecuencias que surgen del siniestro y su evolución desfavorable, cuya sintomatología se ha detallado.

Las segundas se trata de la ***repercusión anatomo-funcional*** en la zona contusionada como: pulgar izquierdo, con limitación funcional de muñeca y cinco dedos de mano izquierda, con síndrome de algodistrofia refleja.

Conclusión

Por lo detallado se considera que existe una **incapacidad parcial, permanente y definitiva del 63.40%,** determinado por la limitación funcional de muñeca y cinco dedos de mano izquierda (Síndrome de Algodistrofia refleja), y RVA con manifestación ansiosa grado III.

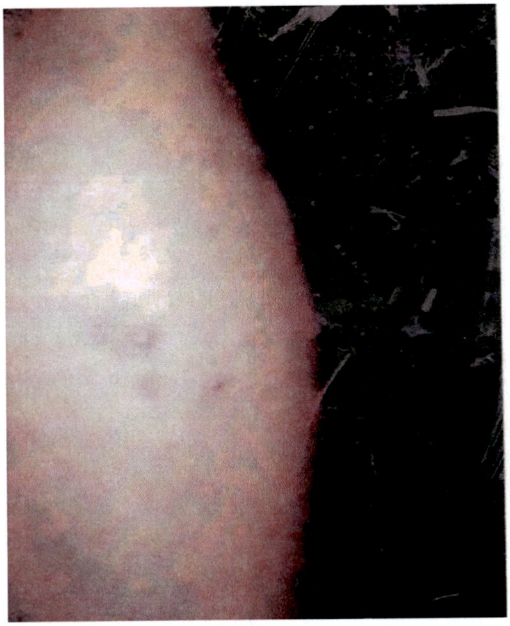

Fig 6.1.1 – Se observa el claro aumento de la permeabilidad capilar como respuesta inflamatoria aguda en el Miembro Superior Izquierdo.

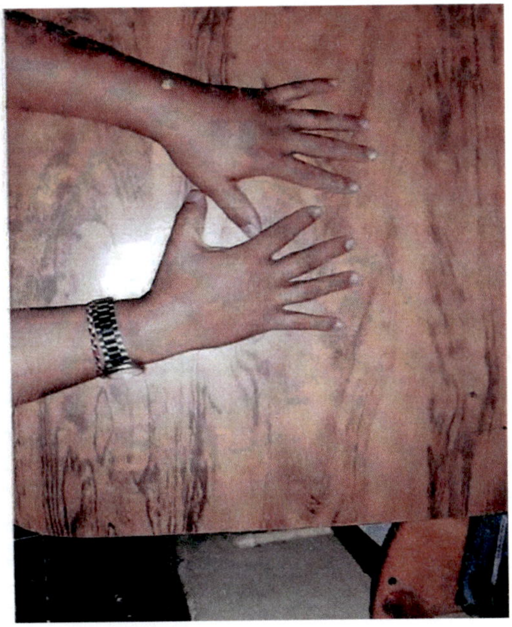

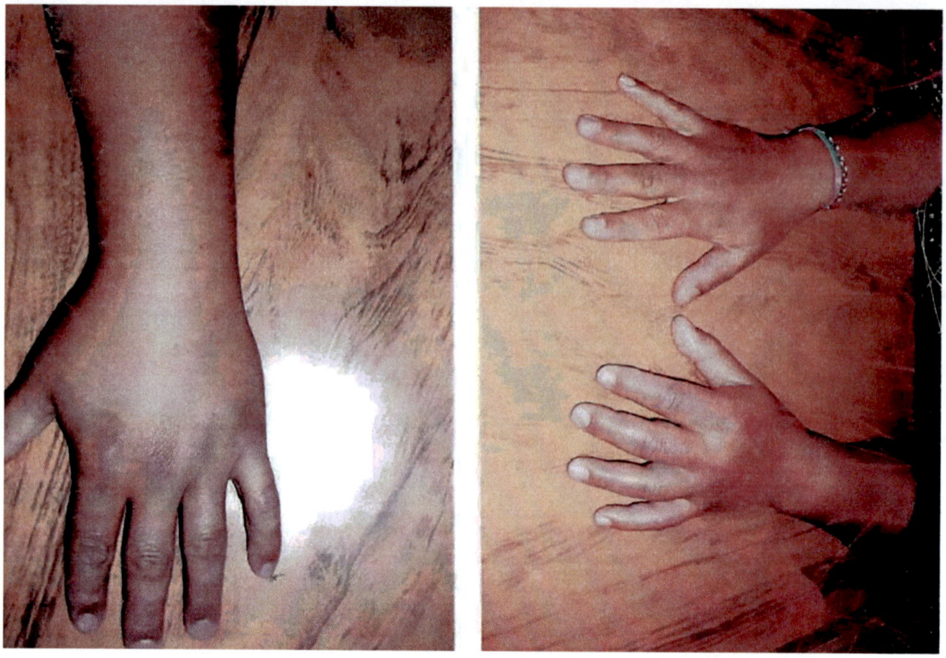

Fig 6.1.2 – Se observa en mano izquierda (afectada) el fenómeno de hiperemia en forma comparativa con la mano derecha.

INCAPACIDAD	
DIAGNÓSTICO	**PORCENTAJE**
-Limitación funcional de muñeca Izquierda y cinco dedos, con síndrome de Algodistrofia refleja	40.00%
-RVA con manifestación ansiosa Grado III (20 del 60%)	12.00%
Subtotal	**52.00%**
FACTORES DE PONDERACIÓN	
-Dificultad para tareas habituales (20 del 52%)	10.40%
-Edad 1.00%	1.00%
Subtotal	**11.40%**
TOTAL DE INCAPACIDAD	**63.40%**

CASO Nº 2

DIAGNOSTICO: SINDROME DE DOLOR REGIONAL COMPLEJO

Paciente de sexo femenino de 40 años de edad, quien se desempeña como Telemarketer de un Call Center. Según refiere el día **03/10/12** siendo las 14:20 horas aproximadamente, bajaba unas escaleras del establecimiento, cuando tropieza con el pie de una compañera que iba delante suyo, sufre torsión de su pie derecho, pierde la estabilidad y cae de cabeza al piso, golpeando en región frontal. Trata de incorporarse, pero producto del fuerte traumatismo pierde el conocimiento y según le refieren sus compañeros, cae nuevamente al piso y golpea con el borde del último escalón en región cervical y lumbar.

Como consecuencia del accidente, se puede sintetizar que la víctima realizó un brusco movimiento en Columna Cervical (CC) y Columna Lumbosacra(CLS), lo que provocó fuerte dolor en la zona, mareos y contractura, que lo refiere una vez que recupera el estado de conciencia. Sufrió traumatismo en su pie derecho, además de TEC con pérdida de conocimiento por algunos minutos.

Fue asistida por médico del servicio de emergencias y trasladada a la ***ART***, donde realizaron Rx de cráneo y pie derecho y diagnosticaron "Fractura del quinto metatarsiano". Indican bota Walker y programan ***intervención quirúrgica*** con fecha **18/10/12.** Luego de dicha cirugía sugieren 30 días de reposo seguidas de 40 sesiones de KFT. En una de las consultas, ante la persistencia de dolor, a pesar de la cirugía, el tratamiento antiinflamatorio y fisioterápico es que el profesional consideró que estaba en presencia de un cuadro compatible con "Síndrome de Sudeck", según le manifestó a la paciente.

El ***alta médica*** le es otorgada el día **09/02/13** por ***ART***.

Luego del alta su evolución ha sido desfavorable, el dolor según la paciente es insostenible e incapacitante, limita sus actividades de la vida diaria y repercute en su esfera psíquica y en su vida social y familiar. Es por ello que consulta con médico en ***forma particular***, quien solicita algunos estudios complementarios tales como Rx de CC, CLS, pie derecho, EMG de los cuatro miembros y

Centellograma de pie derecho. Refiere no poder realizarse este último, por carecer de medios económicos.

Exploración física (03/10/2012)

La paciente refiere cefalea y mareos asociados a dolor en **columna cervical,** que aumenta con los movimientos activos y pasivos, a la palpación de los músculos paravertebrales y a la presión digital de las apófisis espinosas, asimismo refiere dolor muscular supraescapular bilateral con irradiación de las molestias a MMSS, con paresia y parestesia. La sensibilidad superficial al igual que la termoalgésica y la profunda, ésta estimada mediante el diapasón, se encuentran disminuidas. También se observa disminución de fuerza (paresia) al realizar movimientos mediante la oposición.

Además presenta dolor de tipo puntada en **región lumbar,** con irradiación a miembros inferiores (MMII), que aumenta con la bipedestación prolongada y la deambulación, cede con analgésicos y reposo. También dice tener adormecimientos (parestesias) y disminución de fuerza (paresia) de ambos miembros inferiores.

Manifiesta dolor continuo en cara lateral externa de **pie derecho** de característica "urente" que se exacerba con el movimiento y el mínimo roce(alodinia) y que cede parcialmente con el reposo. Por momentos son evidentes los cambios de color entre la rubicundez y la palidez. Además refiere cambios en la temperatura, que pasan del calor al frío repentinamente, acompañados de sudoración local.

Al examen físico presenta en pie derecho piel seca y por momentos sudorosa, exquisita sensibilidad, dolor al mínimo estímulo (alodinia), hiperalgesia y limitación funcional:

Flexión dorsal: 10° Flexión plantar: 30°

Inversión: 20° Eversión: 10°

Pruebas complementarias

- ***Rx de pie derecho* (27/02/13)**: Se observa material de osteosíntesis en región proximal del quinto metatarsiano.
- ***Rx de Columna Cervical* (15/05/13)**: Rectificación de la lordosis cervical fisiológica.
- ***Rx de Columna Lumbosacra* (15/05/13)**: Se observa pinzamiento L5-S1.
- ***EMG de Miembros Inferiores con VCM y LSD* (15/04/13)**: Registro electromiográfico de características neurogénicas, sin signos de denervación actualmente, con topografía de lesión a nivel de raíz, constituyendo una radiculopatía L4-L5-S1 derecha, moderada a marcada, con signos de reinervación muy escasa a través de reinervación colateral axónica.

  Se registra una radiculopatía L4-L5-S1 izquierda, discreta, con una reinervación colateral importante.

  El estudio de conducción nerviosa de ambos CPE muestra un tiempo de conducción a nivel del tarso prolongado a izquierda tanto el LDS como en motora.
- ***EMG de Miembros Superiores con VCM y LSD* (30/05/13):** Registro electromiográfico de características neurogénicas, sin claros signos de denervación y con topografía de lesión en raíz de nervio periférico, constituyendo una radiculopatía C6 bilateral, leve, con signos de reinervación colateral axónica en este momento y una radiculopatía C8 derecha, muy discreta y compensada totalmente.

Análisis y comentarios

Paciente que como consecuencia del accidente referido, presenta un cuadro clínico actual con manifestaciones anátomo-funcionales en las zonas contusionadas como: Columna Cervical, Columna Lumbosacra y pie derecho.

Teniendo en cuenta la dinámica del accidente, la sintomatología y estudios complementarios resultan compatibles con ***Cervicobraquialgia, Lumbalgia postraumática y Distrofia Simpática Refleja (Sudeck).***

Respecto al pie derecho donde sufrió traumatismo del mismo además de fractura del quinto metatarsiano, que requirió de la intervención quirúrgica (osteosíntesis con material metálico) y 40 sesiones de KFT debido a la persistencia del dolor y limitación funcional, la patología en esta zona ha tenido una evolución desfavorable, requiriendo un tratamiento prolongado, sin haber experimentado una respuesta adecuada al mismo. Por dichas características es que su cuadro clínico actual resulta compatible con ***Distrofia Simpática Refleja (Sudeck).***

Conclusión

Por todo lo detallado se considera que existe una **incapacidad parcial y permanente del 38.07%** según el siguiente detalle.

INCAPACIDAD	
DIAGNÓSTICO	**PORCENTAJE**
-Distrofia Simpática Refleja Originada por traumatismo de pie derecho con fracturadel 5° metatarsiano	15.00%
-Cervicobraquialgia **(12% del 85%)**	10.20%
-Lumbalgia postraumática **(10% del 85%)**	8.50%
Subtotal	**37.70%**
FACTORES DE PONDERACIÓN	
-Dificultad para tareas habituales (20 del 52%)	3.37%
-Edad 1.00%	1,00%
Subtotal	**4.37%**
TOTAL DE INCAPACIDAD	**38.07%**

Caso Nª 3

DIAGNOSTICO: SINDROME DE DOLOR REGIONAL COMPLEJO

Paciente de sexo femenino de 52 años de edad, quien se desempeña como Maestra de Grado y refiere que el día **25/04/12** mientras se encontraba frente a dos repisas, con el fin de colocar una caja de cartón que contenía figuras de madera entre otras cajas, al estirar el brazo izquierdo y depositar la caja en su lugar, ésta se desliza y se vuelve encima de la víctima, provocando que realice un movimiento de flexión dorsal brusco y exagerado de la muñeca izquierda. A su vez un movimiento de antebrazo y brazo en abducción, extensión y rotación del hombro.

Como consecuencia de los hechos sufrió intenso dolor al momento, seguido luego de algunas horas con hinchazón y tumefacción de muñeca izquierda e irradiación de las molestias a todo el MSI, aún con sensación de adormecimiento en cara lateral izquierda del cuello.

Fue asistida en el Hospital Público, donde sin realizarle ningún estudio complementario, diagnosticaron "Tendinitis" e indicaron antiinflamatorios.

El mismo día se presenta a centro médico de la aseguradora, allí realizan el mismo diagnóstico e indican el uso de férula y fisioterapia. Días después colocan yeso braquiopalmar y realizan RMN. Pasados los 15 días de yeso y concluidas 40 sesiones de KFT otorgan el ***alta médica*** el día **28/05/12** sin haber experimentado mejoría.

Disconforme con lo establecido, la paciente se comunica con el Gremio que la representa y de allí le informan que debe presentarse y hacer el reclamo correspondiente en la aseguradora.

El día **31/05/12** es reingresada a ART. Realizan TAC, RMN y Rx de muñeca izquierda, derivan con Neurólogo, diagnostican "Esguince de muñeca izquierda" e indican 30 sesiones de KFT.

El día **27/07/12** otorgan ***alta definitiva*** por ***ART***.

Luego de haber sido dada de alta continúa con dolor que a medida que transcurren los meses se torna más intenso, además se acompaña de limitación a los movimientos en articulaciones de mano y muñeca, por lo cual consulta con médico de su ***Obra Social***, quien indica EMG de Miembro Superior Izquierdo y tratamiento médico con complejo vitamínico "Nervomax", luego "Ciagen 600" y Pregabalina para el dolor. También se le indicó el uso de muñequera e inmovilización con cabestrillo.

Cabe consignar que la paciente desde otorgada el alta médica por la ***ART*** ha continuado con licencia por enfermedad, con certificado otorgado por el médico de la ***Obra Social***. Es decir que a la fecha continúa incapacitada para realizar su labor de docente.

Desde ocurrido el accidente su evolución ha sido desfavorable y sin tener diagnóstico preciso por la ***ART*** ni por médico particular tratante y donde el dolor según la paciente es insostenible e incapacitante, que limita sus actividades de la vida diaria y que repercute en su esfera psíquica y en su vida social y familiar.

Exploración física (25/04/2012)

La paciente refiere dolor continuo en muñeca izquierda de característica "urente", que se exacerba con el mínimo movimiento y roce (alodinia), que se irradia a todo el Miembro superior izquierdo e incluso en áreas no contiguas como cara lateral izquierda de cuello, donde tiene disminución de sensibilidad cutánea. Por momentos son evidentes los cambios de color entre la rubicundez y la palidez. Además refiere cambios en la temperatura, que pasan del calor al frío repentinamente, acompañados de sudoración local.

Al examen físico presenta en muñeca izquierda piel seca y por momentos sudorosa, exquisita sensibilidad, dolor al mínimo estímulo (alodinia) e hiperalgesia. La circunferencia del antebrazo medida a 5 cm del borde superior de la apófisis estiloides del cúbito es de 16 cm el derecho y 15 cm el izquierdo. Se evidencia restricción de los arcos de movimiento articular. En la inspección se observa marcada diferencia en el tamaño comparativo de ambas manos.

Pruebas complementarias

- ***Rx de muñeca izquierda*** **(03/05/12)** ***por Obra Social***: Se observa trazo de fisura en apófisis estiloides del radio y tercio medio del escafoides según informe del médico radiólogo.
- ***EMG de MSI (*****14/08/2012*****) por ART***: Dentro de parámetros normales. Examen físico: tono y trofismo muscular conservados. Fuerza muscular segmentaria conservada. Sensibilidad: superficial y profunda conservadas. Conclusión: estudio neurofisiológico se encuentra en límites normales.

- ***Examen médico en la ART por solicitud de reingreso para continuar con prestaciones* (22/04/2013*):*** Fue rechazado el pedido por no estar de acuerdo, dicho profesional, con el diagnóstico presuntico de Distrofia Simpática Refleja.
- ***Examen Médico en Comisión Medica donde se solicita prestaciones* (09/05/2013*):*** Cuyo Dictamen fue negativo para el pedido. Se anexa copia.
- ***Centellograma óseo de manos* (10/05/2013*);*** En el análisis de las imágenes localizadas en manos se observa moderado incremento del flujo sanguíneo, pool vascular e hipercaptación difusa del trazador en las pequeñas articulaciones de la mano y muñeca izquierda, debiendo plantearse como primer diagnóstico el de Síndrome de Sudeck. Mano derecha normal.

  Informe Psicodiagnóstico* (04/07/13*): Se observa como consecuencia de su cuadro clínico aumento de ansiedad, relacionado con dolor, frustración y sentimientos de dependencia, por debilidad en la mano para realizar tareas, que se vinculan según BAREMO(S.R.T). Decreto 659/96, en una Reacción Vivencial Anormal con manifestación ansiosa, con Grado II(incapacidad del 10%).

  EMG de Miembros Superiores con VCM y LSD* (10/07/13*): Trazado electromiográfico neuropático distal de miembro superior izquierdo de probable etiología compresiva y/o inflamatoria crónica de rama superficial del nervio radial e interóseas del nervio cubital
- ***Dictamen de Comisión Médica* (28/05/2013*):*** *Examen físico de muñeca y mano*: movimientos normales. No se observan cambios tróficos, ni de coloración de piel, ni transpiración. Refiere hipoestesia en territorio del nervio cubital. Movimientos completos sin dificultad. Histrionismo. *Examen clínico*: no refiere cambios simpáticos. *Estudios y documentos presentados por la ART:*
- EMG y examen neurológico normal al igual que tono, trofismo, sensibilidad y reflejos.
- Psicodiagnóstico: sin indicadores de deterioro orgánico, actitud infantil, introvertida, personalidad hipomaníaca y ganancial.
- Interconsulta a médico neurólogo de comisión médica: EMG y Potenciales Evocados somatosensitivos(PESS). Se descartan lesiones neuropáticas.

Estudio aportado por médico de parte

-Centellograma con Tecnesio (**10/05/13**): moderado incremento de flujo sanguíneo e hipercaptación difusa del trazador en las pequeñas articulaciones de la mano y muñeca izquierda, debiendo plantearse como primer diagnóstico el Síndrome de Sudeck.

A los efectos de objetivar la interpretación del cuadro clínico que afecta a la paciente y el reclamo, es decir la afección que consiste en un **síndrome de dolor región compleja llamado también Distrofia Simpática refleja**, se hace una síntesis de ésta.

Es un trastorno de dolor crónico que se interpreta resuelta de un disfuncionamiento del sistema nervioso central **(SNC)** o del sistema nervioso periférico **(SNP).**

Se clasifica en:

- TIPO I (Distrofia Simpática Refleja)
- TIPO II (Causalgia)

TIPO I: el dolor es desproporcionado a la lesión. No sigue un patrón neuropático ni un dermatoma. La lesión no es demostrable en el EMG y estudios de conducción. Es decir que el EMG puede o no dar patológico.

Comprende tres etapas:

- **La primera:** (precoz) respuesta inflamatoria aguda.
- **La segunda:** (intermedia) aparecen cambios distróficos- distrofia.
- **La tercera:** (tardía) aparecen cambios atróficos y/o rigidez difusa.

El sistema simpático estaría involucrado en la generación y mantenimiento de ciertos estados dolorosos, al quedar anormalmente activado, produciendo sustancias que activan los nociceptivos y perpetuan el dolor y produce trastornos vasomotores permanentes.

Análisis y comentarios

Paciente que como consecuencia del accidente que sufriera el día **25/04/12** en su puesto de trabajo, ha tenido una evolución desfavorable debida principalmente a dos factores:

I- No recibió atención debida en la ART, que interpreto fue por no llegar al diagnóstico de su cuadro clínico.

En la aseguradora se le hizo Rx de mano y muñeca, además se la medicó con desinflamatorios e indicaron KFT.

Fue evaluada por médico traumatólogo y neurólogo manifestando que sufría de tendinitis en MSI.

Recibió atención durante un mes sin experimentar mejoría, no obstante el día

28/05/12 se le otorga el ***alta médica***.

Al presentarse a trabajar y no poder cumplir con sus tareas específicas, se solicita continuar en tratamiento ***en la ART*** por lo que se la reingresa, hacen KFT y el día **27/07/12** dan el ***alta definitiva***.

A partir de entonces y al no estar en condiciones de trabajar continuó en tratamiento con médico por medio de la ***Obra Social***, quien medicó con analgésicos, solicitó EMG de MMSS y además otorgó licencia laboral que a la fecha ya lleva 11 meses.

Tampoco ha experimentado cambios de su cuadro clínico con la asistencia en forma particular.

El día **22/04/13** se solicitó reingreso directamente en la ***ART*** a los efectos de recibir prestaciones, donde la entrevista con un médico traumatólogo, digo ***entrevista*** porque prácticamente no la examinó, a pesar de acompañar un certificado con diagnóstico presuntivo de Distrofia Simpática Refleja, le fue rechazado.

Igualmente se solicitó prestaciones a través de la ***Comisión Medica*** el día **09/05/13** y después de examinarla y a pesar de acompañar con un Centellograma óseo donde se diagnostica un SUDECK, en el ***dictamen*** de fecha **28/05/13** se le ***deniega las prestaciones***. En dicho dictamen transcriben informe de médico neurólogo con EMG y la consulta con psicólogo. En el ***primero*** descartan lesiones neuropáticas y en el ***segundo*** describe actitud infantil y personalidad hipomaníaca.

Sintetizando y debido a los conceptos emitidos en el Dictamen de la Comisión de fecha **28/05/13**, ***no comparto que el examen neurológico haya sido normal, igualmente que el EMG de MMSS no haya arrojado signos patológicos. Y en cuanto al psicodiagnóstico solicitado por la Comisión y donde la psicóloga describe una actitud infantil y personalidad hipomaníaca***, dicha apreciación no se contrapone con la existencia de un cuadro clínico de Distrofia Simpática Refleja, pues pueden existir ambos a la vez. Al respecto cabe establecer que la actitud de la paciente fue como una reacción y disconformidad por no haber tenido una atención adecuada y esmerada de los profesionales, al no llegar a un diagnóstico certero tanto en la ***ART*** como en la Comisión Médica, a pesar de que se aportó informe médico con un detalle pormenorizado de su afección y confirmado mediante el Centellograma óseo, donde el especialista por imágenes hace el diagnóstico presuntivo de dicho Síndrome.

II- El segundo punto a considerar se trata de su cuadro clínico, que resulta compatible con el **Síndrome de Distrofia Simpática Refleja.**

El día **22/03/13** al examinarla y escuchar lo relatado por la paciente sobre el accidente, la evolución desfavorable a pesar del tratamiento y la persistencia de dolor que comenzó en su mano y muñeca izquierda y que luego se irradió a todo el MSI, donde ya al momento de examinarla llevaba en tratamiento 3 meses ***por la ART*** y 8 por médico a través de su ***Obra Social***.

En la sintomatología se destaca principalmente el dolor y la limitación funcional en su MSI, observando cambios de temperatura con transpiración o sequedad de la piel, además de trastornos tróficos.

En el cuadro clínico que presuntamente tiene la paciente, como es la ***Distrofia Simpática Refleja***, cabe considerar que se destacan principalmente los ***síntomas*** aportados por la paciente, como es el dolor, vale decir que en este caso como en otros prima lo subjetivo como es el dolor al igual que la limitación funcional.

En cuanto a los ***signos clínicos***, es decir lo detectado al examen físico en la Sra. AIP, están los cambios de temperatura, la limitación funcional de los movimientos y los trastornos tróficos como es el adelgazamiento de la mano, lo que se observa en dedos, región tenar e hipotenar.

La determinación de la hipotrofia, se consideró determinando el volumen de ambas manos introduciéndolas en un recipiente con agua, con niveles hasta un litro, con punto de referencia la apófisis estiloides del cúbito. Con este método se pudo apreciar que existe una reducción de volumen de 22 cc del lado afectado (izquierdo).

En un nuevo examen clínico realizado el día **04/07/13**. Dice tener dolor en todo MSI, que se irradia a hombro y dorso de hemitorax izquierdo hasta reborde costal de ese lado. En cara anterior las molestias se extienden a región subclavicular del lado izquierdo.

También refiere limitación de los movimientos activos en articulaciones de los dedos, muñeca, codo y hombro, los mismos le incrementan el dolor, notando disminución de fuerza (paresia).

Al examen físico se estudió: Sensibilidad superficial táctil con el cepillo del martillo de reflejo, comparativamente en ambos miembros superiores, además de la cara dorsal de hemotorax izquierdo y cara anterior hasta la zona subescapular, igualmente comparando con el contralateral. Al referir la sintomatología táctil dice es normal del lado derecho y del izquierdo lo expresa como sensación molesta y como alejado de la zona de contacto, que la lleva a retirar el brazo reflejamente. En cuanto al uso de aguja manifiesta molestia pero con menos dolor del lado izquierdo que del lado sano.

Cabe establecer que la alteración de la sensibilidad ya referida, es más manifiesta en territorio del nervio cubital, a nivel borde interno cara anteromedial y posteriomedial de brazo y antebrazo.

Al presionar con los dedos en ambos brazos o antebrazos con fuerza, manifiesta dolor que es más intenso del lado afectado y al suprimir la presión cede en forma espontánea el dolor en lado derecho mientras que persiste en lado enfermo tres minutos, además con irradiación en forma proximal y distal de las molestias, es decir hasta hombro y muñeca.

Respecto al examen con diapasón, aplicándolo sobre apófisis coracoides y luego en apófisis estiloides cubital ambos bilateral, las vibraciones quedan localizadas en punto de apoyo en lado izquierdo, pero se irradian distalmente en el derecho.

Además se determina el diámetro en brazo y antebrazo a 10 cm por arriba del olecranon, dando en lado izquierdo 27 cm y en el derecho 28 cm y a 10 cm distal a dicho punto de referencia se determinó 21.5 cm en el izquierdo y 22.5 cm en el derecho.

Conclusión

Por todo lo detallado, se puede establecer que la paciente presenta un cuadro clínico compatible con ***Distrofia Simpática Refleja.***

Lo dicho resulta de tener en cuenta:

I- El accidente que consistió en esguince de muñeca aparentemente leve, que no respondió al tratamiento realizado y cuya sintomatología principal fue el ***dolor prácticamente permanente*** aún en reposo, con importante limitación funcional en MSI, situación que le impide realizar los quehaceres del hogar y aún actividades como su higiene personal y la de vestirse, necesitando ayuda de terceros.

Según la paciente el dolor en ningún momento cede por completo, ni aún bajo efecto de la medicación.

Las tareas en el colegio como maestra no las puede hacer, lo que motivó que el día **27/07/12** cuando se le otorga el alta médica por la ART, después de dos días consultó a médico traumatólogo por medio de su ***Obra Social***, quien le otorgó licencia por enfermedad hasta la fecha. Vale decir que lleva un año sin asistir a su trabajo.

II- El cuadro clínico que ha tenido y tiene una evolución torpida y crónica, que después de más de un año de tratamiento no ha experimentado mejoría, donde la ***sintomatología*** ya ampliamente detallada, como lo manifestado por la paciente y los ***signos*** existentes que no fueron detectados por los profesionales de la ART, tampoco por los de la Comisión Médica y por aquellos médicos derivados por dicha comisión, como fueron el médico neurólogo y psicóloga, no fue considerado. **Evidentemente no tuvieron en cuenta la sintomatología y los signos que hacen al diagnóstico de Distrofia Simpática Refleja** y finalmente pareciera que el rechazo de la enfermedad de la Sra. AIP tuvo lugar en base al informe de la psicóloga. Al respecto resulta contraproducente que esto haya ocurrido, pues la psicóloga no está en condiciones de hacer un diagnóstico de Distrofia Simpática Refleja.

III- **Como síntesis de lo ya establecido cabe consignar que los médicos dejaron de lado dos elementos importantes para el diagnóstico: 1- Dolor casi permanente y 2- El centellograma óseo patológico.**

Por todo lo analizado se considera que existe una incapacidad **parcial, permanente y definitiva del 55.00%,** debido a la patología en miembro superior izquierdo, ya que la utilización del mismo se ve afectado casi en su totalidad, pudiendo realizar sus tareas habituales sólo con el miembro contralateral y mediante la ayuda de terceros. La incapacidad referida se detalla a continuación:

Caso Nª 4

DIAGNOSTICO: REAGRAVAMIENTO SINDROME DE DOLOR REGIONAL COMPLEJO

Paciente de 35 años de edad de sexo femenino, quien pertenece laboralmente al Ministerio de Salud, se desempeña actualmente como Administrativa de Hospital, anteriormente al accidente lo hacía como enfermera. Según refiere, el día **12/05/13** siendo las 22:40 horas aproximadamente, al bajar una pantalla de luminoterapia de 10 kg, se le dobla la muñeca izquierda en hiperextensión, al cabo de unos minutos notó inflamación de muñeca y mano, con leve molestia que se fue incrementando con el transcurso de las horas.

Como consecuencia de los hechos, sufrió traumatismo de miembro superior izquierdo, con fractura de muñeca, donde sintió al principio molestias, seguida luego de algunas horas con hinchazón y tumefacción.

Fue asistida en la Clínica Francesa, por medio de la **ART,** la evaluó médico traumatólogo, quien le solicitó una RX de muñeca izquierda, llegando al diagnóstico de esguince de muñeca, por lo que le indica analgésicos y reposo.

A las 72 horas, fue asistida por el mismo traumatólogo, quien le solicitó otra RX y una TAC de muñeca realizando el diagnóstico de fractura de muñeca. La deriva al especialista en mano, este solicitó una RNM de muñeca y le indicó FKT.

Al mes del accidente, comenzó a sentir dolor "quemante" desde la mano izquierda que se irradiaba hacia el codo homónimo, la mano se le ponía morada y la notaba tumefacta e hinchada. A los dos meses, ya se irradiaba la sintomatología al hombro.

A los tres meses del accidente, comenzó a sentir cansancio en la mano y antebrazo, al tratar de levantar un objeto se le caía y además, esto desencadenaba dolor quemante muy intenso. Luego, notó la aparición de nódulos subcutáneos en tercio distal de antebrazo izquierdo.

Posteriormente, al continuar la sintomatología se le solicitó un centellograma óseo, que resultó con diagnóstico de Sudeck, por lo que continuó en tratamiento con el especialista en tratamiento del dolor y con médico psiquiatra.

Se le otorga ***Alta Médica por ART*** el día **15/04/14.**

A la paciente, en junta médica de la ART, de ***fecha 23/05/14 se le otorgó una incapacidad del 26.75%*** por limitación funcional de muñeca izquierda por fractura de carpo.

Luego de otorgada la incapacidad a la Sra. BVN, continuó en tratamiento por ***1 año más***, con sesiones de FKT y medicación (Lirica pregabalina, dolorix y deltisona, tramal y risperdal) hasta el ***alta médica***, otorgada el día **15/05/15**.

Actualmente dice convivir con el dolor, que es prácticamente permanente la mayor parte del día.

Exploración física (18/10/2016)

La paciente refiere, dolor continuo en muñeca izquierda de característica "urente", que se exacerba con el mínimo movimiento y roce (alodinia), se irradia a todo el Miembro superior izquierdo, cara lateral de cuello del mismo lado, al igual que miembro inferior homónimo, vale decir que, compromete zonas continuas, contiguas y a distancia, donde tiene aumento de la sensibilidad cutánea táctil y algésica. Por momentos son evidentes los cambios de color entre la rubicundez y la palidez. Además refiere cambios en la temperatura, que pasa del calor al frío repentinamente, acompañada de sudoración local.

Al examen físico, *sensibilidad superficial*: la táctil y termoalgésica se encuentran aumentadas (hipersensibilidad) en todo hemicuerpo izquierdo, MSI, rostro, cuello, dorso de tórax, abdomen e incluso miembro inferior izquierdo.

Sensibilidad profunda: a la presión digital profunda en forma comparativa en ambos miembros superiores e inferiores hay mayor sensibilidad (dolor) del lado afectado, con persistencia de la molestia al retirar el estímulo (hiperpatía) por más de 1 hora.

Sensibilidad profunda vibratoria: al apoyar el diapasón en distintas articulaciones es mayor del lado afectado.

Hay importante disminución de la fuerza muscular (paresia): en miembro superior izquierdo, puesta en evidencia al hacerle realizar movimientos de oposición contra resistencia y en miembro inferior del mismo lado, donde expresa cansancio distal y fatiga con la marcha.

La realización de los movimientos del miembro superior izquierdo, tanto activos como pasivos le origina intenso dolor.

Presenta: ***Limitación de los movimientos***:

Hombro izquierdo:

Abdoelevación:	120º	Aducción:	30°
Elevación anterior:	120º	Elevación posterior:	30º
Rotación externa:	70º	Rotación interna:	40°

Codo izquierdo:

Flexión	130º	Extensión:	20°

Muñeca Izquierda:

Flexión dorsal:	50º	Flexión palmar:	50º
Desviación radial:	10º	Desviación cubital:	10º

También se observa, hipotrofia de musculatura escapular y cervical.

Refiere la paciente que, al caminar se desvía de su posición de marcha inicial hacia la izquierda, con sensación de mareo e inestabilidad. Al subir escaleras, siente como si pisara en falso y percibe como irregular el terreno.

Examen oftalmológico: en ojo izquierdo, la paciente refiere disminución de la visión cercana, sensación de ardor y molestias como si hubiera arenilla en conjuntivas, con dolor del ojo y visión borrosa a la lectura, molestias a la luz solar e igualmente a la artificial intensa.

En cuanto a la **esfera psíquica**, la paciente refiere intensa ansiedad por dolor permanente, que le impide realizar sus tareas cotidianas, incluso dormir, por lo que en la mañana se levanta agotada y sin energía.

Con sentimientos de inutilidad, debido a que no puede ejercer su vocación laboral (enfermera).

Además, se siente muy nerviosa, cualquier situación la irrita y la pone de mal humor, se siente deprimida, ya que no puede realizar actividades que antes hacía sin problemas, como manejar.

A pesar de su dolor, debe continuar trabajando, refiere que convive con el dolor, muchas veces tratando de no darle importancia.

Pruebas complementarias

- ***TAC de mano y muñeca izquierda* (16/05/13):** Adecuada densidad ósea de estructuras incluidas en el estudio representadas por extremo distal de cúbito y radio, huesos del carpo y extremo proximal de los cinco metacarpianos.
- ***RNM de muñeca izquierda* (12/06/13):** La morfología de las estructuras óseas incluidas en el examen no demuestra alteraciones evidentes, apreciándose una adecuada variación de la intensidad de señal en medula ósea de las distintas secuencias. Las superficies articulares son lisas y regulares y se encuentran recubiertas de cartílago hialino, el cual muestra espesor e intensidad de señal normales. Los ligamentos intercarpianos, radiocubitales, cúbito y radiocarpianos y el ligamento triangular del carpo no demuestran alteraciones evidentes.

- ***Gammagrafía ósea* (27/06/13):** Gammagrafía ósea positiva para las citadas áreas de anormal captación del radiofármaco anteriormente descriptas.
- ***Gammagrafía ósea (*19/03/14*):*** Gammagrafía ósea de incipiente síndrome de Sudeck de mano izquierda.
- ***Ecografía de partes blandas codo izquierdo (*21/11/14*):*** Se realiza rastreo ecográfico de partes blandas de cara anterior del codo izquierdo, observándose en el espesor del TCS, imagen ovoidea de 22 mm de diámetro mayor de consistencia sólida que ecográficamente impresiona corresponder con lipoma.
- ***Psicodiagnóstico (*14/10/16*):*** Trastorno distímico, con síntomas somáticos, el caso se encuadra en una Reacción Vivencial Anormal con manifestación depresiva, con grado III.

A los efectos de objetivar la interpretación del cuadro clínico que afecta a la paciente y el reclamo, es decir la afección que consiste en un **Síndrome de Dolor Regiónal Complejo llamado también Distrofia Simpático Refleja**, se hace una síntesis de ésta:

Es un trastorno de dolor crónico, que se interpreta resuelta de un disfuncionamiento del sistema nervioso central **(SNC)** o del sistema nervioso periférico **(SNP).** Como también del sistema nervioso simpático **(SNS)**.

Una de las clasificaciones consiste en:

- TIPO I (Distrofia Simpática Refleja)
- TIPO II (Causalgia)

TIPO I: el dolor es desproporcionado a la lesión. No sigue un patrón neuropático ni un dermatoma. La lesión no es demostrable en el EMG y estudios de conducción. Es decir, que el EMG puede o no dar patológico.

Comprende tres etapas:

- **La primera:** (precoz) respuesta inflamatoria aguda.
- **La segunda:** (intermedia) aparecen cambios distróficos.
- **La tercera:** (tardía) aparecen cambios atróficos y/o rigidez difusa.

El sistema simpático estaría involucrado en la generación y mantenimiento de ciertos estados dolorosos, al quedar anormalmente activado, produciendo sustancias que activan los nociceptivos y perpetúan el dolor y produce trastornos vasomotores permanentes.

Análisis y comentarios

Paciente que como consecuencia del accidente que sufriera el día **12/05/13**, ha tenido una evolución desfavorable, debida principalmente a dos factores:

I- No recibió atención médica debida, por dar alta médica en la ART aún estando con sintomatología incapacitante.

II- El segundo punto a considerar es su cuadro clínico, que resulta compatible con el **Síndrome de Distrofia Simpático Refleja o Síndrome de Dolor Regional Complejo, no diagnosticado en la ART.**

En la sintomatología, se destaca principalmente **el dolor** y la limitación funcional en su MSI, observando cambios de temperatura con transpiración o sequedad de la piel, además de trastornos tróficos.

En el cuadro clínico del paciente, cabe considerar que se destacan principalmente los ***síntomas*** aportados por el paciente, como el dolor, vale decir que, en este caso como en otros prima lo subjetivo, como es el dolor, que es prácticamente permanente (las 24 horas), cediendo parcialmente con analgésicos.

En cuanto a los ***signos clínicos***, es decir lo detectado al examen físico, están los cambios de temperatura, la limitación funcional de los movimientos y los trastornos tróficos, como es el adelgazamiento de antebrazo y muñeca izquierda.

A la presión digital: hecha por el examinador en ambos brazos o antebrazos con fuerza, manifiesta dolor que es más intenso del lado afectado, y al suprimir la presión cede en forma espontánea el dolor en lado derecho, mientras que persiste en lado enfermo unos dos minutos, es la llamada hiperpatía, además, con irradiación en forma proximal y distal de las molestias, es decir hasta hombro y muñeca. Dichos cambios también se observan en miembro inferior izquierdo.

Respecto al diagnóstico de **Distrofia Simpática Refleja**, además de lo ya detallado, existen síntomas y signos que hacen a dicho cuadro, tales como:

Dolor, que se localiza al comienzo en el lugar de la lesión original (fractura de carpo), pero posteriormente se irradia por continuidad y a zonas contiguas y hasta en un 70% puede irradiarse a áreas distantes no contiguas, sin un patrón neuropático, sin seguir la zona de inervación de un dermatoma. Puede manifestarse en espejo, como en extremidad contralateral sana. El carácter del mismo puede ser urente o quemante, además con sensación de edema, disestesias, cambios de coloración en la piel (palidez o cianosis), por trastornos vasomotores que se reflejan como sensación de calor o frio.

La **atrofia muscular** puede deberse según algunos autores al desuso y seguramente al compromiso de nervios periféricos y sus ramas, especialmente motor, además del Sistema Simpático, lo que afectaría también al tono vascular y el flujo sanguíneo, causando cambios de temperatura, coloración, edema (en las primeras etapas), alteración de la sudoración, llevando finalmente a la atrofia de la dermis y epidermis. Dicha atrofia se manifiesta por la retracción aponeurótica o tendinosa, compromiso muscular y articulaciones (con limitación de movimientos), seguidos de rigidez.

Debido a la evolución crónica suele observarse desmineralización ósea con rarefacción trabecular. El estudio radiológico puede arrojar un 80% de osteopenia, pero posterior a la clínica.

La gammagrafía con Tecnecio difosfonato puede dar patología en un 60% de casos, pero la especificidad de la prueba es del 97%, cuando es positiva en pacientes que tienen clínica compatible con dicho cuadro.

La RNM da hiperemia transitoria y edema medular óseo en formas precoces, pero es una prueba inespecífica.

Análisis del Cuadro Clínico de SDRC/DSR

En el caso que nos ocupa cabe resaltar algunos signos, síntomas y conceptos que hacen al SDRC/DSR tales como:

I) Trastornos oftalmológicos

La paciente tiene sensación de arenilla en conjuntivas de ojo izquierdo y enrojecimiento de las mismas, la visión borrosa al mirar de cerca.

La visión con el ojo derecho es aisladamente mejor que la del ojo izquierdo y que la visión binocular.

Siente molestias a la luz solar. Se observa además alteración en la secreción lagrimal, con sensación de ojo seco.

Llama la atención la sintomatología oftalmológica en el cuadro de SDRC/DSR, dicha sintomatología es observada en 22 de 26 pacientes examinados, donde suelen presentar además, paresia de músculos oculares extrínsecos.

Lo dicho se interpreta por disfunción del sistema neurovegetativo (parasimpático) con repercusión en la acomodación y en menor proporción de paresia de los músculos extrínsecos cuya inervación llega a la cavidad orbitaria por el tercer par craneal.

II) Trastornos de la sensibilidad

La sensibilidad superficial táctil y termoalgésica, se encuentran aumentadas en hemicuerpo izquierdo, a predominio del miembro superior y según la paciente, también dice tener sensación de adormecimiento en el rostro.

III) Disminución de fuerza en hemicuerpo izquierdo

Dice que, suele caerse en algunas ocasiones al caminar, con sensación que el terreno es irregular. Además, durante la marcha tiene que hacer esfuerzo para mantener la dirección correcta, porque nota que se desvía hacia el lado izquierdo, lo que se interpreta por la paresia existente.

IV) Complicaciones neurológicas

En el cuadro de SRDC/DSR, según surge del examen clínico, la sintomatología, la evolución crónica de la patología, la presencia de dolor y alteración de la sensibilidad tanto superficial como profunda, además de lo descripto en las complicaciones oftalmológicas; surge que existe compromiso de:

A) Sistema Nervioso Periférico (SNP): El paciente manifiesta la alteración de la visión, donde se observa en algunos pacientes paresia de músculos extrínsecos del ojo (tercer par craneal). Además afecta tanto la inervación sensitiva como motora, lo cual se manifiesta con los síntomas de parestesia y paresia antes descriptos, que afecta a todo el hemicuerpo izquierdo por compromiso del plexo cervical, braquial y lumbosacro.

B) Sistema Nervioso Autónomo (SNA): con alteración tanto en la división ***simpática***: con trastornos vasomotores, lo cual para algunos autores seria el comienzo de la complicación de una lesión que da origen al síndrome de SDCR/DSR y el motivo de la cronicidad de la misma. En cuanto a la división ***parasimpática***, se manifiesta en el cuadro oftalmológico, con alteración de la acomodación y ojo seco, en muchos pacientes con dicho sindrome.

V) Complicaciones psicológicas

Como consecuencia del accidente y su evolución desfavorable, ha desarrollado un cuadro de Reacción Vivencial Anormal (RVA), producto del padecimiento de dolor crónico que padece y la incapacidad para desarrollar sus tareas laborales y de rutina.

Conclusión aquí cabe tener en cuenta dos aspectos

Primero: se hace constar que en **Junta Médica de Comisión Médica,** se le consideró una incapacidad del **26.75%, por limitación funcional de muñeca izquierda por fractura del carpo**, según Dictamen Médico con fecha **23/05/14,** que fue aceptada por la paciente.

Segundo: teniendo en cuenta la evolución crónica y tórpida de su patología, que deriva en un **Reagravamiento** de la misma, se llega al diagnóstico de **"Síndrome de Dolor Regional Complejo" (SDRC/DSR)**, que se inicia en el lugar de la lesión (muñeca izquierda) extendiéndose a todo el hemicuerpo como se ha detallado en el presente informe, cabe resaltar las distintas complicaciones: I- trastornos oftalmológicos, II- trastornos de la sensibilidad, III- disminución de fuerza en hemicuerpo izquierdo, IV- complicaciones neurológicas, V- complicaciones psicológicas compatibles con "RVA grado III", A todo esto, cabe agregar la incapacidad que corresponde por la limitación funcional de muñeca izquierda por fractura de carpo, lo cual es determinante de una **incapacidad total permanente y definitiva** del **79.20%**, según se detalla más adelante.

INCAPACIDAD	
DIAGNÓSTICO	**PORCENTAJE**
-Incapacidad inicial (Limitación funcional de muñeca izquierda por fractura del carpo)	25.00%
-Incapacidad por reagravamiento (Síndrome de Dolor Regional Complejo (SDRC/DSR) de inicio a nivel de la muñeca izquierda por fractura del carpo, que luego compromete todo hemicuerpo homónimo como está descripto en el presente informe. Según los puntos I, II III, IV, V. Además RVA grado III).	43.00%
Subtotal	**68.00%**
FACTORES DE PONDERACIÓN Dificultad para tareas habituales (**15 del 68%**)	10.20%
Edad 1%	1.00%
Subtotal	**11.20%**
TOTAL DE INCAPACIDAD	**79.20%**

Caso Nª 5

DIAGNOSTICO: SINDROME DE DOLOR REGIONAL COMPLEJO

Paciente de sexo femenino de 55 años de edad, quien se desempeña como celadora y ayudante de cocina en una escuela y refiere que, en el mes de **abril del año 2013,** comenzó a sentir dolor en la mano y muñeca derecha, con irradiación al antebrazo, acompañado de paresia. Dichos síntomas se exacerban durante sus jornadas laborales, consistentes en pelar y cortar verduras (normalmente papas, cebollas, zanahoria, zapallo etc.) aproximadamente 20 a 25 kg diarios, también debía picar unos 15 kg de carne, requiriendo movimientos repetitivos de su Miembro Superior Derecho. Frecuentemente debía cargar la olla de al menos 30 kg, trasladándola de la cocina a la mesa, ubicada a 1.50 metros de distancia. Tareas que realiza desde mayo del 2000, cuando ingresó.

Con el paso del tiempo, el dolor se ha ido modificando. Manifiesta que en un comienzo era intenso en mano y muñeca, y cedía momentáneamente al sumergir la mano en agua fría o con aines. Luego progresa, irradiándose a todo el miembro superior y aumenta su intensidad.

En **julio del 2013**, además del dolor, comienza a percibir falta de fuerza e imprecisión para realizar tareas que implican mayor destreza manual. Después de una semana de realizar el trabajo de la cocina sola debido a la ausencia de sus compañeras, presenta intenso dolor en mano y muñeca, a predominio del 3º dedo, consulta en el Hospital de Uspallata, allí solicitan Ecografía de partes blandas de mano derecha, diagnostican tenosinovitis del tercer dedo y derivan con traumatólogo. Es evaluada por ***médico especialista en miembros superiores***, quien decide ***intervenirla quirúrgicamente***. El día **15/07/2013** es operada en clínica de mano. Otorgan alta hospitalaria el mismo día con indicación de aines y reposo.

Después de esto inicia KFT, mejora la movilidad del 3º dedo pero continúa con dolor en mano y muñeca, que se irradia a todo el MSD. Dicho dolor se hace más intenso con el paso del tiempo, presentando además falta de fuerza y limitación funcional.

Al consultar nuevamente con el médico tratante, la derivan a ART por considerar que los síntomas se debían a las tareas realizadas en su trabajo. El día **15/08/13** realiza la denuncia en **ART,** considerando como inicio de los síntomas el **02/07/13**. Es evaluada en los consultorios de la ART, allí solicitan RMN de mano y muñeca derecha, indican aines y KFT.

El día **02/09/13**, otorgan ***alta médica*** por ART.

Después del alta, la paciente continúa con el dolor y limitación funcional, aparece también edema en mano y muñeca. Por este motivo consulta nuevamente con el médico cirujano, quien la ***opera nuevamente*** el día **23/09/13** con diagnóstico de Enfermedad de De Quervain. La evolución no fue favorable y el **16/12/13**, es sometida a ***cirugía nuevamente*** por Enfermedad de De Quervain.

Después de dichas cirugías, el dolor y proceso inflamatorio continúan en aumento, por lo que el especialista en mano comienza a realizarle infiltraciones con corticoides a nivel de la zona de la cirugía y en el hombro. Aproximadamente 20 infiltraciones.

El día **11/03/14**, ***operan nuevamente*** debido al dolor persistente, con diagnóstico presuntivo de neuropatía periférica, además de dedo en resorte a nivel del pulgar derecho.

El cuadro continúa evolucionando tórpidamente, con aumento del dolor en MSD, limitación funcional y paresia, a predominio de la mano y la muñeca.

Intervienen 2 veces más, el **27/06/14** y el **17/04/15,** con diagnóstico de neuropatía de la rama sensitiva del radial, presumiendo que el dolor y el resto de los síntomas que presenta la Sra. CMI se deben a esta patología. (se adjuntan todos los protocolos quirúrgicos).

Después, de ambas cirugías inicia KFT, la cual se hace insostenible desde la última intervención, empeorando el dolor del MSD, refiere que después de las sesiones presentaba edema en mano, muñeca y antebrazo, color violáceo con zonas más claras (livedo reticularis).

Desde **enero de 2015** se encuentra en tratamiento con especialista en dolor, quien medica con Pregabalina, Gabapentina, Fenitoína, Tramadol, Paracetamol y Metoclopramida. Actualmente continúa control con esta especialista y la misma medicación.

Exploración física (20/08/2015)

La patología que afecta a la Sra. CMI, por las características de la misma, la cronicidad, lo invalidante para sus actividades laborales y cotidianas, aún para su higiene personal y vestimenta, han determinado las siguientes manifestaciones anátomo funcionales.

A nivel del **Miembro Superior Derecho**, la paciente manifiesta **dolor**, que es más intenso en 1° y 2° dedos, mano y muñeca, irradia al antebrazo, brazo y hombro.

Después de cada cirugía, el dolor fue aumentando su intensidad, así como también la falta de fuerza (paresia) y limitación funcional de la mano y muñeca. Actualmente describe el dolor como permanente, con sensación de ardor o quemazón, profundo y sordo.

Describe sensación de fatiga permanente que se fusiona con el dolor. Manifiesta que después de realizar movimientos activos con la muñeca, mano y los dedos, aparece sensación pulsátil, acompañada de calor e hinchazón. Dichas sensaciones irradian hacia el resto del antebrazo, llegando hasta el hombro.

Respecto al aparato visual: si bien la paciente usa anteojos por presentar miopía, después del accidente ha notado disminución de la visión y lagrimeo del ojo derecho. Refiere que al iniciar una lectura ve una línea negra y después de unos segundos comienza a leer con mayor claridad las letras.

Al examen físico se observa:

LIMITACIÓN FUNCIONAL:

Muñeca:

Flexión Dorsal: 10°	Flexión Palmar: 20°
Desviación Radial: 7°	Desviación Cubital: 15°

Dedos:

Pulgar:

ACMC Extensión: 0°	Flexión: 5°
AMCF Extensión: 0°	Flexión: 10°
AIF Extensión: 0°	Flexión: 10°

Índice:

AMCF Extensión: 0°	Flexión: 70°
AIFP Extensión: 0°	Flexión: 80°
AIFD Extensión: 0°	Flexión: 60°

Dedo medio:

AMCF Extensión: 0°	Flexión: 70°
AIFP Extensión: 0°	Flexión: 80°
AIFD Extensión: 0°	Flexión: 60°

Hombro:

Abdoelevación: 110º	Aducción: 20º
Elevación Anterior: 115º	Elevación Posterior: 40º
Rotación Interna: 30º	Rotación Externa: 60º

También se observan múltiples cicatrices:

- Oblicua a nivel de la cara interna de la articulación metacarpofalángica del 1º y 3º dedo.
- Lineal, siguiendo el borde radial de la muñeca y tercio proximal del antebrazo de 10 cm de longitud.
- Lineal en el tercio distal del antebrazo de 4 cm.

Presenta edema en mano, a predominio de la cara dorsal, al igual que en la muñeca. El mismo aumenta con la movilización activa.

Al examen de la sensibilidad superficial y profunda, se puede concluir:

L***a sensibilidad cutánea***: al examen táctil se encuentra exacerbada en la mano y muñeca, donde refiere fuerte dolor y sensación de corriente eléctrica (alodinia), en el resto del miembro superior derecho, la prueba le produce menos sensación, aún en comparación con el miembro superior contralateral.

Respecto al examen con elemento punzante (alfiler) al presionar la piel o raspar, excepto en mano y muñeca, la molestia es menor que en el lado contralateral sano. Igual situación a la referida, le ocurre a la presión digital con energía en ambos brazos o antebrazos y la respuesta vibratoria con diapasón.

Los trastornos de la sensibilidad se extienden desde MSD a región supraescapular, cuello y el resto del hemicuerpo derecho.

La fuerza: se encuentra disminuida en todo el miembro superior derecho.

Lo consignado pareciera contradictorio, pero es habitual encontrar al examen esas observaciones en los pacientes que sufren de "SDSR" (Síndrome de Distrofia Simpática Refleja), es frecuente que cuando se encuentran en una segunda fase (después de los seis meses de iniciado el cuadro), el síntoma cardinal que es dolor, cambie sus características, ya que en una **primera fase** es de tipo inflamatorio y agudo. La paciente refiere actualmente dolor intenso las 24 horas del día, localizado en su ***miembro superior derecho*** y describe que es sordo, difuso y profundo, como que le llega a los huesos.

Esto requiere un análisis profundo de dicha sintomatología, por entrar en juego: trastornos de la sensibilidad somática, existiendo compromiso de los distintos tipos de receptores, que incluyen el tacto, propiocepción, nocicepción y sensibilidad térmica.

Respecto al tacto (mecanoreceptores): En las primeras etapas del cuadro clínico del SDRC la sensibilidad táctil esta exacerbada, pero en etapas posteriores disminuye.

En lo que hace a la propiocepción (receptores del huso muscular, órgano del tendón de Golgi, receptores de la capsula articular): frecuentemente los pacientes manifiestan sensación de posición extraña de un segmento, lo que estaría más ligado a un fenómeno disestésico.

En cuanto a la nocicepción (nociceptores): es la percepción más importante al referirse a la sintomatología del SDRC, pues el dolor, es el síntoma más sobresaliente y persistente que acompaña toda la evolución del cuadro. Puede ser desencadenado por estímulos: mecánicos, térmicos y polimodales, donde existiría liberación de histamina potasio y sustancia P.

En cuanto a la **esfera psíquica,** la paciente se nota afligida, ansiosa y nerviosa por la situación en la que se encuentra, continúa con un cuadro tórpido y mejoría relativa. Esto le produce depresión y frustración, ya que siente que ha pasado por todas las intervenciones quirúrgicas, sesiones de KFT, además del tratamiento farmacológico, día tras día, sin tener mejoría, lo que le ocasiona cansancio psicofísico, desilusión e incertidumbre al no saber si se va a reponer de sus dolencias, y sobre todo con mucho dolor físico. También se siente inútil ya que no puede realizar sus tareas habituales, pasa mucho tiempo en su casa, donde tampoco puede ayudar con las tareas del hogar, llegando a tener conflictos constantes con su familia.

Pruebas complementarias

***-RMN de Antebrazo y Mano Derechos* (31/10/14)**:

MANO DERECHA: Se visualiza pequeño quiste subcondral, con tenue edema óseo a su alrededor, en la región central del hueso grande. Líquido laminar intrarticular rodeando a la primera y segunda filas del carpo, y discreta acumulación de líquido en el receso pirámido-pisiforme.

ANTEBRAZO DERECHO: Huellas quirúrgicas y de material de osteosíntesis a nivel del tercio medio del antebrazo, que produce artefactos de señal, lo que disminuye la calidad de las imágenes limitando su interpretación. Se observan artefactos de señal y huellas quirúrgicas en las partes blandas del lado radial y con extensión hacia el radio.

- ***Rx de ambas manos y muñecas* (07/11/14)**: Se observa osteopenia en mano y muñeca derecha.
- ***Centellograma Óseo de MMSS* (12/12/14)**: En las imágenes localizadas en miembros superiores se observa en el antebrazo y la mano derecha hipercaptación focal del radiotrazador en el tercio medio del radio en relación a antecedentes quirúrgicos.
- ***Psicodiagnóstico* (27/08/15)**: El patrón conductual (según el DSM-IV) de la Sra. Campillay se encuadra con un: F33.X Trastorno depresivo mayor, recidivante (296.3x), con síntomas ansiosos y somáticos.

Conforme a baremo (SRT), el caso se encuadra en una Reacción Vivencial Anormal con manifestación depresiva, con Grado III.

Análisis y comentarios

De acuerdo a los hechos descriptos, la paciente presenta como consecuencia de la actividad laboral realizada desde su ingreso en el año 2000, y basándose en el cuadro clínico ya mencionado:

1. **istrofia Simpática Refleja o Síndrome del Dolor Regional Complejo:** de inicio en mano derecha, con extensión de las manifestaciones invalidantes a todo el MSD. Vale decir que su evolución ha sido tórpida, crónica y con extensión de la sintomatología a todo el hemicuerpo derecho, donde los trastornos de la sensibilidad están presentes desde el pie hasta el cuero cabelludo, en lo que respecta a la sensibilidad superficial táctil y termoalgésica, al igual que paresia, esto último lo expresa la paciente al investigar la fuerza mediante la oposición a los movimientos.

   Con respecto a las numerosas intervenciones quirúrgicas a las que fue sometida la paciente, es posible que respondieran a la interpretación del profesional que consideró que la sintomatología se debía al atrapamiento neurológico, como la persistencia del dolor. Seguramente la causa haya sido la presencia del SDRC.

2. **Reaccion Vivencial Anormal, con manifestación depresiva.**

   Sintetizando: por todo lo detallado, se puede establecer que presenta un cuadro clínico compatible con Distrofia Simpática Refleja "DSR/SDRC", lo que explica la evolución crónica y tórpida de su patología y la escasa respuesta al tratamiento, al igual que las secuelas incapacitantes consignadas.

Conclusión

Por lo descripto, se considera que existe una **incapacidad parcial y permanente del 64.25%** según el siguiente detalle.

INCAPACIDAD	
DIAGNÓSTICO	**PORCENTAJE**
-Síndrome de Distrofia Simpática Refleja (SUDEK) -R.V.A.N. con manifestación depresiva. (15 del 50.00%) **Subtotal**	50.00% 7.50% **57.50%**
FACTORES DE PONDERACIÓN -Dificultad para tareas habituales (10 del 57.50%) -Edad (1%) **Subtotal**	5.75% 1.00% **6.75%**
TOTAL DE INCAPACIDAD	**64.25%**

Caso Nª 6

DIAGNOSTICO: SINDROME DE DOLOR REGIONAL COMPLEJO

Se realiza examen clínico a paciente de sexo femenino de 35 años, quien se desempeña como Penitenciaria. Refiere que el día **14/11/17**, siendo las 13:53 horas aproximadamente, se encontraba entrenando para una competencia interprovincial entre complejos penitenciarios; jugando al vóley, salta, remata y al caer se le dobla el tobillo izquierdo hacia afuera en "abducción", y en ese momento siente un ruido.

Como consecuencia del accidente, la víctima sufrió traumatismo en tobillo y pie izquierdos, seguido de intenso dolor e hinchazón en el momento con dificultad para apoyar el pie, lo que le incapacitó caminar, teniendo que ser ayudada para llevarla al vehículo que la trasladó a la Clínica Francesa, ya que no podía ir por sus propios medios. Allí, por medio de la **ART,** la asiste el médico traumatólogo, quien le solicita Rx y RNM de pie izquierdo e indica 5 sesiones de KFT y reposo laboral.

Acude a control y la medican con antiinflamatorios e indican 21 días de reposo laboral.

Paralelamente a la atención recibida por la ART, consultó con médico particular por su ***Obra Social***, ya que continuaba con sintomatología en tobillo izquierdo: dolor, hinchazón y dificultad en los movimientos y la marcha, por lo que le solicitó RNM de tobillo izquierdo e indicó sesiones de KFT.

El día **31/05/18,** en la ART le otorgan ***alta médica***. La médica auditora le otorga el alta, a pesar de presentarse a la consulta en la ART con ayuda de muletas y donde le manifiesta que se le realiza más de 70 sesiones de KFT y aún con persistencia de edema y limitación funcional en tobillo.

En el alta consta con incapacidad a determinar y recalificación profesional.

Posteriormente, solicita intervención de la Comisión Médica (CM) y según ***Acta de Audiencia Médica***, con fecha **01/06/18**, la reingresan a la ART y le prescriben 15 sesiones de KFT.

El día **08/08/18,** en la ART le otorgan ***Alta Médica***, sin incapacidad.

Ante el cuadro clínico de evolución desfavorable, vuelve a solicitar reingreso el día **09/08/18**, por medio de la CM. Ese mismo día le dan el dictamen, y en la ART solicitan la interconsulta con médico traumatólogo, quien la examina en la Clínica y le indica 15 sesiones de KFT. Hace el diagnóstico presuntivo de Sudeck y luego le otorga el ***alta médica.***

Vuelve a la CM, para ***solicitar*** más tratamiento y la reingresan nuevamente. Le solicitan una RMN de pie y tobillo derechos, pero en la ART no autorizan el estudio. Le indican 15 sesiones e KFT.

El día **12/09/18**, se le otorga el ***alta médica*** por la ***ART***.

El día **13/09/18**, se presenta en la CM con el pedido de estudios y en esta ocasión autorizan que se haga el estudio.

El día **19/09/18**, le realizan los estudios y la examinan e indican analgésicos-antiinflamatorios.

El día **19/10/18** le solicitan una TC de Tobillo y pie izquierdos.

El día **07/01/19**, la ***ART*** le otorga el ***alta médica*** definitiva con incapacidad a determinar.

Se presentó a trabajar el día **08/01/19**, pero no le aceptaron cumplir con tareas reducidas por lo que le otorgan la licencia anual a partir del día **12/01/19.**

Exploración física (28/05/2019)

Según la paciente refiere a nivel de pie y tobillo izquierdo, dolor, parestesia, paresia y limitación funcional. Dicha sintomatología es permanente y aumenta al permanecer más de una hora en bipedestación, con la marcha, al igual que con movimientos activos y pasivos. Dichas molestias disminuyen parcialmente con analgésicos y antiinflamatorios.

También manifiesta sensación de cansancio muscular en miembro inferior izquierdo que se extiende desde el pie al muslo, además sensación de hormigueos (parestesia a predominio del dorso del pie izquierdo y que al caminar en superficies irregulares se le dobla frecuentemente el tobillo.

Otras observaciones transmitidas por la paciente, es que le transpira habitualmente el pie izquierdo a predominio entre los dedos, y que el crecimiento de las uñas es menor en comparación con el pie derecho.

Al examen físico: la sensibilidad superficial se encuentra alterada, donde la táctil es más evidente del lado sano, al igual que al dolor, mediante estímulo con alfiler. Lo dicho parece contradictorio, si tenemos en cuenta que los pacientes refieren dolor en lado lesionado, pero ocurre que en la mayoría de los casos, pasado un año del inicio del cuadro clínico, la sensibilidad superficial disminuye en el lado enfermo, pero este se detecta mediante el examen con alfiler y a través del tacto superficial. Lo dicho requiere de esta prueba, porque si se le pregunta al paciente donde tiene el dolor espontáneo, siempre lo refiere del lado enfermo. Lo dicho se debe a la persistencia de la sensibilidad de receptores profundos y disminución en superficiales. A la presión profunda digital comparativamente, en ambos miembros inferiores, el dolor es más intenso del lado izquierdo. Cabe también resaltar que la alteración de la sensibilidad en este paciente se extiende hasta el tercio proximal de muslo. Manifiesta tener el pie izquierdo más frio que el derecho. Además, dice tener frecuentemente edema en pie y pierna, como también sensación de tensión como si tuviera una venda en la zona.

En lo que respecta a la evolución del cuadro clínico no existió desde el comienzo del accidente una asistencia adecuada y acorde al mecanismo del mismo y la existencia de signos y síntomas debido a los criterios dados por las altas médicas de la ART y por lo tanto no existió un diagnóstico de su cuadro clínico, ni aún al momento del alta médica definitiva por ART.

También cabe resaltar que uno de los médicos consignó la posibilidad de la existencia de cuadro clínico compatible con Sudeck, pero no se le hizo estudios complementarios como la centellografía para certificar o no dicha patología.

Pruebas complementarias

- ***TAC de Tobillo y Pie Izquierdo* (01/12/17)**: Se advierte trazo lineal incompleto, que podría ser fracturario en la epífisis proximal del 4° metatarsiano. Este trazo lineal se extiendo comprometiendo la carrilla articular, necesidad de correlacionar con el sitio traumático.
- ***Centellograma óseo de Pies* (06/03/2018)**: En el análisis de las imágenes localizadas de pies se observa discreta hipercaptación del radiotrazador en tarso de pie izquierdo y tobillo homolateral, con discreto incremento del pool vascular en las imágenes precoces en proyección a tobillo, estos hallazgos sugieren patología inflamatoria osteoarticular.
- ***Ecodoppler Color Venoso de Miembro Inferior Izquierdo* (11/05/18):** Estudio sin evidencias de trombosis venosa profunda ni superficial.
- ***RMN de Pie y Tobillo Izquierdos* (20/05/18):** Impresionan leves modificaciones en la morfología del IV metatarsiano, posiblemente en relación a huella de fractura, vinculado al antecedente referido. Tenue edema óseo en los sesamoideos del hallux. Impresiona tenue edema oseo subcondral en el extremo distal del II metatarsiano, hallazgo de valor inespecífico, que deberá ser valorado en el contexto clínico y antecedentes de la paciente. Mínimo líquido intraarticular tibio-astragalino y sub-astragalino.
- ***RMN de tobillo Izquierdo por ART* (19/09/18)**: Edema perimaleolar bilateral. Edema óseo de aspecto contusivo a microfracturas trabeculares impresionando trazo de fractura tanto en la región anterior y media del astrágalo como en el hueso escafoides a valorar con TC. Edema óseo de aspecto contusivo en región anterior del maléolo tibial. Incremento de líquido que rodea al tendón del tibial posterior. Cambios inflamatorios en el peroneolateral corto y largo y tendón del tibial posterior.
- ***Rx de ambos pies y tobillos (08/02/19):*** Se observan francos signos de osteopenia del pie izquierdo.

Cabe consignar que, el estudio centellográfico óseo, ayuda al diagnóstico de otras patologías como el detectar metástasis de cáncer de mama, próstata, riñón, etc. Además de procesos inflamatorios agudos osteoarticulares, osteomielitis y otros.

Para llegar a un diagnostico compatible con SDRC y teniendo en cuenta que el estudio de referencia resulta "pobre en su especificidad", requiere que al especialista se le aporte al momento de realizar el estudio los antecedentes clínicos. Por lo dicho, el estudio resulta compatible con el diagnostico de Síndrome de Dolor Regional Complejo", por el hecho de aportar signos y síntomas que hacen al mismo.

Análisis y comentarios

Paciente que el día **14/11/17** sufrió accidente laboral traumático (fractura) de su pie izquierdo.

Fue asistida por ***ART*** hasta el día **07/01/19,** que se le otorgó el ***alta médica***.

Desde el inicio del tratamiento hasta el alta médica por la ART, su evolución no fue favorable, debido a la persistencia de la sintomatología detallada anteriormente, manifestando aumento del dolor, sensación de adormecimiento (parestesia) en la zona referida. Se le solicitó estudios complementarios como: RNM, Centellograma Óseo, Rx y TAC.

El cuadro clínico que presenta la paciente es compatible con el diagnóstico de SDRC (Síndrome de Dolor Regional Complejo). Lo dicho, surge de las distintas observaciones:

1) Cronicidad de la sintomatología sin cambios favorables al tratamiento, 16 meses a la fecha.
2) Persistencia de dolor y parestesia las 24 horas, es decir que cede escasamente con analgésicos.
3) Es característico de dicha enfermedad, que el dolor no cede totalmente ni con reposo absoluto. Dicha característica, lo diferencia del dolor originado por un traumatismo o fractura, donde el reposo alivia los síntomas.
4) Las molestias aumentan con todos los movimientos de su pie y tobillo, exacerbándose aún más al esfuerzo físico.
5) La extensión del dolor y cambios de la sensibilidad por continuidad o contigüidad desde el foco de la lesión, es habitual, donde el cambio de la sensibilidad superficial se extiende desde el pie hasta el tercio proximal del muslo. También tiene la sensación de pesadez, cansancio y fatiga en la región comprometida.

Respecto a los estudios complementarios, ninguno es patognomónico del SDRC, vale decir, que no tienen que ser anormales para justificar el diagnóstico de dicho cuadro clínico.

La RNM puede, en algunos casos, dar procesos inflamatorios, pero son transitorios.

La RX de la zona afectada, puede no describir descalcificación ósea. En el caso que nos ocupa, existe franca osteopenia en el lado izquierdo.

El Centellograma óseo, puede dar positivo en un 70%, en los casos del cuadro de SDRC.

El EMG puede dar resultado patológico o no, aunque clínicamente siempre hay compromiso, tanto sensitivo como motor, pero puede no ser detectado por el estudio referido.

El estudio de la sintomatología neurológica en el SDRC/DSR requiere un capítulo especial:

1) Al referirme a disminución de la sensibilidad superficial del lado donde se inició la sintomatología, esto ocurre cerca del año de iniciado el cuadro clínico, mientras que el dolor profundo persiste en el mismo y es precisamente donde el paciente refiere dicho síntoma en forma espontánea.
2) Ese cambio de la sensibilidad superficial, cuando su evolución llegó a la cronicidad, es habitual que el paciente no lo haya percibido, en el caso que nos ocupa disminución de la misma, que se detecta según el examen ya mencionado anteriormente.
3) En lo que respecta al dolor profundo, mediante la presión digital con fuerza y comparativamente, es habitual que tenga más dolor del lado enfermo, a diferencia de la sensibilidad superficial, que puede deberse a la persistencia de la capacidad de receptores, principalmente nociceptores y propioceptores.

Finalmente: por todo lo analizado, se considera que estamos en presencia de un Cuadro Clínico compatible con **SDRC/DSR**.

Conclusión

Por todo lo descripto, se considera que existe una **incapacidad parcial, permanente y definitiva del 21.06%**, según el siguiente detalle.

En lo que se refiere al grado de incapacidad al cuadro de Atrofia Sudeck, en la ley 24.557 en el Baremo, en capítulo de Miembros Inferiores, en secuelas de fractura se consigna una incapacidad del 20-30%.

Si tenemos en cuenta que, en el caso que nos ocupa, la sintomatología se extiende más allá del pie y tobillos en que se considera el 30% y que, teniendo en cuenta capacidad restante y factores de ponderación se llega al 21% de incapacidad.

INCAPACIDAD	
DIAGNÓSTICO	**PORCENTAJE**
-Síndrome del Dolor Regional Complejo Tipo I.(30 del 53.55% CRF)	16.06%
Subtotal	**16.06%**
FACTORES DE PONDERACIÓN	
-Dificultad para tareas habituales (15 del 16.06%)	2.40%
-Recalificación Profesional (10 del 16.06%)	1.60%
-Edad 1%	1.00%
Subtotal	**5.00%**
TOTAL DE INCAPACIDAD	**21.06%**

Caso Nª 7

DIAGNOSTICO: SINDROME DE DOLOR REGIONAL COMPLEJO

Paciente de sexo femenino de 46 años de edad, quien pertenece laboralmente al Ministerio de Seguridad de la Provincia de Mendoza, desempeñándose como Oficial de Guardia.

Refiere que, el día **11/02/13** se encontraba en la vereda de la Comisaría pasando el lampazo, cuando accidentalmente introduce el pie y la pierna derecha en un pozo que se encontraba al costado de la acequia, destinado para plantar un árbol, este estaba parcialmente cubierto por una reja. Al mismo tiempo que introduce el pie derecho en el pozo, el izquierdo queda trabado en la reja, sufriendo herida contusa en cara anterior de rodilla, que queda doblada, para luego caer hacia adelante golpeando su rostro. Inmediatamente, la víctima nota que se edematiza su miembro inferior izquierdo y cambia de coloración desde rodilla hasta tercio distal de pierna cara anterior.

Como consecuencia de los hechos, sufrió traumatismo de columna cervical, lumbosacra, además intenso dolor y tumefacción de rodilla izquierda e irradiación de las molestias a todo el MII.

Fue asistida en el Hospital de General Alvear, donde le realizaron una radiografía de la rodilla izquierda, colocaron analgésico inyectable e indicaron reposo.

A los 10 días la asistió médico traumatólogo, quien le indicó FKT, 20 sesiones.

Al continuar con intenso dolor, el médico tratante indica RNM de rodilla izquierda.

Luego, la examina un médico traumatólogo en la Policlínica Privada de San Rafael, le realiza el diagnóstico de esguince y aconseja realizar cirugía de rodilla. Posteriormente, se la citó en Mendoza en el Centro Médico de la **ART,** donde la asistió un médico traumatólogo y le solicitó un centellograma óseo y un EMG de MMII.

Ante la evolución desfavorable de su cuadro clínico y la existencia de intenso dolor en MII, la paciente se encontraba con angustia, depresión y cambio de carácter, lo que motivó fuera derivada a médico psiquiatra, quien la medicó con alprazolam y amitriptilina.

También en San Rafael fue a consulta con un psicólogo, pero la ART le suspendió la atención y siguió siendo medicada por el médico psiquiatra.

Fue asistida también por médico especialista para el tratamiento del dolor.

Se decide hacer ***artroscopía*** el día **04/10/13**. Realizó fisioterapia 70 sesiones e hidroterapia.

Alta Médica por la ART, el día **27/08/14**.

Desde ocurrido el accidente, su evolución ha sido desfavorable, ya que el dolor, según la paciente, es insostenible e incapacitante, que limita sus actividades de la vida diaria y que repercute en su esfera psíquica y en su vida social y familiar.

Por este motivo, la paciente a través de la **Comisión Médica (CM),** solicitó más tratamiento, pedido que le fue otorgado, con dictamen del día **02/09/14** y reingresa ese mismo día.

Continúa en asistencia, con médico psiquiatra y con la psicóloga.

También, se la derivó a médico del dolor, quien indicó medicación que finalmente no pudieron dar en la ART.

Fecha de ***Alta Médica definitiva*** **03/02/2015**.

En Junta Médica, la ART le otorgo una incapacidad del 40.90%, por Sudeck de rodilla izquierda con limitación funcional y Reacción Vivencial Aguda grado II, QUE FUE Homologada, según Dictamen con fecha **05/03/2015**.

Exploración física (29/08/2016)

Según la paciente, tiene dolor en ***columna cervical***, que aumenta con los movimientos activos y pasivos, a la palpación de músculos paravertebrales y la presión digital sobre apófisis espinosas, también refiere dolor en músculos supraescapulares bilateral, con irradiación de las molestias a miembros superiores, paresia y parestesias a predominio de manos, principalmente izquierda.

Al examen, la sensibilidad táctil, controlada con un elemento punzante es más intensa del lado izquierdo, al igual que la sensibilidad vibratoria evaluada con diapasón.

Al realizar los movimientos de oposición de columna cervical, se observa paresia del lado izquierdo.

Asimismo refiere dolor en ***columna lumbosacra***, al realizar movimientos de flexo-extensión y de rotación tanto derecha como izquierda, con irradiación de las molestias a miembros inferiores, acompañado de parestesias en pierna izquierda.

La paciente refiere dolor continuo en ***rodilla izquierda***, de característica "urente", que se exacerba con el mínimo movimiento y roce (alodinia), "opresivo" (como si tuviera colocada una venda) que se irradia a todo el Miembro inferior izquierdo, también a ***cadera homónima y columna lumbosacra***. Por momentos son evidentes los cambios de color en la piel, entre la rubicundez y la palidez (Fig 6.2.1). Además refiere cambios en la temperatura, que pasa del calor al frío repentinamente, pero al examen, la temperatura en ambos miembros inferiores es la misma. Vale decir, que la sensación de cambios de temperatura los percibe en los planos profundos.

La sensibilidad superficial táctil, está aumentada del lado afectado, al igual que al estimular la piel con elemento punzante (aguja) es más intenso el dolor del lado izquierdo que el contralateral. La presión digital, le produce mayores molestias que en el lado derecho. La prueba con el diapasón, refiere mayor sensibilidad en el lado izquierdo.

Al examen físico, presenta en rodilla izquierda tumefacción e hidrartrosis (Fig 6.2.2), limitación funcional: flexión 95°, extensión 10°. La perimetría medida a 10 cm del borde superior de la rótula es: en muslo derecha 53 cm, muslo izquierdo 55 cm. También se encuentra edematizado todo el MII desde el pie a la cadera (Fig 6.2.3).

Se observa actitud en flexión de rodilla izquierda cuando la paciente esta de pie.

También se observa paresia al realizar movimientos de dorso-flexión de rodilla izquierda y tobillo homónimo.

En cuanto a la **esfera psíquica**, la paciente refiere intensa ansiedad por dolor permanente, que le impide realizar sus tareas cotidianas, incluso dormir, por lo que en la mañana se levanta agotada y sin energía. Además se siente muy nerviosa, cualquier situación la irrita y la pone de mal humor, además se siente deprimida y con mucha incertidumbre por su futuro laboral.

Pruebas complementarias

- ***RNM de rodilla izquierda* (08/03/13):** Degeneración hialina con lesión de la unión menisco capsular inferior en el cuerno posterior del menisco interno. La restantes estructuras meniscales de características conservadas. Los ligamentos laterales y cruzado anterior y posterior de trayecto y morfología normal. Ligera hidroartrosis femoro-rotuliana. Extensa bursitis prerotuliana.
- ***RNM de rodilla izquierda (*19/04/13*)***: La morfología de las estructuras óseas incluidas en el examen no demuestra alteraciones significativas, obteniéndose una adecuada variación de la señal de la médula ósea en las distintas secuencias. Las superficies articulares son lisas y regulares se encuentran recubiertas de cartílago hialino, el cual muestra espesor e intensidad de señal normales.

  Los ligamentos cruzados, colaterales y retinaculares, no demuestran lesiones de sus fibras. Escasa cantidad de líquido articular. A nivel del cuerno posterior del menisco interno se observa pequeña hiperintensidad central que no afecta su superficie articular, compatible con cambios hialinos intrasubstancia. Menisco externo con morfología y señal conservada. Tendones rotuliano y cuadricipital sin particularidades.
- ***Centellograma óseo de MII (*10/05/13*);*** A las 4 horas de la inyección del material radioactivo, se adquiere la gammagrafía de ambas rodillas. En el análisis de las imágenes se aprecia:

1. en la toma de frente leve hipercaptación del radiofármaco a nivel de epífisis tibial con respecto a su contralateral.
2. En las tomas laterales la rodilla izquierda no presenta alteraciones gammagráficas de consideración con respecto a su contralateral.

Conclusión

Gammagrafía ósea con leve hipercaptación a nivel de epífisis tibial izquierda en la toma de frente con respecto a su contralateral.

Informe Psicodiagnóstico (*05/12/13*): Se identifican escalas elevadas relacionadas con cuadro psicopatológico de acuerdo a criterios DSM-IV relacionadas con trastorno de ansiedad y somatoforme.

El patrón conductal (según DSM-IV) de la Sra. CEV, se encuadra con un: Trastorno de ansiedad generalizada, con síntomas somáticos.

Conforme a BAREMO (SRT) Decreto 659/96, el caso se encuadra en una Reacción Vivencial Anormal con manifestación ansiosa, Con Grado III.

- ***Centellograma óseo de MII (*16/01/2014*);*** Importante hipercaptación del radiofármaco a nivel de ambos cóndilos femorales y ambos platillos tibiales de la articulación de rodilla izquierda con respecto a la contralateral.

Conclusión

Gammagrafía ósea positiva para las citadas áreas anteriormente descriptas a nivel de articulación de rodilla izquierda.

- ***RNM de rodilla derecha* (10/11/14):** Ligamentos laterales y cruzados de trayecto y morfología normal. Degeneración hialina en el cuerno posterior del menisco interno, con compromiso parcial de la unión menisco capsular, sin solución de continuidad hacia superficies articulares. Las restantes estructuras meniscales de características conservadas. Ligero desplazamiento lateral de la rótula y adelgazamiento relativo de las fibras de los retináculos con predominio interno. Mínima hidroartrosis.
- ***RNM de rodilla izquierda* (10/11/14):** Lesión del menisco capsular y de la superficie articular inferior en el cuerno posterior del menisco interno. Las restantes estructuras meniscales de características conservadas. Ligamentos laterales y cruzados de trayecto y morfología normal. Moderada incongruencia femoro rotuliana y fenómenos inflamatorios crónicos de las fibras del retináculo interno. Ligera hidroartrosis.
- ***RX de ambas rodillas* (12/11/14):** Densidad ósea normal. Interlineas articulares conservadas en ambas rodillas. No se demuestran signos de despulimiento articular ni de artrosis. Estructura ósea rotuliana normales. Altura patelar adecuada.
- ***RX de columna cervical* (12/11/14):** Densidad ósea normal. Rectificación de la lordosis cervical fisiológica en el perfil por contractura muscular antálgica. Cuerpos vertebrales con sus ángulos y plataformas normales. Espacios discales conservados. Articulaciones intervertebrales posteriores y unciformes sin particularidades. No existe costilla cervical supernumeraria.

A los efectos de objetivar la interpretación del cuadro clínico que afecta a la Sra. CEV y el reclamo, es decir la afección que consiste en un **Síndrome de Dolor Regional Complejo o Distrofia Simpático refleja**, se hace una síntesis de ésta.

Es un trastorno de dolor crónico que se interpreta resulta de un disfuncionamiento del sistema nervioso neurovegetativo, seguido del compromiso del sistema nervioso somático sensitivo como motor, central **(SNC)** o del sistema nervioso periférico **(SNP).**

Se clasifica en:

- TIPO I (Distrofia Simpática Refleja)
- TIPO II (Causalgia)

TIPO I: el dolor es desproporcionado a la lesión. No sigue un patrón neuropático ni un dermatoma. La lesión no es demostrable en el EMG y estudios de conducción. Es decir que el EMG puede o no dar patológico.

Comprende tres etapas:

- **La primera:** (precoz) respuesta inflamatoria aguda.
- **La segunda:** (intermedia) aparecen cambios distróficos.
- **La tercera:** (tardía) aparecen cambios atróficos y/o rigidez difusa.

El ***sistema simpático*** estaría involucrado en la generación y mantenimiento de ciertos estados dolorosos, al quedar anormalmente activado, produciendo sustancias que activan los nociceptivos y perpetuán el dolor y produce trastornos vasomotores permanentes.

Control Cuadro Clínico (19/08/2015)

Según la paciente la sintomatología sigue gradualmente agravándose, con aumento de dolor a predominio de MII, donde dicho síntoma lo presenta las 24 hs y los analgésicos no le ayudan mucho para aliviar el mismo.

También dice tener pesadez intensa en MII, con paresia e importante limitación funcional.

En MII presenta la rodilla hinchada, con exquisito dolor aún al mínimo contacto (alodinia), reducción de la extensión y la flexión, los movimientos tanto activos como pasivos le aumentan el dolor.

La sensibilidad superficial táctil como termoalgésica se encuentran alteradas, donde el estímulo táctil le produce más molestias del lado izquierdo, al igual que el estímulo con elemento punzante (aguja) y que al raspar la piel y pinchar tiene más sensibilidad izquierda que la derecha.

La sensibilidad profunda mediante la presión digital comparativamente de MMII o MMSS le produce más molestias del lado izquierdo y al estímulo con diapasón, las vibraciones son más intensas del lado izquierdo. En hemicuerpo izquierdo dice tener más frío, pero a predominio de MII.

Otro síntoma detectado (también en otros pacientes con el Síndrome de DRC) es la presencia de dolor en músculos de la pared abdominal a la palpación del lado afectado, en comparación al contralateral.

Aparato de la visión: después de ocurrido el accidente ha notado con frecuencia visión borrosa, malestar de conjuntivas y disminución de la visión de cerca y de lejos.

Se le indicó la consulta con médico oftalmólogo, quien le prescribió el uso de anteojos y a partir del mes de Junio de 2015 ha disminuido la dificultad para la lectura, con disminución de la visión borrosa, pero persiste con malestar conjuntival, con ardor, sensación de arenilla que le lleva a refregarse presionando sobre los párpados, sequedad de conjuntiva. Suele referir sensación de tener una película sobre la superficie anterior del ojo.

También dice tener con frecuencia cefalea sobre región frontal izquierda, de zona periocular y retroocular, donde además la presión digital sobre ambos ojos evidencia más sensibilidad en el izquierdo.

La marcha es disbásica: debido a la dificultad de MII por el dolor, edema crónico de todo el MII, la sensación de pesadez, hinchazón de rodilla y limitación en la flexión y extensión.

Análisis y comentarios

Paciente que como consecuencia del accidente que sufriera el día **11/02/13** en su lugar de trabajo, ha tenido una evolución desfavorable, crónica y tórpida, ya que si bien se llegó al diagnóstico de la patología que presenta, el tratamiento efectuado no ha mejorado la calidad de vida de la paciente.

La sintomatología del cuadro clínico que presenta, se caracteriza principalmente por intenso dolor (síntoma aportado por la paciente), vale decir que en este caso como en otros prima ***lo subjetivo***, como es el dolor en las primeras etapas, para luego manifestarse las complicaciones orgánicas con limitación funcional de las articulaciones y aún anquilosis.

En cuanto a los ***signos clínicos***, es decir lo detectado al examen físico en rodilla izquierda, están los cambios de temperatura, la limitación funcional de los movimientos, la transpiración o sequedad de la piel, además de trastornos tróficos.

Por lo detallado, se puede establecer que la paciente presenta un cuadro clínico compatible con ***Distrofia Simpático Refleja, SDRC / DSR.***

Sintetizando: la paciente sufrió en accidente laboral el día **11/02/2013** entorsis de rodilla izquierda, a partir de entonces la patología se fue complicando hasta producirse un cuadro clínico compatible con el Síndrome de Sudeck.

Después del alta médica se le fijó por Junta Médica en la ART una incapacidad del **40.90%**, con el diagnóstico de SUDECK de rodilla izquierda con limitación funcional y Reacción Vivencial Aguda Grado II, más factores de ponderación,que fue homologada en CM, según Dictamen con fecha **05/03/2015**. Aceptada por la paciente.

A partir de entonces su cuadro clínico se fue agravando con aumento de los síntomas y signos en MII, con expansión de la sintomatología que gradualmente fue comprometiendo aún más el MII, seguido de dolor y pesadez de cadera izquierda, de columna lumbosacra, columna cervical y miembro superior del mismo lado.

El deterioro se ha manifestado por su evolución desfavorable, crónica y tórpida, donde el edema de MII progresivamente se ha ido aumentando, al igual que la limitación funcional que dificulta la marcha, además por el dolor y la pesadez como manifestación parestésica.

A todo esto cabe agregar, que su cuadro psicológico también se ha agravado, por la presencia de dolor las 24 horas del día y su limitación funcional para todas las tareas.

No menos llamativa es la sintomatología oftalmológica ya descripta, que es una de las complicaciones del SDRC / DSR.

Conclusión

Por todo lo analizado, se considera que existe una incapacidad **total, permanente y definitiva del 68.00%**, debido al ***Reagravamiento de su cuadro clínico*** que resulta compatible con el **Síndrome de Dolor Regional Complejo/Distrofia Simpático Refleja (SDRC / DSR), además del incremento de las manifestaciones de la Reacción Vivencial Anormal y demás complicaciones.** Según se detalla a continuación.

INCAPACIDAD	
DIAGNÓSTICO	**PORCENTAJE**
-Reagravamiento del SDRC /DSR que se inició en rodilla izquierda, y actualmente compromete todo hemicuerpo izquierdo.	60.00%
-Reacción Vivencial Anormal agravada por todas las complicaciones del cuadro clínico del SDRC. (20 del 40%).	8.00%
TOTAL DE INCAPACIDAD	**68.00%**

Teniendo en cuenta que en Junta Médica de la ART, se le otorgó el 40.90% de incapacidad, actualmente se reclama la diferencia que es del 27.10% (Veintisiete con diez por ciento)

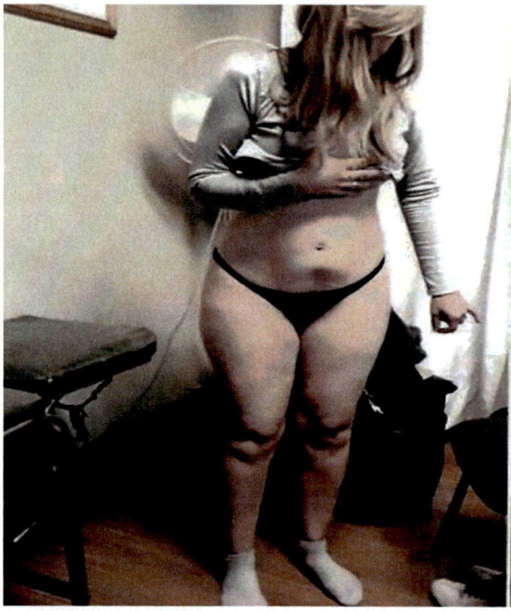

Fig 6.2.1 - Se observan cambios de color en la piel, entre la rubicundez y la palidez tumefacción e hidrartrosis (Fig 6.2.2),

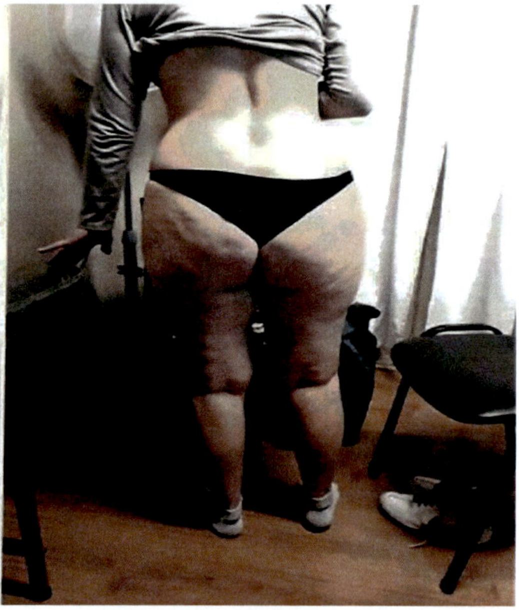

Fig 6.2.2 – Signos de tumefacción e hidrartrosis en rodilla izquierda y hueco poplíteo..

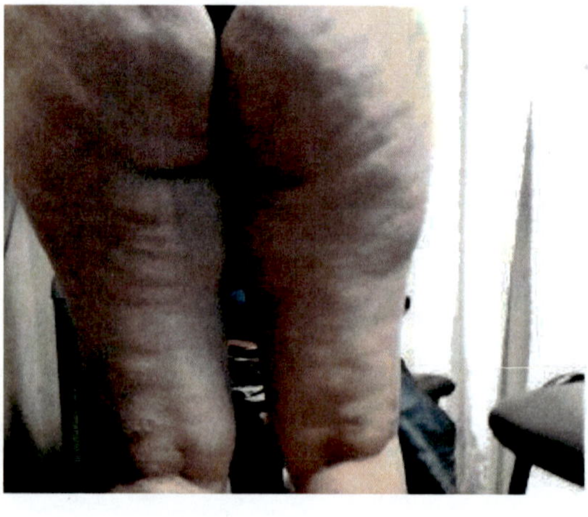

Fig 6.2.3 – Edematización de todo el Miembro Superior Izquierdo.

Caso Nª 8

DIAGNOSTICO: REAGRAVAMIENTO DE CUADRO DE SINDROME DE DOLOR REGIONAL COMPLEJO

Paciente de sexo femenino de 39 años de edad, quien se desempeña como operaria temporal. Refiere que el día **03/02/15**, siendo las 17.30 horas aproximadamente, se encontraba realizando su tarea habitual, que consiste en la aplicación de rótulos sobre una máquina etiquetadora, que se adhiere sobre botellas que corren por una cinta, queda accidentalmente atrapada su mano izquierda bajo un rodillo, produciéndose el aplastamiento de la misma, y por consiguiente una importante herida contusa-cortante en el dorso de la mano.

Como consecuencia de los hechos, la víctima sufrió traumatismo de mano izquierda con herida contuso-cortante a nivel del dorso de dicha mano.

Una vez ocurrido el accidente fue trasladada al Hospital Público, donde la atiende el cirujano de guardia, quien le solicita RX de mano, le realiza curaciones e interviene quirúrgicamente, para descomprimir el hematoma en el dorso de la mano.

Por medio de la ART, continúa con el tratamiento, le realizan estudios complementarios y KFT en la mano izquierda, a predominio del 2do y 3er dedo. Si bien presenta mejoría post-tratamiento inmediata, su evolución fue totalmente desfavorable, ya que al momento del ***alta médica*** por la ***ART*** con fecha **02-07-15,** persiste el dolor y limitación funcional de la mano y los dedos mencionados anteriormente, así como también dolor y sensación de adormecimiento en todo el miembro superior izquierdo, comprometiendo el hombro homónimo.

En Comisión Médica, se le otorgó una **incapacidad del 6%**, con diagnóstico de ***limitación funcional de 2º y 3º dedo mano izquierda***, según Dictamen Médico con fecha **25/08/15**, que fue aceptada por la paciente.

Además, en el Dictamen consta: **traumatismo de mano izquierda, con herida contuso cortante en cara dorsal con serohematoma drenado quirúrgicamente, y herida cortante en cara palmar falange proximal del 3° dedo.**

Después de esta fecha, continuó con las molestias ya consignadas. Pero además y gradualmente se fue agravando y extendiendo a hombro, dorso de hemitórax izquierdo, comprendiendo región supraescapular hasta el reborde costal y cara anterior del mismo lado, como también cara lateral del cuello, rostro y cuero cabelludo.

Cabe establecer, que en todas las zonas referidas, existen trastornos de la sensibilidad superficial táctil y algésica (disminución de las mismas), al examinar mediante la estimulación digital suave y por medio de alfiler.

En lo que se refiere a la sensibilidad vibratoria, mediante el uso de diapasón, está disminuida en lado izquierdo, mientras que a la presión digital con intensidad en miembros superiores y comparativamente, tiene más dolor en lado izquierdo, donde además va acompañado con fuerte ardor, observando además que al suspender el estímulo, persiste la sensación de ardor en lado izquierdo (hiperpatía). Dice tener además sensación de pesadez y fatiga en miembro superior izquierdo.

Al integrarse a sus funciones, la sintomatología se incrementa por el esfuerzo físico provocado por su trabajo, al ir clasificando las frutas a medida que pasa por una cinta, lo cual exige movimientos permanentes de ambos miembros superiores a predominio de manos, esto le dificultaba cumplir con sus tareas. Por dicho motivo, cuando se reintegró al trabajo, después del ***alta médica por la ART***, lo hizo durante unos diez días y debió consultar con un médico por medio de su ***Obra Social***, quien le indicó reposo laboral durante cuatro meses, a partir del mes de enero del 2016. Desde esa fecha se encuentra en tratamiento con AINES.

Exploración física (29/08/2016)

Según la paciente, la sintomatología es persistente y permanente, es decir, las 24 horas, aumentando con los movimientos y por el esfuerzo físico que requiere su trabajo, por lo que se encuentra en reposo laboral desde el mes de **enero de 2016,** certificado por médico particular. Estando en reposo, las molestias disminuyen, pero no ceden totalmente ni con analgésicos- desinflamatorios.

Al examen físico: la sensibilidad superficial se encuentra alterada, donde la táctil es más evidente del lado sano, al igual que al dolor, mediante estímulo con alfiler. Lo dicho parece contradictorio, si tenemos en cuenta que los pacientes refieren dolor en lado lesionado, pero ocurre que en la mayoría de los casos, pasado un año del inicio del cuadro clínico, la sensibilidad superficial disminuye en el lado enfermo, pero este se detecta mediante el examen con alfiler y a través del tacto superficial. Para la táctil, lo dicho requiere de esta prueba, porque si se le pregunta al paciente donde tiene dolor, siempre lo refiere del lado enfermo. Lo dicho se debe a la persistencia de la sensibilidad de receptores profundos y disminución en superficiales. A la presión profunda digital comparativamente, en ambos miembros superiores, el dolor es más intenso del lado izquierdo. Cabe también resaltar que la alteración de la sensibilidad se extiende hasta el hombro, región supraescapular, escapular y demás zonas detalladas. Manifiesta tener la mano izquierda más caliente que la derecha, pero cuando la temperatura ambiente es baja, le molesta más el frio en su mano izquierda.

En la mano izquierda presenta cicatriz de 2 cm de longitud en dorso, siguiendo la línea del espacio entre el 5°,4° dedos y otra cicatriz anfractuosa de 3cm x 3 cm tipo AB, que se extiende entre el 4° y 3° dedo.

Limitación funcional

Dedo índice: AMCF F 55° - AIFP F 75° - AIFD F 65°. Dedo mayor: AMFC F 60° - AIFP F 85° - AIFD F 85°.

Dedo anular: AMFC F 65° - AIFP F 85° - AIFD F 80°

Examen oftalmológico: según la paciente, después del accidente ha notado dificultad para la visión de cerca, le cuesta la lectura de palabras con letras chicas, además con sensación de tener disminución lagrimal en ojo izquierdo y molestias como ardor.

Los reflejos fotomotor y consensual son normales, al igual que los movimientos oculares.

Cuadro Psicológico: después de ocurrido el accidente, dice que se encuentra con cambios de carácter, irritabilidad, ansiedad y depresión que lo atribuye a la sintomatología existente, donde el dolor en miembro superior izquierdo es permanente y se alivia parcialmente con analgésicos, además las molestias aumentan con los movimientos y esfuerzos físicos, lo que no le permite continuar trabajando en la empresa donde sufrió el accidente, ni tampoco como empleada doméstica, tareas que realizó hasta ocurrido el accidente. Igualmente le cuesta realizar las actividades propias de su hogar.

Pruebas complementarias

- ***RNM de mano izquierda* (25/06/15):** las epífisis distales del cubito y el radio, y las estructuras óseas en ambas filas del carpo presentan morfología y señal conservada. No se evidencia alteración en los compartimientos articulares carpo- metacarpianos. Tampoco se aprecia alteraciones en las falanges ni en las estructuras del metacarpo. Los tendones flexores y extensores no presentan alteraciones.
- ***Centellograma Óseo Total* (08/04/16):** en las imágenes localizadas de ambos miembros superiores y barrido general se observa una distribución del radiotrazador dentro de límites normales para la edad.
- ***EMG de MSI con VCM y LSD* (16/09/15):** se registra una neuropatía desmielinizante del mediano y del cubital izquierdo, por atrapamiento severo a nivel del canal del carpo y de Guyón, respectivamente, con normalidad en la VCM en este estudio, para los dos nervios.
- ***Psicodiagnóstico* (29/08/16):** el patrón conductual (según DSM-IV) de la Sra. Castro, vinculado con el accidente, se encuadra con un F33.x Trastorno depresivo mayor, recidivante (296.3x), con síntomas ansiosos y somáticos.
- ***Incapacidad:*** conforme a Baremo (S.R.T). Decreto 659/96, el caso se encuadra en una reacción Vivencial Anormal con manifestación ansiosa-depresiva, con Grado III (incapacidad del 20%).

Analisis y comentarios

Paciente que el día **03-02-15** sufrió accidente laboral traumático (aplastamiento) de su mano izquierda.

Fue asistida por ***ART*** hasta el día **02-07-15,** que se le otorgó el ***alta médica***.

Por medio de la ***Comisión Médica***, se le otorgó una incapacidad del **6%** por **limitación funcional del 2° y 3° dedo mano izquierda,** según ***Dictamen Médico*** con fecha **25/08/15.**

Desde el inicio del tratamiento hasta el alta médica por la ART, su evolución no fue favorable, debido a la persistencia de la sintomatología detallada anteriormente. Por el contrario, su cuadro fue agravándose, con intensificación de las molestias en todo el miembro superior izquierdo y hombro homónimo además de región supraescapular, refiriendo aumento del dolor, sensación de adormecimiento (parestesia) en la zona referida. Lo dicho, motivó que a partir del mes de **enero de 2016** se encuentre con licencia por enfermedad y continúe con tratamiento médico en forma particular.

Se le solicitó estudios complementarios como: RNM, Centellograma y EMG de MMSS. En los dos primeros, no se informan anormalidades, pero en el EMG, se describe una neuropatía desmielinizante del ***Nervio Mediano*** y del ***cubital izquierdo*** por atrapamiento severo a nivel del túnel del carpo y del canal de Guyón.

El cuadro clínico que presenta la Sra. Castro es compatible con el diagnóstico de SDRC (Síndrome de Dolor Regional Complejo). Lo dicho, surge de las distintas observaciones:

6) Cronicidad de la sintomatología sin cambios favorables al tratamiento, 16 meses a la fecha.
7) Persistencia de dolor y parestesia las 24 horas, es decir que no ceden con analgésicos.
8) Es característico de dicha enfermedad, que el dolor no cede ni con reposo absoluto. Dicha característica, lo diferencia del dolor originado por un traumatismo o fractura, donde el reposo alivia los síntomas.
9) Las molestias aumentan con todos los movimientos de su mano, codo y hombro, exacerbándose aún más al esfuerzo físico.
10) La extensión del dolor y cambios de la sensibilidad por continuidad o contigüidad desde el foco de la lesión, es habitual, donde el cambio de la sensibilidad superficial se extiende a hombro, zona supraescapular y escapular del mismo lado. También tiene la sensación de pesadez, cansancio y fatiga en la región comprometida.
11) Otra de las observaciones en los pacientes que presentan el ***Síndrome de Dolor Regional Complejo (SDRC)***, es el trastorno de la sensibilidad superficial, tanto táctil como al dolor y que se extiende más allá de la zona lesionada originalmente.

Respecto a los estudios complementarios, ninguno es patognomónico del SDRC/DSR, vale decir, que no tienen que ser anormales para justificar el diagnóstico de dicho cuadro clínico.

La RNM puede, en algunos casos, dar procesos inflamatorios, pero son transitorios.

La RX de la mano, puede no describir descalcificación ósea.

El Centellograma óseo, puede dar positivo en un 70%, en los casos del cuadro de SDRC.

El EMG puede dar resultado patológico o no, aunque clínicamente siempre hay compromiso, tanto sensitivo como motor. En el caso que nos ocupa, existe compromiso del nervio mediano y cubital por atrapamiento, en la lesión de mano y muñeca.

El estudio de la sintomatología neurológica en el SDRC/DSR requiere un capítulo especial:

4) Al referirme a disminución de la sensibilidad superficial del lado donde se inició la sintomatología, esto ocurre cerca del año de iniciado el cuadro clínico, mientras

que el dolor profundo persiste en el mismo y es precisamente donde el paciente refiere dicho síntoma.

5) Ese cambio de la sensibilidad superficial, cuando su evolución llegó a la cronicidad, es habitual que el paciente no lo haya percibido.
6) Dicho diagnóstico se logra mediante el examen físico a través del estímulo con la yema de los dedos sobre la piel, suavemente y en forma comparativa de ambos lados, mientras que el uso del alfiler es para detectar el dolor.
7) En lo que respecta al dolor profundo, se hace mediante la presión digital con fuerza y comparativamente, y es habitual que tenga más dolor del lado enfermo, a diferencia de la sensibilidad superficial.
8) El examen físico debe realizarse en la forma ya detallada y de manera comparativa, para poder determinar la diferencia de sensibilidad de uno y otro lado.
9) No corresponde hacer el examen como suele practicarse habitualmente, pidiendo previamente cerrar los ojos y preguntar al paciente si lo está tocando o pinchando. Por el contrario, se debe buscar la diferencia de la sensibilidad de uno y otro lado, con los ojos abiertos, para observar la expresión del paciente, donde muchos de ellos se sorprenden cuando al examen se detecta menos sensibilidad, según lo expresa el paciente, por ejemplo, en el rostro y donde la lesión inicial pudo ser en el pie del mismo lado.

En la primera metodología, la única forma que el paciente no pueda detectar la diferencia, resulta en lesiones groseras y graves del Sistema Nervioso Central (SNC) o Periférico (SNP).

Finalmente: por todo lo analizado, se considera que estamos en presencia de un Cuadro Clínico compatible con SDRC/DSR y se caracteriza por: I)***Trastornos oftalmológicos***

La paciente tiene sensación de arenilla en conjuntivas de ojo izquierdo y enrojecimiento de la misma, la visión borrosa al mirar de cerca, sensación de movimiento de las letras al mirar un texto, como que se deslizan de forma horizontal.

La visión con el ojo derecho es aisladamente mejor que la del ojo izquierdo y que la visión binocular.

El subir y bajar escaleras lo hace con dificultad, como que no puede calcular la distancia entre escalones.

Siente molestias a la luz solar. Se observa además alteración en la secreción lagrimal, con sensación de ojo seco.

Llama la atención la sintomatología oftalmológica en el cuadro de SDRC/DSR, dicha sintomatología es observada en 19 de 23 pacientes examinados, donde suelen presentar además paresia de músculos oculares extrínsecos. Aunque en menor proporción.

Lo dicho se interpreta por disfunción del sistema neurovegetativo (parasimpático) con repercusión en la acomodación, y en menor proporción, de paresia de los músculos extrínsecos cuya inervación llega a la cavidad orbitaria por el tercer par craneal.

II) Trastornos de la sensibilidad

La sensibilidad superficial (táctil y termoalgésica), se encuentran disminuida en hemicuerpo izquierdo, a predominio del miembro superior. Según la paciente, se ha quemado con algún objeto caliente y no lo ha percibido, también dice tener sensación de adormecimiento en el rostro.

III) Disminución de fuerza en hemicuerpo izquierdo

La Sra. Castro dice, que suele caerse en algunas ocasiones al caminar, y con sensación que el terreno es irregular. Además, durante la marcha tiene que hacer esfuerzo para mantener la dirección correcta, porque nota que se desvía hacia el lado izquierdo, lo que se interpreta por la paresia existente.

IV) Complicaciones neurológicas

En el cuadro de SDRC/DSR, según surge del examen clínico, la sintomatología, la evolución crónica de la patología, la presencia de dolor y alteración de la sensibilidad, tanto superficial como profunda, además de lo descripto en las complicaciones oftalmológicas; surge que existe compromiso de:

A) Sistema Nervioso Periférico (SNP): la paciente manifiesta la alteración de la visión, donde se observa en algunos pacientes paresia de músculos extrínsecos del ojo (tercer par craneal), en este caso del izquierdo. Además afecta tanto la transmisión sensitiva como motora, lo cual se manifiesta con los síntomas de parestesia y paresia antes descriptos, que afecta a todo el hemicuerpo izquierdo por compromiso del plexo cervical y braquial.

B) Sistema Nervioso Autónomo (SNA): con alteración tanto en la división simpática: con trastornos vasomotores, lo cual para algunos autores seria el comienzo de la complicación de una lesión que da origen al síndrome de SDRC/DSR y el motivo de la cronicidad de la misma. En cuanto a la división parasimpática, se manifiesta en el cuadro oftalmológico, con alteración de la acomodación y ojoseco.

V) Complicaciones psicológicas

Como consecuencia del accidente y su evolución desfavorable, ha desarrollado un cuadro de Reacción Vivencial Anormal "R.V.A."

Conclusion

Aquí cabe tener en cuenta dos aspectos:

Primero: se hace constar que en **Junta Médica,** se le consideró una incapacidad del **6.00%, por limitación funcional del 2° y 3° dedo mano izquierda**, según Dictamen Médico con fecha **25/08/15,** que fue aceptada por la paciente.

Segundo: teniendo en cuenta la evolución crónica y tórpida de su patología, que deriva en un Reagravamiento de la misma, llegando al diagnóstico de "**Síndrome de Dolor Regional Complejo SDRC/DSR**", que se inicia en el lugar de la lesión (2° y 3° dedo mano izquierda) extendiéndose a todo el hemicuerpo como se ha detallado en el presente informe, cabe resaltar las distintas complicaciones: I- trastornos oftalmológicos, II- trastornos de la sensibilidad, III- disminución de fuerza en hemicuerpo izquierdo, IV- complicaciones neurológicas, V- complicaciones psicológicas compatibles con "RVA grado II". Los cinco puntos referidos son determinantes de una **incapacidad total, permanente y definitiva del 60.11%.**

La determinación de la incapacidad del cuadro del SDRC/DSR no está consignado en los Baremos médicos, por lo que se toma en cuenta la **definición genérica referida específicamente al daño corporal.** Diversas organizaciones de carácter eminentemente médico, como la American Medical Association, cuyo comité de expertos para la Evaluación Médica de Menoscabos Físico de esta asociación determinó en el año 1956, que la valoración del daño corporal es **"la apreciación de la naturaleza y alcance de la enfermedad o lesión del paciente en cuanto que ha afectado o alterado el estado anterior de la persona".**

Esta alteración del lesionado debe consistir en **"una anormalidad anatómica con disminución funcional que permanezca después de una rehabilitación llevada a cabo al máximo y cuya anormalidad con disminución funcional considera el médico como estable o progresiva en el momento de la evaluación".**

INCAPACIDAD	
DIAGNÓSTICO	**PORCENTAJE**
-Incapacidad por reagravamiento(Distrofia Simpática Refleja de inicio en mano izquierda por fractura del 2° y 3° dedo. Que luego compromete todo el hemicuerpo homónimo, como está descripto en el presente informe.Según los puntos I-II-III-IV y V). RVA grado II. (10 del 54%) **Subtotal**	46.00% 5.40% **51.40%**
FACTORES DE PONDERACIÓN -Dificultad para tareas habituales (15 del 51.40%) -Edad 1% **Subtotal**	7.71% 1.00% **8.71%**
TOTAL DE INCAPACIDAD	**60.11%**

Por lo tanto, resulta que la paciente presenta una incapacidad total, permanente y definitiva del 60.11%, por reagravamiento, de donde surge el cuadro clínico compatible con el SDRC/DSR.

Caso Nª 9

DIAGNOSTICO: REAGRAVAMIENTO DE CUADRO DEL SINDROME DE DOLOR REGIONAL COMPLEJO

Paciente de sexo femenino de 38 años de edad, quien se desempeñaba como Cajera. Refiere que el día **03/02/13** a las 15:50 hs aproximadamente, mientras esperaba el colectivo para ir a trabajar, un individuo intenta robarle el teléfono, al resistirse la empuja y la tira al piso, al intentar levantarse, la vuelve a golpear y cae nuevamente, y esta vez sobre su mano derecha.

Como consecuencia del accidente, la víctima sufre traumatismo de mano derecha.

Da aviso a su supervisor y es derivada a Clínica prestadora de la **ART,** donde se le solicita Rx de mano y muñeca derechas, al diagnosticar fractura de 5º metacarpiano colocan yeso braquiopalmar. En los siguientes controles le recetan antiinflamatorios, indican reposo y 50 sesiones de KFT.

El tratamiento se extendió hasta el día **09/12/13,** en que le otorgan el **alta médica** por ART **con incapacidad**.

La citan a **Junta Medica**, donde se le otorga una incapacidad del **34.70%**, por limitación funcional de dedos meñique y anular de mano derecha, según Dictamen de Comisión con fecha **14/02/14**.

Durante el tratamiento realizado por **ART,** su evolución clínica no fue favorable y gradualmente sufrió reducción de la movilidad, tanto activa como pasiva de mano (y todo miembro superior derecho) a predominio del 4º y 5º dedos, presentando retracción de los tejidos e instalándose reducción de los movimientos en estos dedos hasta llegar a la anquilosis. El dolor se hizo permanente, cediendo en forma parcial con la administración de analgésicos- desinflamatorios. Además se le solicitó estudios de EMG de MMSS y psicodiagnostico, los cuales resultaron **patológicos.**

Ante tal situación y por encontrarse con diversas ***altas médicas*** y ***reingresos*** en la ART, continuó en tratamiento con médico de la ***Obra Social***.

El día **21/02/15** fue desafectada de su trabajo por las secuelas incapacitantes existentes.

Exploración física (11/09/2015)

La patología que afecta a la paciente por las características de la misma, la cronicidad, lo invalidante para sus actividades cotidianas, en su lugar de trabajo, como también en su hogar, aún para su higiene personal y vestirse, han provocado manifestaciones psicoorgánicas.

Las primeras: comprenden en ansiedad y angustia, depresión, cambio de carácter e irritabilidad, originadas por las complicaciones detalladas anteriormente.

Las segundas: comprenden manifestaciones anátomofuncionales a nivel principalmente de miembro superior derecho, donde la paciente refiere tener disminución de fuerza (paresia) en los movimientos de los dedos, muñeca, codo y hombro.

También sensación de adormecimiento, como si no sintiera la muñeca y antebrazo, vale decir, como que no los tuviera, mientras que otras veces refiere sensación de presión u opresión, como si tuviera colocada una venda ajustada.

Igualmente llama la atención que la sensación de aumento o disminución de la temperatura que habitualmente presenta no siempre la confirma al tocar la piel de la zona afectada con su mano sana, sino que suele ser normal. Lo que se interpreta, es que el cambio real es en todos los planos, aún los profundos del miembro afectado.

En **mano derecha,** la paciente refiere dolor a movimientos activos y pasivos, los cuales presentan marcada limitación funcional. También refiere adormecimiento (parestesias) y disminución de la fuerza (paresia), que se irradia a todo miembro superior homónimo, así como disminución de la sensibilidad superficial táctil y también al frío y al calor. La sensibilidad profunda se encuentra disminuida al examen con el diapasón. Pero a la presión digital con energía en ambos miembros simultáneamente, el dolor es más intenso en el lado enfermo.

Se visualiza como descendido el hombro derecho con respecto al contralateral, esto se debe a hipotrofia muscular de hombro y cintura escapular, como así también se observa edematizado todo el miembro superior derecho a predominio de la mano. La piel se encuentra seca y la temperatura aumentada al momento del examen.

Pruebas complementarias

-***EMG de MMSS con VCM y LSD*** **(18/11/14)**: El presente estudio muestra un registro electromiográfico de características neurogénicas, sin signos de denervación, con topografía de lesión en nervio periférico, constituyendo una neuropatía del cubital derecho, axonal y desmielinizante, demostrado por la disminución en la VCM y con prolongación en el tiempo de conducción a nivel del canal de Guyón.

-***Psicodiagnóstico*** **(10/08/15)**

Resultado

Se observan en entrevista sintomatología:

- Ansiedad, intensa.
- Miedo a que el hecho se repita. Temor asociado a situaciones similares al hecho. Temor a la gente que se le acerca en parada de colectivo.
- Falta de motivación, sentimiento de inutilidad.
- Sentimiento depresivo de aparición posterior al hecho.

Diagnóstico: **trastorno distímico con síntomas ansiosos.**

Incapacidad: conforme a BAREMO (S.R.T). Decreto 659/96, el caso se encuadra en una Reacción Vivencial Anormal con manifestación depresiva, con Grado III (incapacidad del 20%).

Analisis y comentarios

Paciente que ha tenido una evolución tórpida y desfavorable de su patología a pesar del tratamiento realizado. Gradualmente todo el MSD, especialmente ***la mano***, ha ido sufriendo limitación a los movimientos activos y pasivos, intensa repercusión neurológica, vascular e hipotrofia del 4° y 5° dedos, con retracción de los tejidos hasta llegar a la anquilosis en actitud viciosa con paresia y parestesias. Los trastornos de sensibilidad superficial y profunda se extienden desde la mano a todo el miembro superior, al igual que el dolor, sintomatología que resulta compatible con cuadro de Distrofia Simpática Refleja o Síndrome de Dolor Regional Complejo (SDRC/DSR)

Respecto al diagnóstico de Distrofia Simpática Refleja, además de lo ya detallado, existen síntomas y signos que hacen a dicho cuadro, tales como:

Trastornos tróficos de la piel, con exquisita sensibilidad, aún al mínimo roce (alodinia) con trastornos vasomotores permanentes que se reflejan como sensación de calor o frío.

El dolor se localiza en el lugar de la lesión original, pero se irradia a zonas continuas y a distancia. ***El dolor, permanente***, lo expresa como urente o quemante, además con sensación de edema, disestesias, cambios de coloración en la piel (palidez o cianosis).

La paciente refiere que al realizar movimientos con la mano derecha, siente como que esta se va inflamando gradualmente, proporcional a la actividad que está realizando.

En el caso que nos ocupa, se detecta trastornos de la ***sensibilidad superficial y profunda*** en todo el miembro superior derecho, pero además en región supraescapular, supraclavicular y cara lateral del cuello. Igualmente existe ***disminución de fuerza*** (paresia) a la oposición de los movimientos de dedos, muñeca, codo y hombro.

A la inspección se observa una postura viciosa de todas las articulaciones del 4º y 5º dedo de la mano derecha, tendientes a la rigidez. Las articulaciones metacarpo-falángicas se observan en extensión, las interfalángicas proximales en flexión al igual que las interfalángicas distales.

Sintetizando

En miembro superior derecho: al examen físico, refiere disminución de la ***sensibilidad superficial*** táctil, al igual que reducción de la sensación de dolor al estímulo con elemento punzante (aguja). Lo dicho se extiende al hombro y cintura escapular.

La ***sensibilidad profunda*** mediante el diapasón y la presión digital profunda comparativamente resulta más marcada del lado derecho.

Referente al trofismo: se observa hipotrofia muscular en hombro y cintura escapular.

El dolor según la paciente, dice tenerlo las 24 hs del día, con exacerbación cuando hace movimientos con su miembro superior derecho que le exigen sus tareas hogareñas y el cuidado de su hijo que nació por cesárea el día 24/06/14. También refiere que toda la actividad física le origina aumento del dolor en miembro superior derecho, con importante sensación de agotamiento, cansancio y fatiga que se extiende a todo hemicuerpo derecho.

En lo que respecta a su ***cuadro psicológico***: este ha sido y es crítico por todo lo sucedido.

En primer lugar: debido a la dinámica del accidente, fue determinante de la presencia de miedo y temor seguido de pánico.

Posteriormente: al quedar embarazada tuvo que soportar el dolor sin ingerir analgésicos, continuando con igual situación después del parto por estar amamantando a su hijo.

A lo dicho se debe sumar la dificultad en la atención del menor, por la gran limitación funcional de su miembro superior derecho y el dolor existente. Además, requiere en forma permanente la ayuda de terceros.

Por todo lo dicho, se puede establecer que la paciente desde ocurrido el accidente ha tenido una evolución desfavorable, crónica y tórpida de su patología, que se inició con lesión en mano derecha y gradualmente se extendió la sintomatología a todo miembro superior derecho, comprometido el hombro y cintura escapular con gran limitación funcional, con dolor, parestesia e hipotrofia muscular.

También cabe establecer, que los trastornos de la sensibilidad se extendieron a hemicuerpo derecho aún a cara lateral del cuello, también llama la atención que la palpación de abdomen resulta más sensible del lado derecho, esto ocurre por que en el cuadro clínico del SDRC también esta comprometido el sistema nervioso somático, lo que explica además la paresia existente a los movimientos de oposición, tanto en músculos superiores como inferiores y que además dice que con sus tareas hogareñas y el cuidado de su hijo, nota cansancio y fatiga, paresia y parestesia en miembro superior derecho y que lo mismo le ocurre durante la marcha, tiene más molestias y cansancio en miembro inferior derecho. A esto cabe agregar como síntoma llamativo y que se da en pacientes portadores del SDRC, como que en la marcha tienen leve tendencia a desviarse sobre el lado afectado (en el caso de la Sra. Corroza, a la derecha), manifiesta además que al caminar tiene la sensación de que lo hace en terreno irregular.

Cabe agregar a lo dicho que, suele notar a veces en la marcha o al estar parada sensación de mareos o pérdida de equilibrio.

Otra de las manifestaciones consiste en que después de ocurrido el accidente ha notado gradualmente trastornos en su aparato visual, donde suele notar sequedad de conjuntivas, ardor, malestar y visión borrosa y que ve las letras más opacas, que le molesta el sol (fotofobia), igualmente que después de esforzar la vista nota cansancio (astenopia) seguido de dolor ocular que se irradia a rostro sobre región frontal.

Conclusión

Se hace constar que en **Junta Médica,** se le consideró una incapacidad del **34.70%,** por limitación funcional de dedos meñique y anular derechos, según Dictamen de Comisión Médica con fecha **14/02/14,** que fue aceptada por la paciente.

Teniendo en cuenta la evolución crónica y tórpida de su patología, que deriva en un ***Reagravamiento*** de la misma, se llega al diagnóstico de "**Síndrome de Dolor Regional Complejo SDRC/DSR**", donde la sintomatología se extendió a todo hemicuerpo derecho, además presenta una **Reacción Vivencial Anormal** y una **Neuropatía de nervio cubital derecho,** que son determinantes de una incapacidad del **68.40%**, según se detalla a continuación.

INCAPACIDAD	
DIAGNÓSTICO	**PORCENTAJE**
-Distrofia Simpática Refleja de inicio en miembro superior derecho con importante limitación funcional.	50.00%
-Neuropatía del tercio distal del cubital derecho.	10.50%
-R.V.A.N. con manifestación depresiva, Con Grado III (20 del 39.50)	7.90%
TOTAL DE INCAPACIDAD	**68.**40%

Teniendo en cuenta que en Junta médica se le otorgó una incapacidad del 34.70, se reclama la diferencia, que es del 33.70% (treinta y tres con setenta por ciento).

Caso Nª 10

DIAGNOSTICO: SINDROME DE DOLOR REGIONAL COMPLEJO

Paciente de sexo masculino de 38 años de edad, quien se desempeña como operario de maquinarias, y refiere que el día **15/05/12** a las 12:00 hs aproximadamente, se encontraba en la bodega trabajando cuando un compañero que trasportaba una caja de aproximadamente 10.000 Kg en un autoelevador, al colocarla al lado de otras iguales, le atrapa su antebrazo izquierdo entre las cajas, sufriendo un fuerte traumatismo compresivo por unos segundos, hasta que la máquina corrió la caja y se puedo liberar.

Como consecuencia del accidente la víctima presentó traumatismo de MSI, con fuerte dolor e inmediato edema, además de adormecimientos y calambres (parestesias).

Fue atendido en la ***ART***, donde le realizaron estudios de Rx de MSI y muñeca, indicaron antiinflamatorios, reposo y control.

El día **17/05/12** asiste a control médico, le solicitan estudio de RMN de muñeca izquierda, continuó con la misma medicación. El día **30/05/12** le indican Ecografía de antebrazo izquierdo y 5 sesiones de KFT. Posteriormente fue atendido por médico traumatólogo quien solicita Rx, EMG y RMN de MSI, indica antiinflamatorios y complejo vitamínico B, además de 10 sesiones de KFT. Luego, le repitió estudio de EMG el día **27/07/12.**

El paciente continuó con controles, tratamiento KFT por 40 sesiones, sin presentar mejoría alguna, incluso empeorándose su cuadro, ya que cada vez la limitación funcional del MSI era más notable.

El día **10/10/12** la ART le otorga el ***alta médica*** sin incapacidad, debiendo destacar que el diagnóstico del paciente fue confuso, ya que a él en ningún momento se le informó con claridad cuál era el mismo, y en las constancias de asistencia médica se notifica como diagnóstico "quemadura y corrosión del hombro y del miembro superior, excepto de la muñeca y de la mano", a diferencia del diagnóstico notificado en el alta médica que implica "traumatismo superficial del antebrazo y del codo"

Al momento del alta médica el paciente continuaba en las mismas condiciones que cuando se accidentó, incluso peores, dada la evolución desfavorable de su cuadro clínico. Presentó, además del aumento de la limitación funcional de su MSI ya mencionado, cambios tróficos y descamativos, sobre todo en la mano, así como también disminución notable de la fuerza (paresia). Es así que al regresar al trabajo, cuando su jefe toma noción del estado en que se encontraba el paciente, solicita el reingreso a la ART, ya que éste no podía realizar ninguna actividad con su brazo izquierdo.

El día **11/10/12** es ***reingresado*** a la ART, donde continuó con tratamiento KFT, realizando sesiones diarias, nuevamente sin mejoría alguna, hasta el día **12/11/12**, en el que se le realizó junta médica en la ART y se decidió la derivación del caso a la SRT, donde examinaron al paciente y se le entregó el dictamen de la comisión médica, el cual resultó en el reingreso del paciente a la ***ART***, y ésta debía prestar servicios de atención médica con traumatólogo especialista en MMSS, además de realizar estudio de ***Centellograma*** óseo.

El día **3/12/12** citado por la ART para su ***reingreso***, le realizan estudio de Centellograma óseo, lo examina el médico traumatólogo y a partir de éste, confirma el diagnostico sugerido en la comisión médica de ***SUDECK.*** El día **10/12/12** es derivado al anestesiólogo, quien comienza el tratamiento médico con Lyrica 150mg (Pregabalina) y Lofton 300mg (Buflomedilo), además le realizó un total de 6 ***bloqueos del ganglio estrellado***, comenzando el día **11/01/13** y luego mensualmente hasta la fecha. También indicó tratamiento KFT diario, y solicitó valoración del caso por psiquiatra el día **25/02/13**.

Comenzó tratamiento médico psiquiatra el día **20/03/13**, quien medica con Tranquinal 75mg/8hs (Alprazolam) y Soloft 75mg/8hs (Sertralina).

El día **24/05/13** se le repitió el estudio de ***Centellograma*** óseo por la ART.

Finalmente, al cumplir un año del accidente, es citado a junta médica en la ART con médico auditor el día **21/05/13,** donde se le otorga un 31.00% de incapacidad, la cual el paciente no acepta, a la vez que continúa con tratamiento médico.

Exploración física (24/05/2013)

El paciente presenta molestias y ***dolor permanente*** en MSI, sobretodo en antebrazo y mano, de tipo compresivo, que aumenta con los movimientos activos y pasivos e impide actividades de vestimenta y cuidado personal. Refiere alteración en la sensibilidad del brazo, que describe como sensación de "no sentir el brazo como propio" y "de tener el brazo y mano comprimidos con un vendaje apretado", pesadez, hinchazón y entumecimiento. Además expresa cambios en la temperatura del miembro que varia de frio a calor durante el día y descamaciones, que según refiere comenzaron siendo semanales y actualmente suceden cada 20 días aproximadamente, y afectan piel de la mano con cambios en la coloración de la misma.

Al **examen físico** tanto la sensibilidad superficial como la termoalgésica y profunda, ésta estimada mediante el diapasón, se encuentran disminuidas, al igual que la fuerza (paresia). La piel se encuentra seca, con zonas de descamación e hiperpigmentación, sobretodo a nivel de la mano, la temperatura se encuentra aumentada. Se observa edema que se extiende desde el antebrazo y compromete toda la mano, sin signo de Godet (Fig. 3.1.1) limitando los movimientos de flexión de los dedos. Limitación funcional de todo el MSI.

Hombro:			
Abdoelevación	90°	Aducción	35°
Elevación anterior	110°	Elevación posterior	40°
Rotación interna	40°	Rotación externa	25°
Codo:			
Flexión	150°	Extensión	30°
Supinación	55°	Pronación	130°
Muñeca:			
Flexión Dorsal	40°	Flexión Plantar	40°
Desviación Radial	20°	Desviación Cubital	15°

Dedos:			
-Pulgar: AMaCF Flexión	65°	Extensión	10°
AIF Flexión	65°	Extensión	25°
-Índice: AMCF Flexión	90°	Extensión	10°
AIFP Flexión	45	Extensión	25°
AIFD Flexión	35°	Extensión	10°
-Medio: AMCF Flexión	110°	Extensión	10°
AIFP Flexión	60°	Extensión	10°
AIFD Flexión	40°	Extensión	10°
-Anular: AMCF Flexión	100°	Extensión	10°
AIFP Flexión	90°	Extensión	10°
AIFD Flexión	40°	Extensión	10°
-Meñique: AMCF Flexión	90°	Extensión	10°
AIFP Flexión	85°	Extensión	10°
AIFD Flexión	60°	Extensión	10°

En cuanto a la **esfera psíquica** el paciente se nota afligido, ansioso y nervioso por la situación en la que se encuentra, ya que desde el accidente en Mayo de 2012 hasta la fecha, ha pasado ya un año y continúa en tratamiento sin ninguna mejoría de su cuadro. Esto le produce cierta depresión y frustración, ya que siente que ha pasado por todas las sesiones de KFT, día tras día, sin mejora alguna, además de mucho cansancio, desilusión e incertidumbre al no saber si se va a reponer de sus dolencias, y sobre todo por mucho dolor físico, ya que al finalizar las sesiones de KFT termina muy adolorido. También se siente inútil ya que no puede realizar sus tareas habituales, y al estar de licencia médica, pasa mucho tiempo en su casa, donde tampoco puede ayudar con las tareas del hogar, llevando a tener conflictos constantes con su familia, además de alejarlo de su vida social habitual, la cual ha descuidado a causa de su enfermedad, ya que no quiere salir, no tiene ánimo para juntarse con amigos por sentir mucho dolor y molestias. Se siente muy afligido por el hecho de no poder siquiera vestirse normalmente, esto le genera enojo y

Pruebas complementarias

- ***Ecografía antebrazo izquierdo* (31/05/12)** Presencia de imagen que sugiere colección heterogénea de aspecto organizada de 10 mm céfalo-caudal por 7 mm transverso y 3.6 mm anteroposterior, de situación profunda en íntimo contacto con el cúbito sobre su margen interno.

- ***EMG de MMSS* (26/09/12)**: Estudio de conducción nerviosa mostró: 1) reducción de las amplitudes del potencial motor en nervios de la mano izquierda dista les.

  Conclusiones: existe una reducción de la amplitud en nervios Mediano y Cubital izquierdo (registro en mano), presumiblemente por los cambios tróficos y el edema interpuesto. El resto de los parámetros son normales.
- ***EMG de MMSS con VCM y LSD* (22/10/12)**: A esfuerzo máximo el reclutamiento resulta deficitario intermedio pobre izquierdo sin signos actuales de denervación.

  Conclusión: trazado electromiográfico neurogénico de miembro superior izquierdo compatible con cuadro clínico de Distrofia Simpático Refleja.
- ***Psicodiagnóstico* (18/04/13)**: Trastorno de ansiedad generalizada, con síntomas depresivos, encuadrado en Reacción Vivencial Anormal con manifestación ansiosa, con Grado II (incapacidad 10%).

Análisis y comentarios

Paciente que como consecuencia del accidente referido, por la magnitud y dinámica del mismo, presenta un Cuadro Clínico Actual con ***repercusiones psico-orgánicas***.

Las primeras se deben a las manifestaciones de irritabilidad, nerviosismo y aumento de ansiedad, además de síntomas ya consignados, compatibles con **trastorno de ansiedad generalizada, con síntomas depresivos, correspondiente a Reacción Vivencial Anormal con manifestación ansiosa Grado II**.

Las segundas comprenden las secuelas anatomo-funcionales en la zona contusionada: **MSI**: presenta limitación funcional de todo el miembro, además de edema y cambios tróficos y dérmicos en antebrazo y mano, con marcada paresia, además de parestesias que afecta todo el brazo, lo cual resulta compatible con el diagnóstico de **Distrofia Simpática Refleja o SUDECK.**

Conclusión

Por todo lo detallado se considera que existe una **incapacidad parcial y permanente del 43.55%**, según el siguiente detalle.

INCAPACIDAD	
DIAGNÓSTICO	**PORCENTAJE**
-Distrofia Simpática Refleja de MSI -R.V.A.N. con manifestación Ansiosa grado II (10 del 70.00%) **Subtotal**	30.00% 7.00% **37.00%**
FACTORES DE PONDERACION -Dificultad para tareas habituales (15 del 37.00%) -Edad 1% **Subtotal**	 5.55% 1.00% **6.55%**
TOTAL INCAPACIDAD	**43.55%**

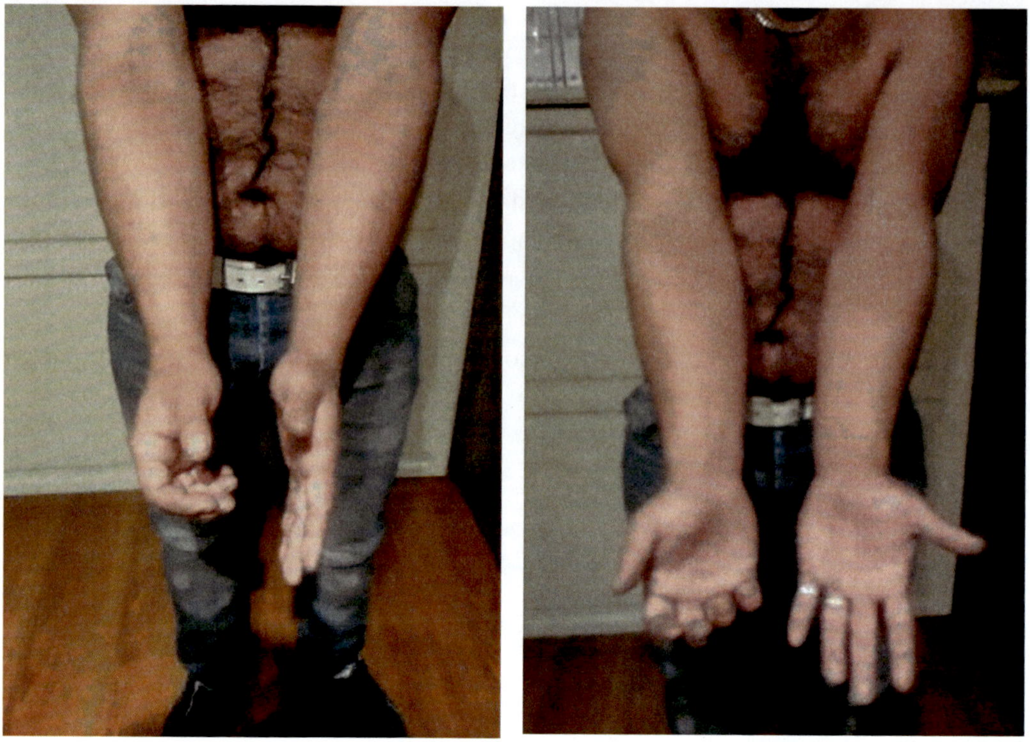

Fig 6.3.1 – Se observa edema que se extiende desde el antebrazo y compromete toda la mano, sin signo de Godet.

Caso Nª 10

DIAGNOSTICO: SINDROME DE DOLOR REGIONAL COMPLEJO

Paciente de sexo femenino de 35 años de edad, quien se desempeña como operario especializado. Según refiere, el día **27/03/2013**, siendo las 12:00 horas aproximadamente, mientras trabajaba en una máquina llenadora, intenta retirar una botella de vidrio trisada de la cinta transportadora y la misma le explota en la mano derecha.

Como consecuencia del hecho: sufre herida cortante en la cara palmar de la mano derecha.

Fue asistido en el lugar por Servicio de Emergencias, realizan curaciones, indican antibióticos y vacuna antitetánica.

Luego, es evaluado en ART, donde realizan curaciones, suturan herida, indican aines y antibióticos.

Al continuar con dolor y presentar hinchazón de la mano después de 7 días del hecho, le solicitan una ECOGRAFIA de partes blandas y detectan cuerpo extraño. Por lo que complementan con RMN de mano. Debido a los resultados patológicos, programan cirugía que tuvo lugar el día **15/04/13**.

La evolución fue desfavorable, sufriendo aumento del dolor, el cual se volvió permanente, acompañándose de temblor involuntario de los dedos, adormecimiento y cosquilleos (parestesias) en toda la mano. También describe sensación de tironeamiento en la palma. Por lo que es derivado con especialista en tratamiento del dolor, quien comienza a tratarlo el día **06/05/13**. Indica Pregabalina por 300 mg para el manejo del dolor e inicia KFT.

Continuó con medicación para tratamiento del dolor, pero no presentaba mejoría, por lo que el médico tratante decide realizar un ***Bloqueo del Ganglio Estrellado***, en el mes de **junio de 2013**.

Manifiesta que después de la realización de dicho bloqueo, el dolor mejoró durante algunos días, pero luego empeoró aún más, irradiándose al antebrazo, brazo y hombro, también región supraescapular derecha. Comienza a notar otros cambios como, aumento de la sudoración en la mano, sequedad en la piel del miembro superior afectado y alteración de la sensibilidad termoalgesica. También aparece, parestesias en la palma de la mano y las yemas de los dedos.

Hacia fines del mes de junio, es derivado para interconsulta psiquiátrica, debido a los cambios en el estado de ánimo que manifestaba el paciente. Es evaluado por médico psiquiatra, quien indica sertralina (antidepresivo) y alprazolam (ansiolítico).

En el mes de **septiembre de 2013**, realizan un nuevo bloqueo ganglionar. Al igual que en el procedimiento anterior, refiere una mejoría de los síntomas durante algunos días, para luego aparecer nuevamente, incluso reagravados. Presentaba en este tiempo, dolor de las mismas características mencionadas anteriormente, aunque refiere que se había vuelto más intenso. Acompañado de paresia y parestesias de todo el miembro superior afectado. A nivel de la piel presentaba, livideces, aumento de la sudoración en la palma de la mano, sequedad de antebrazo y brazo.

El día **18/11/2013** le otorgan el ***alta médica por ART***. Hasta ese momento, había completado aproximadamente 60 sesiones de KFT.

Luego, el día **05/12/13**, debido a la persistencia de las molestias, realiza reclamo en Comisión Médica por prestaciones. Dictaminan reingreso, el cual se hace efectivo el día **21/01/14**.

El día **18/03/14**, otorgan ***segunda alta por ART***, luego reclama en continuar en tratamiento y reingresan nuevamente.

Otorgan ***alta definitiva por ART*** el día **12/08/14,** con incapacidad.

A través de ***Junta Médica de ART***, se le fijó una incapacidad parcial y permanente del **35.00%,** con diagnóstico de **Sudeck de mano derecha por analogía de Sudeck de pie,** confirmada posteriormente según Dictamen de Homologación con fecha **02/10/14,** no reconociéndose: **la extensión real del síndrome ni el cuadro psicológico, por el que fue tratado por médico psiquiatra en la ART**.

Paralelamente al tratamiento por ART, consultó con médico particular, quien solicitó EMG de MMSS, el cual resultó **patológico**.

Después de otorgada el ***alta médica definitiva***, continuó con importante sintomatología, tanto en miembro superior derecho como a nivel psicológico/psiquiátrico, que fue expresada al médico tratante al momento del alta, pero no fue tenida en cuenta. Por tal motivo, consulta nuevamente con médico particular, quien solicita en esta ocasión psicodiagnóstico, el cual resultó **patológico**. Lo deriva con psiquiatra y neurólogo para continuar con tratamiento.

Exploración física (24/08/2015)

La patología que afecta al paciente, por las características de la misma, la cronicidad, lo invalidante para sus actividades laborales y cotidianas, aún para su higiene personal y vestimenta, han determinado manifestaciones ***psico- orgánicas***.

Las primeras, consisten en angustia, tristeza depresión, cambio de carácter y nerviosismo, originadas por las complicaciones detallas anteriormente. Con preocupación permanente por su salud y su futuro laboral.

Las segundas, consisten en las manifestaciones anátomofuncionales a nivel de miembro superior derecho a predominio de la mano, que se extiende actualmente a todo el hemicuerpo homolateral

A nivel del **Miembro Superior Derecho**, el paciente manifiesta **dolor**, que ha ido cambiando con el paso del tiempo, especialmente después de cada bloqueo ganglionar realizado. En un primer momento el dolor era de tipo inflamatorio, agudo y limitado a la zona afectada (palma derecha). Con el paso del tiempo, comienza a instalarse un dolor más intenso, permanente, acompañado de parestesias en la mano, progresiva disminución de fuerza que afecta a todo el MSD. Describe sensación de fatiga permanente que se fusiona con el dolor y aumento de la sudoración de la mano afectada.

Manifiesta que después de realizar movimientos activos con la mano y los dedos, aparece sensación pulsátil, acompañada de calor e hinchazón. Dichas sensaciones irradian hacia la muñeca y porción proximal del antebrazo. Refiere que al sumergir el miembro afectado en agua caliente, la siente fría y le causa molestia, en cambio al sumergirla en agua fría, percibe alivio del dolor.

Al examen físico observa: Movilidad activa:

Muñeca:			
Flexión Dorsal:	:45°	Flexión Palmar	30°
Desviación Radial:	15°	Desviación Cubital:	15°
Dedos:			
Pulgar:			
AMCF Extensión:	0°	Flexión:	30°
AIF Extensión:	15°	Flexión:	30°
Índice:			
AMCF Extensión:	60°	Flexión:	70°
AIFP Extensión:	0°	Flexión:	15°
AIFD Extensión:	0°	Flexión:	0°

Dedo medio:			
AMCF Extensión:	40°	Flexión:	80°
AIFP Extensión:	0°	Flexión:	30°
AIFD Extensión:	0°	Flexión:	20°
Dedo anular:			
AMCF Extensión:	35°	Flexión:	50°
AIFP Extensión:	0°	Flexión:	30°
AIFD Extensión:	0°	Flexión:	20°
Dedo meñique:			
AMCF Extensión:	30°	Flexión:	40°
AIFP Extensión:	0°	Flexión:	20°
AIFD Extensión:	0°	Flexión:	30°
Codo:Movilidad activa y pasiva ligeramente limitada.			
Hombro:			
Abdoelevación:	90°	Aducción:	20°
Elevación Anterior:	100°	Elevación Posterior:	40°
Rotación Interna:	30°	Rotación Externa:	60°

-**Mano** en actitud de flexión parcial dorsal de articulación radio carpiana. Los cuatro últimos dedos se encuentran en flexión palmar a nivel de AMCF, mientras que las articulaciones interfalángicas, tanto proximales como distales se encuentran en extensión. El pulgar se encuentra en actitud de flexión a nivel de AMCF.

El dorso de la mano se observa asimétrico, con hipotrofia muscular, destacándose menos marcados los tendones extensores de los dedos.

Al examen de la sensibilidad superficial y profunda, se puede concluir:

. ***la sensibilidad cutánea***: al examen táctil se encuentra exacerbada en la mano y muñeca donde refiere fuerte dolor y sensación de corriente eléctrica (alodinia), en el resto del miembro superior derecho, la prueba le produce menos sensación, aún en comparación con el miembro superior contralateral.

Respecto al examen con elemento punzante (alfiler) al presionar la piel o raspar, excepto en mano y muñeca, la molestia es menor que en el lado contralateral sano. Igual situación a la referida, le ocurre a la presión digital con energía en ambos brazos o antebrazos y la respuesta vibratoria con diapasón.

Lo consignado pareciera contradictorio, pero es habitual encontrar al examen esas observaciones en los pacientes que sufren de "SDSR" (Síndrome de Distrofia Simpática Refleja), es frecuente que cuando se encuentran en una segunda fase (después de los seis meses de iniciado el cuadro), el síntoma cardinal que es dolor, cambia sus características, ya que en una **primera fase** es de tipo inflamatorio y agudo. El paciente refiere actualmente el dolor como intenso, las 24 horas del día, localizado en su ***miembro superior derecho*** y describe que es sordo, difuso y profundo, como que le llega a los huesos.

Esto requiere un análisis profundo de dicha sintomatología, por entrar en juego: trastornos de la sensibilidad somática, existiendo compromiso de los distintos tipos de receptores, que incluyan el tacto, propiocepción, nocicepción y sensibilidad térmica.

Respecto al tacto (mecanoreceptores): En las primeras etapas del cuadro clínico del SDRC la sensibilidad táctil esta exacerbada, pero en etapas posteriores disminuye.

En lo que hace a la propiocepción (receptores del huso muscular, órgano del tendón de Golgi, receptores de la capsula articular): frecuentemente los pacientes manifiestan sensación de posición extraña de un segmento, lo que estaría más ligado a un fenómeno disestésico.

En cuanto a la nocicepción (nociceptores): es la percepción más importante al referirse a la sintomatología del SDRC, pues es el síntoma mas sobresaliente y persistente que acompaña toda la evolución del cuadro. Puede ser desencadenado por estímulos: mecánicos, térmicos y polimodales, donde existiría liberación de histamina potasio y sustancia P.

En cuanto a la **esfera psíquica,** el paciente se nota afligido, ansioso y nervioso por la situación en la que se encuentra, ya que desde el accidente en marzo de 2013 hasta la fecha, continúa con un cuadro tórpido y mejoría relativa. Esto le produce depresión y frustración, ya que siente que ha pasado por todas las sesiones de KFT, día tras día, sin tener mejoría, además de mucho cansancio psicofísico, desilusión e incertidumbre al no saber si se va a reponer de sus dolencias, y sobre todo con mucho dolor físico. También se siente inútil ya que no puede realizar sus tareas habituales, pasa mucho tiempo en su casa, donde tampoco puede ayudar con las tareas del hogar, llegando a tener conflictos constantes con su familia.

Pruebas complementarias

- ***EMG de MMSS con VCM y LSD* (08/01/14)**: Trazado neuropático distal de miembro superior derecho, territorio palmar de interóseos y lumbricales inervados por ramas superficiales del N. Cubital, de probable etiología compresiva.
- ***Psicodiagnóstico* (13/11/14)**: El patrón conductual (según el DSM-IV) del Sr. Domínguez se encuadra con un: F33.X Trastorno depresivo mayor, recidivante (296.3x); con síntomas ansiosos y somáticos. Conforme a baremo (SRT), el caso se encuadra en una Reacción Vivencial Anormal con manifestación depresiva, con Grado III.

Analisis y comentarios

De acuerdo a los hechos descriptos, el paciente presenta como consecuencia directa del accidente sufrido y basándose en el cuadro clínico ya mencionado: **1-"SDRC" de inicio en mano derecha, con extensión de las manifestaciones invalidantes en MSD y hemicuerpo homolateral. Vale decir que su evolución ha sido tórpida, crónica y con extensión de la sintomatología en todo el hemicuerpo derecho, donde los trastornos de la sensibilidad están presentes desde el pie hasta el cuero cabelludo, en lo que respecta a la sensibilidad superficial táctil, termoalgésica, al igual que paresia, esto último lo expresa el paciente al investigar la fuerza mediante la oposición a los movimientos. 2-Reaccion Vivencial Anormal, con manifestación depresiva.**

Conclusión

Se hace constar, que en la Junta Médica de ART se le otorgó una incapacidad parcial y permanente del **35.00%,** por cuadro clínico de **Sudeck de mano derecha,** confirmada según Dictamen de Homologación con fecha **02/10/14** y aceptada por el paciente.

Teniendo en cuenta la evolución crónica y tórpida de su patología, que deriva en un ***Reagravamiento*** de la misma, donde la sintomatología se extendió a todo hemicuerpo derecho, lo que es determinante de una incapacidad parcial y permanente del 52.00%, a esta se debe agregar la complicación en la esfera psíquica que corresponde a la RVA con 10.00%.

INCAPACIDAD	
DIAGNÓSTICO	**PORCENTAJE**
-Síndrome de Distrofia Simpática Refleja (SUDEK)	52.00%
-R.V.A.N. con manifestación depresiva. (10 del 48.00%)	4.80%
Subtotal	**56.80%**
FACTORES DE PONDERACIÓN	
-Dificultad para tareas habituales (10 del 56.80%)	5.68%
-Edad (1%)	1.00%
Subtotal	**6.68%**
TOTAL DE INCAPACIDAD	**63.48%**

Teniendo en cuenta el cuadro clínico de SDRC y la RVA, le corresponde una incapacidad parcial y permanente del 63.48%. Pero como se le adjudicó en Junta médica de la ART una incapacidad del 35.00%, se reclama la diferencia, que es del 28.48%.

Caso Nª 12

DIAGNOSTICO: SINDROME DE DOLOR REGIONAL COMPLEJO

Paciente de sexo femenino de 42 años de edad, quien se desempeña como Docente y refiere que el día **20-09-10** siendo las 17:00 horas aproximadamente y encontrándose en el primer colegio, sale de la dirección para dirigirse al patio pasando primero por un pasillo que se encontraba húmedo.

En ese momento resbala y golpea contra el marco de una puerta, sufre contusión en rostro de lado derecho con herida cortante en arco superciliar derecho y hematoma sobre pómulo, además de traumatismo en hombro homónimo y prácticamente rebota sobre la estructura metálica y fue a caer al piso golpeando con la mano derecha, donde sintió fuerte dolor, igualmente sufrió traumatismo indirecto de columna cervical al hacer un movimiento de flexo- extensión.

Ocurrido el accidente fue asistida en el colegio por médico del Servicio de Emergencia, le medican con desinflamatorios e indican reposo domiciliario.

A los dos días (**22/09/2010**) hace la denuncia a la aseguradora y el mismo día fue examinada en la ART, se le indicó reposo laboral hasta el día **27/09/2010**, día que la controlan e indican el ***alta médica*** a partir del **29/09/2010**.

El día **30/09/2010** que ***reinicia sus tareas*** se encontraba con gran dificultad para escribir en el pizarrón debido al intenso dolor de miembro superior derecho (MSD) a predominio de muñeca, además de limitación funcional. Ante tal situación la directora del establecimiento llama a la ART, pidiendo que continúe en tratamiento, pero no dan lugar al pedido.

El día **30/09/2010** debido a que continúa con intenso dolor de MSD e impotencia funcional y por encontrarse de ***alta médica*** en la ART, consulta a médico de la familia, quien después de examinarla le solicita Ecografía de partes blandas de MSD e indica desinflamatorios y la deriva a médico traumatólogo, le prescribe reposo 20 días y solicita Rx de hombro derecho, codo y muñeca, e indica KFT 10 sesiones y posteriormente solicita RNM de muñeca, continúa con reposo y KFT.

El día **01/10/2010** fue examinada en Comisión Médica dictaminando su reingreso, recibiendo atención por la ART hasta **fines del mes de Noviembre del 2010.**

El día **06/12/2010** me consulta y le solicito Rx de codo derecho y EMG de MSD (**27/12/2010**), en base a dicho estudio se hace el diagnóstico de neuropatía periférica del cubital, estudio que se repitió el día **01/02/2011**.

El día **02/08/2011** consulta con especialista en miembro superior y solicita RNM de alto campo de muñeca (**14/02/2011**), estudio realizado por medio de la ***Obra Social*** resultando patológico, compatible con ruptura ligamentaria triangular.

El día **16/02/2011** fue examinada en Junta Médica, donde la derivan a la ART para ser asistida por el médico especialista.

El día **23/02/2011** la examina el médico referido, le solicita nuevamente EMG de MSD y Rx de hombro y muñeca, le controla el día **09/03/2011** e indica la cirugía.

El día **15/03/2011** fue ***intervenida quirúrgicamente***, bajo anestesia local, continúa con fisioterapia, a partir de los 15 días de la operación donde le hacen descompresión del nervio cubital a nivel del canal de Guyon y tratamiento de la lesión del ligamento triangular. Hacen KFT 20 sesiones.

El **18/05/2011** ante la evolución desfavorable le indican una ***artroresonancia*** por la lesión del fibrocartílago triangular y continúa con KFT 10 sesiones más.

El día **31/05/2011** hacen estudio para una nueva cirugía. Dicha ***operación*** fue el **21/06/2011**, donde hacen una plástica de tendón y huesos y aplican yeso braquiopalmar durante 40 días y siguió con una férula.

El **24/08/2011** empieza con KFT. Además pide asistencia psicológica y psiquiátrica por haber aparecido vitiligo en MMSS y tic nervioso en ojo y boca además de ansiedad y depresión, le medican con antidepresivo y ansiolíticos. Siguió con KFT.

La evolución postquirúrgica no fue favorable a pesar del tratamiento de rehabilitación, por lo que se hacen nuevos estudios cómo: EMG de MSD y RNM de MSD, con resultados patológicos.

El día **08/11/2011** se le hace la tercera ***intervención quirúrgica,*** se le realiza extirpación 1/3 distal del cubito bajo anestesia general.

Exploración física (08/07/2013):

La paciente refiere dolor en MS derecho prácticamente permanente con exacerbación a los cambios de posición, y la única forma en que se atenúa mínimamente el dolor es manteniéndolo inmóvil en una altitud de flexión del antebrazo y el brazo siguiendo el eje de su cuerpo. Cuando se acuesta también se alivia parcialmente al lograr ubicar el MS en una posición, adecuada que generalmente es con el antebrazo sobre su cuerpo pero también ayudado con sedantes (***CLONAGIN Y ZOLOFT***)para conciliar el sueño. Los analgésicos no logran atenuar el dolor.

Se encuentra imposibilitado el uso de dicho MS para su aseo personal, quehaceres domésticos o para vestirse con ciertas prendas, para lo cual depende exclusivamente de su marido. Lo mismo sucede para alimentarse, necesita siempre de terceros para cortar ciertos alimentos.

Al **examen físico** se encuentra con una férula en la muñeca con el propósito de inmovilizar la misma y tener los dedos en una flexión parcial.

Los movimientos del hombro, codo, muñeca derecha y los dedos de dicha mano se encuentran limitados:

Hombro Derecho:

-Abdoelevación: 110°
-Elevación posterior: 40°
-Rotación interna: 70°
-Aducción: 40°
-Rotación externa: 30°

Codo Derecho:

-Flexión: 120°
-Extensión: 20°

Muñeca Derecha:

-Flexión palmar: 25°
-Desviación radial: 10°
Flexión dorsal: 20°
Desviación cubital: 0°

Pulgar Derecho:

-AMCF Flexión 40°, AIF 50°
-AMCF y AIF Extensión: 0°

En cuanto al examen físico del resto de los dedos, se detecta la presencia de una extrema limitación a los movimientos de flexión y extensión.

Todos los movimientos, al ser realizados en forma pasiva generan una mayor amplitud del ángulo de movimiento pero le generan intenso dolor a la altura del hombro.

Al examen de la sensibilidad superficial existe disminución de la misma, al igual que la termoalgésica con sensación de parestesias de todo MS derecho, que se extiende a región supraescapular del mismo lado, supraclavicular e infraclavicular, al igual que en cara lateral del cuello. La fuerza en todas las zonas exploradas se encuentran disminuidas.

En cuanto a la esfera psíquica, la paciente se nota afligida por el hecho traumático que le tocó vivir, ya que desde entonces su vida personal y social ha cambiado profundamente, generando angustia, ansiedad, tensión, nerviosismo, irritabilidad, aislamiento y depresión. En cuanto a su vida social, ésta se fue deteriorando ya que la paciente se aisló mucho tiempo, y le cuesta relacionarse con las personas y amigos de su entorno.

Incluso relata insomnio, tics nerviosos, vitiligio en espalda y brazos además de intolerancia, cambios de humor y falta de concentración.

Pruebas complementarias

- ***RMI de muñeca derecha (16/11/2010):*** Aumento del liquido articular a nivel radio-cubital distal, apreciándose señal heterogénea con aparente adelgazamiento del fibrocartílago próximo a su inserción radial.
- ***EMG de MMSS (27/12/2010):*** Registro electromiografico de características neurogenicas, con signos de denervación sobre la eminencia hipotenar derecha, mostrando un compromiso agudo subagudo en dicho territorio del nervio cubital erecho, demostrado por una neuropatía axonal, con inicio de una reinervación axonal discreta. Se registra además una prolongación en el tiempo de conducción a nivel del canal del Guyon y una latencia distal prolongada del mediano derecho a nivel del canal del carpo.
- ***EMG de MSD (01/02/2011):*** Topografía de lesión en nervio periférico, constituyendo una neuropatía franca del cubital derecho, compresiva, con afectación tanto d la latencia distal motora como sensitiva en forma acentuada.
- ***RMI de muñeca derecha (14/02/2011):*** Se identifica abundante cantidad de liquido a nivel del receso radiocubital distal, no observándose adecuadamente el fibrocartílago triangular en su inserción a la apófisis estiloides cubital. Este hallazgo podría ser compatible con ruptura parcial del mismo asociado al líquido descripto previamente.
- ***EMG de MSD (28/02/2011):*** Latencia distal motora, correspondiente al nervio cubital derecho, que estuvo ligeramente prolongada. Compromiso neurogenico, de probable topografía lesional a nivel de los troncos nerviosos periféricos, configurando una neuropatía distal leve, del nervio cubital derecho, de probable etiología compresiva a nivel del canal de Guyon homolateral.
- ***Artroresonancia de muñeca (27/05/2011):*** Se identifica escape del material del contraste hacia el receso radio-cubital distal desde una solución de continuidad parcial de la inserción cubital esteloidea del fibro-cartilago triangular a ese nivel. Este hallazgo podría ser compatible con ruptura parcial del mismo. Mencionamos desplazamiento dorsal significativo del extremo distal del cubito pudiendo corresponder a subluxación del mismo, visualizándose sutil hiperintensidad difusa de la medula ósea en la base de apófisis estiloides cubital.
- ***Psicodiagnóstico (06/10/2011):*** El patrón conductual se encuadra con un: Eje I (DSM-IV). Trastorno depresivo mayor recidivante; con síntomas somáticos y ansiosos. Según BAREMO (S.R.T). Decreto 659/96, el caso se encuadra en una Reacción Vivencial Anormal con manifestación depresiva, con Grado III (incapacidad del 20%).

- ***EMG de MSD*** **(11/10/2011*):*** Topografía de lesión en nervio periférico, observándose una neuropatía del cubital derecho, compresiva, desmielinizanty aparentemente axonal, prolongación en la LDS y disminución de la VCM. El estudio mediano a nivel del canal del carpo demuestra VCM disminuida.
- ***RMI de muñeca derecha*** **(31/10/2011*):*** Se observa artefactos por susceptibilidad magnética relacionados a elementos metálicos, seguramente post-quirúrgicos. Existe una ***discreta incongruencia radio-cubital*** distal con desplazamiento posterior de la epífisis cubital.
- ***RNM de Hombro derecho*** **(31/10/2011*):*** Se observan alteraciones intrínsecas en la señal de las fibras distales del supraespinoso en relación a cambios inflamatorios. Acompaña escasa cantidad de líquido subacromial-subdeltoideo.
- ***Electromiograma de miembros superiores con VCM y LSD*** **(27/06/2012*):*** *Antecedentes:* paresias y parestesias severas de mano derecha. *Examen neurológico*: la paciente ha sufrido un traumatismo severo de mano derecha en caída con apoyo, con fractura de hueso escafoides y, actualmente, luego de varias cirugías y tratamientos para el dolor presenta intenso dolor y alteración de la sensibilidad y el movimiento del área cubital de la mano derecha. *Informe*: silencio eléctrico en reposo, a esfuerzo mínimo se ven PUMs de amplitud y duración levemente aumentadas y a esfuerzo máximo el reclutamiento resulta deficitario pobre distal en territorios inervados por nervio cubital en sus ramas dorsal cutánea y superficiales en heminencia hipotenar y 4to y 5to dedos.

V.C.M: DERECHA: 47m/seg. IZQUIERDA: 51m/seg. Para valores normales: >a 50m/seg.

Latencias Sensitivas Distales: detección muñeca: 4.90ms a derecha y 3.10ms a izquierda.

Conclusión: trazado electromiografico neuropatico distal de miembro superior derecho con escasos signos de reinervación sobre eminencia hipotenar y Nervio cubital de características compresivas.

Rx Codo Derecho(08/04/13): Moderada osteopenia, sin evidencia de otras alteraciones en el codo derecho.

Rx Muñeca Derecha (08/04/13): Instrumentación con placa y tornillos sobre el dorso del radio, carpo y 3° metacarpiano, con tornillo de transficción y fijación. Osteopenia. Ausencia del segmento inferior del diáfisis cubital.

Análisis y comentarios

Se hace una síntesis de lo acontecido por la paciente a partir del accidente.

ACCIDENTE: 20/09/2010

- Atención por medio de ART a partir del día **22/09/2010**.
- Alta el día **29/09/2010**, presentándose a trabajar el día **30/09/2010**.
- El día **30/09/2010** se llama a la ART pidiendo la reincorporación al tratamiento por el dolor que persistía en muñeca y brazo derecho. Informando que no podría ser lo solicitado.

- El **30/09/2010** se llama a Comisión Médica se la cita para el día **01/10/2010**, con un certificado médico, que avalara lo pedido.
- **30/09/2010** le diagnostican: cervicobraquialgia derecha y traumatismo de codo, limitación de movimientos en muñeca. Solicita Ecografía de partes blandas en miembro superior derecho, con derivación a un traumatólogo. Reposo laboral 10 días.
- **01/10/2010** en comisión médica ***toman el pedido*** e informan que tardan unos meses en citarla por medio de una carta. Comenzando el tratamiento en ***forma particular***.
- El **15/10/2010** el médico traumatólogo le solicita Rx de hombro, codo y muñeca, sin informe.
- El **18/10/2010** solicita 10 sesiones de fisioterapia por medio de la ***Obra Social*** de muñeca y hombro derecho.
- El **21/10/2010** el especialista en miembros superiores, otorga una licencia por 20 días. Diagnosticando: dolor de muñeca derecha.
- El **24/10/2010** extiende 30 días de reposo laboral y 10 sesiones más de fisioterapia por inflamación radio cubital distal.
- El **11/11/2010** pide una RNM de muñeca, donde se sospecha fractura de escafoides.
- **06/12/2010** solicitó (Dr. Juan A. Tapia) Rx de MSD.
- Solicitó (Dr. Juan A. Tapia) EMG con fecha de **22/12/2010** y otro con fecha **10/01/2011**. Diagnostico: topografía de lesión en nervio periférico, constituyendo una neuropatía franca del cubital derecho, compresiva, con afectación tanto de lalatencia distal motora como sensitiva en forma acentuada.
- **08/02/2011** consulta con otro especialista, quien solicita una RNM por subluxación dorsal cabeza de cubito. Lesión FCA.
- **14/02/2011** RNM de muñeca derecha, informa: abundante cantidad de líquido a nivel del receso cubital distal, no observándose adecuadamente el fibrocartílago triangular en su inserción a la apófisis estiloides cubital, que podría ser compatible con ruptura parcial del mismo asociado al líquido descripto previamente.
- **23/02/2011** se realiza la apertura del siniestro en la ART. Se le solicita un EMG, Rx de hombro y muñeca.
- **09/03/2011** solicita estudios pre-quirúrgicos ECG y hemograma.
- Realizando ***primer cirugía*** el día **15/03/2011**descompresión del nervio cubital en el Canal de Guyon.
- **30/03/2011** indica 10 sesiones de fisioterapia.
- **13/04/2011** solicita 10 sesiones de fisioterapia.
- **02/05/2011** se realizan 10 sesiones de fisioterapia.
- **18/05/2011** los dolores persisten solicitando una Artroresonancia de muñeca. Diagnóstico: escape del material de contraste hacia el receso radio-cubital distal desde una solución de continuidad parcial de la inserción cubital estiloidea del

fibrocartílago triangular a ese nivel. Podría ser compatible con la ruptura parcial del mismo.

Mencionando desplazamiento dorsal significativo del extremo distal del cubito, pudiendo corresponder a subluxación del mismo, visualizándose sutil hiperintensidad difusa de la médula ósea en la base de la apófisis estiloides cubital a correlacionar con antecedentes, ya que podría tratarse de un cambio inflamatorio asociado.

- **31/05/2011** solicita nuevos estudios pre-quirúrgicos de sangre.
- **21/06/2011** realizan la ***segunda cirugía*** donde procede a extraer un tendón del dedo índice para unir cubito con el radio, con el fin de que sea reconstitutiva, inmovilizando con yeso y luego con una férula.
- **10/08/2011** se comienzan las nuevas sesiones de fisioterapia.
- **24/08/2011** hacen 10 nuevas sesiones de fisioterapia.
- **14/09/2011** pide ***evaluación psicológica*** con auditoria.
- **14/09/2011** 10 sesiones de fisioterapia.
- **15/09/2011** le diagnostican un ***estado depresivo*** y recetan ATENIX 100mg, CLONAGIN 1mg.
- **28/09/2011** hacen 10 sesiones de fisioterapia.
- **11/10/2011** solicito (Dr. Tapia) EMG con diagnostico de topografía de lesión en nervio periférico, observándose una neuropatía del cubital derecho, compresiva, desmielinizante y aparentemente axonal dado la prolongación en la LDS y en la disminución de la VCM y VCS comparado con estudios anteriores.
- **31/10/2011** solicito (Dr. Tapia) 3 RNM luego de la segunda cirugía.

Muñeca: se observan artefactos por susceptibilidad magnética, relacionados a elementos metálicos. Existe una discreta ***incongruencia*** radio-cubital distal con desplazamiento posterior de la epífisis cubital. Acompaña escasa cantidad de liquido articular.

Hombro: se observan alteraciones intrínsecas en la señal de las fibras distales del supraespinoso en relación a cambios inflamatorios. Acompaña escasa cantidad de líquido subacromial-subdeltoideo.

Codo: normal.

- **Fines de Octubre** el especialista en MMSS le solicita nuevamente estudios prequirúrgicos
- **08/11/2011** procede a realizar la ***tercera cirugía*** fijando la muñeca con un tornillo de acero quirúrgico, por el motivo que la cirugía anterior no había dado los resultados esperados. Enyesando nuevamente.
- **09/11/2011** hay una ***nueva audiencia en Junta Médica***, a la cual tuvo que asistir sin cumplir 24 hs de la cirugía. Estableciendo la continuidad del tratamiento a cargo de la ART.
- **28/12/2011** solicito (Dr. Tapia) luego de la tercer cirugía.

- ***Rx de mano derecha y muñeca FyP***: cuyo informe es osteosíntesis con tornillo por fractura metafísico-epifisiaria distal del cubito. Alteración del ángulo radiocubitocarpiano.

- ***Rx de antebrazo derecho***: alteraciones del ángulo radio-cubitocarpiano.

- **04/01/2012** se procede a la consulta con el traumatólogo, ante la persistencia del dolor consulta telefónicamente con médico ***anestesiólogo***, quien sugiere de medicación DOLORFIX y la suspensión del medicamento calmador y pidiendo un turno para dialogar con el.
- **04/01/2012** se comienza nuevamente con 10 sesiones de fisioterapia.
- **13/01/2012** se procede a la consulta con el ***anestesiólogo***, quien después de revisar y ante lo expresado de que los dolores también se manifestaban aun en reposo, índico continuar con los medicamentos prescriptos por el ***neurocirujano***: ATENIX, CLONAGIN, LIRICA, TRIPTANOL, Y CALMADOR en caso de dolor. Manifestó que estaría con mucho sueño por unos tres meses, pero había que elegir entre el dolor o bien estar dormida y si no calmaba se procedería a una ***infiltración***.
- **En el mes de Marzo 2012** le hacen a nivel del brazo derecho, cara interna 1/3 proximal bloqueo continuo durante 4 días.
- En el mes de Abril 2012 le hacen bloqueo ganglio estrellado a nivel de cara lateral derecho de cuello, durante 4 días.
- El **24/04/2012** hacen nuevo bloqueo de ganglio estrellado.

Según la paciente los bloqueos no le alivian el dolor existente en miembro superior derecho.

- El día **03/05/2012** el médico psiquiatra le medica con Clonagin 2mg y Citenix.
- El anestesiólogo le medica con Lirica 75, Ranitidina y Pantop.
- En **Julio 2012** se hace un EMG.
- **24/07/2012** se realiza un nuevo bloqueo en el ganglio estrellado, extraen cateter el día **26/07/2012**.
- **06/08/2012** y el **10/08/2012** se realizan controles vía mensaje de texto con el médico anestesiólogo, donde solicita que le de novedades de algún medico referente.
- En el **mes de agosto** se realizan estudios con médico oncólogo, donde hacen mamografías y ecografías mamarias por estar afectado el pecho derecho. Le medica miorelajantes y le comenta que los dolores pueden persistir hasta que mejore del miembro superior derecho (MSD).
- **12/09/2012** realiza control con médico anestesiólogo donde informa y propone internarla durante 5 días para colocar una bomba eléctrica y luego la asistirían terapeutas para hacer masajes, no pudiendo realizarlo en su domicilio por necesitar control permanente.
- En el mismo mes hace control con el psiquiatra, donde se le informa que la quieren operar.
- **21/09/2012** tiene nuevo control con el anestesiólogo, donde le prescribe una nueva mediación: metadona acompañada con lirica, clonagin y un antidepresivo.
- **11/10/2012** otorgan los remedios por la ART (metadona), los cuales le provocan: dolor de cabeza, nauseas, sequedad en la boca, mientras duerme tiene pesadillas.

- **14/02/13**. Se realiza la 1° consulta en Buenos Aires con médico cirujano traumatólogo, informando sobre la cirugía que tiene que realizar sobre muñeca y codo.
- **27/02/13.** Proceden a cirugía en la Clínica de Buenos Aires con liberación del nervio cubital en codo y fijación de la muñeca.
- **04/04/13.**Se realiza el primer control postoperatorio en Buenos Aires.
- **09/05/13.**Se procede a un nuevo control, sugiere que realice ejercicios en la casa con una pelotita, en agua tibia y coloque una crema en la cicatriz. Solicita una placa con informe para ser llevada en la próxima consulta.
- **06/06/13.** Realiza un nuevo control, en el cual ve la nueva placa radiográfica realizada por la ART. Comenta que en dos o tres meses daría el alta, con una reubicación y si es posible con horario reducido. También informa que por ahora no podrá escribir y que la fuerza quizás se recuperaría a los dos años. Mandó la solicitud de 10 sesiones de hidroterapia para recuperar hombro y codo afectados. Vuelven a citar nuevamente el 11/07/13.

05/07/13 le hago nueva evaluación clínica: Refiere la paciente que después de la cirugía de muñeca y codo ha disminuido la intensidad del dolor, pero en ningún momento cede completamente, ni aún por acción de la medicación.

Los movimientos activos dice que le aumenta las molestias, igualmente con los movimientos pasivos al examinarla.

Persiste con importante paresia en los movimientos de los dedos, codo y hombro.

En muñeca no hay movimientos por la fijación quirúrgica.

Al examen físico se observa en miembro superior derec: cicatriz quirúrgica en codo borde cubital de 7 cm de longitud (Fig. 6.4.1). En mano y muñeca cicatriz de 12.5 cm curva de convexidad a borde cubital.

En los movimientos activos se detecta:

1- ***En Hombro:*** AE 115° EP 60°	EA 115° RI 50°	AD 30° RE 20°
2- En Codo: Flexion 120°	Extension 0°	Supinacion 0°
3- En Muñeca: FP = 0°	FD = 0° I = 0°	E = 0°
4- En Dedos: Extension no total pero leve Flexion AIFP Flexion AMCF 50	AIFP 90	AIFD 70°

Determinación de diámetro en brazo y antebrazo a 10 cm proximal al codo y 10 cm distal al codo.

- Brazo D: 21.5 cm I: 23.5 CM
- Antebrazo D: 17.5 CM I: 19 cm

En el aspecto psicológico, la paciente dice continuar en tratamiento con médico psiquiatra por medio de la ART. Manifiesta que persiste con ansiedad, angustia, depresión, cambio de carácter, irritabilidad que no le permite descansar normalmente lo que produce insomnio, por lo que se acuesta a las 02:00 am y a las 06:00 am se levanta.

Las manifestaciones en la esfera psíquica las interpreta, por el hecho que el dolor no cede totalmente en ningún momento, excepto cuando está dormida y por el efecto de la medicación psiquiátrica.

También le produce perturbación la minusvalía que le aqueja por necesitar ayuda de terceros para su higiene personal y el vestirse y con más razón para sus quehaceres del hogar y la atención de dos hijos menores a los que no puede brindarles la colaboración necesaria.

En las actividades que hace, su rendimiento es muy limitado por el hecho que las realiza por medio de su miembro superior izquierdo, el menos hábil.

La situación se agrava debido a que cualquier movimiento en su miembro superior derecho aún pasivo o cuando realiza cambios de posición de su cuerpo y actividad con su miembro superior izquierdo, repercuten el miembro afectado incrementando las molestias.

Análisis y comentarios

Por todo lo detallado se establece que la paciente ha tenido una evolución desfavorable de su cuadro clínico a partir del accidente ocurrido el día **20/09/10**, donde se fueron sucediendo complicaciones en su miembro superior derecho, que comenzó con un esguince en su muñeca derecha, seguido de neuropatía periférica, que requirió la intervención quirúrgica por medio de la ART Prevención, no experimentando mejoría lo que motivó dos nuevas operaciones hasta realizar la osteotomía de 1/3 distal del cubito que tampoco le reporta cambios favorables.

Ante tal situación y teniendo en cuenta que el dolor se fue incrementando e irradiando a codo y hombro, además de desencadenársele un desorden psiquiátrico, requirió ser asistida por médico especialista en tratamiento del dolor al igual que por médico psiquiatra. ***El primero*** además de la medicación por vía oral con analgésicos realizó bloqueo del ganglio estrellado a nivel del cuello que tampoco alivió la sintomatología. ***El segundo***, es decir médico psiquiatra, la medicó con ansiolíticos y antidepresivos que le ayudan a paliar su cuadro psicológico.

A pesar del tratamiento realizado, su evolución no experimentó cambios favorables, por lo que se hizo interconsulta con médico traumatólogo en la provincia de Buenos Aires y el día **19/04/13**, la intervino quirúrgicamente de muñeca derecha, realizando fijación de la misma mediante osteosíntesis con placa y tornillos a nivel de extremo distal de radio, carpo y tercer metacarpiano.

Todo lo detallado, ha sido determinante de un cuadro clínico actual con repercusión psico-orgánica.

Las primeras han sido descriptas en cuadro clínico, necesitando de la consulta y tratamiento por médico psiquiatra.

Las segundas se deben a la repercusión anátomofuncional en su miembro superior derecho y determinantes de secuelas graves e invalidante.

Conclusión

Debido a las características de las secuelas, se considera que existe una incapacidad total permanente y definitiva del **72.80%** según se detalla a continuación:

INCAPACIDAD	
DIAGNÓSTICO	**PORCENTAJE**
Fijación quirúrgica de la Muñeca derecha mediante Osteosíntesis con placa y tornillos a nivel de extremo distal de radio carpo y tercer metacarpiano con limitación total de los movimientos de flexión palmar, dorsal, inversión y eversión. Incapacidad según Baremo es de 72% por anquilosis de la muñeca. Pero teniendo en cuenta que el porcentaje no debe superar el 66% de amputación a nivel del brazo, se considera esta incapacidad.	66%
-RVA con manifestaciones ansiosas y depresiva (20 del 34%)	6.80%
TOTAL DE INCAPACIDAD	**72.80%**

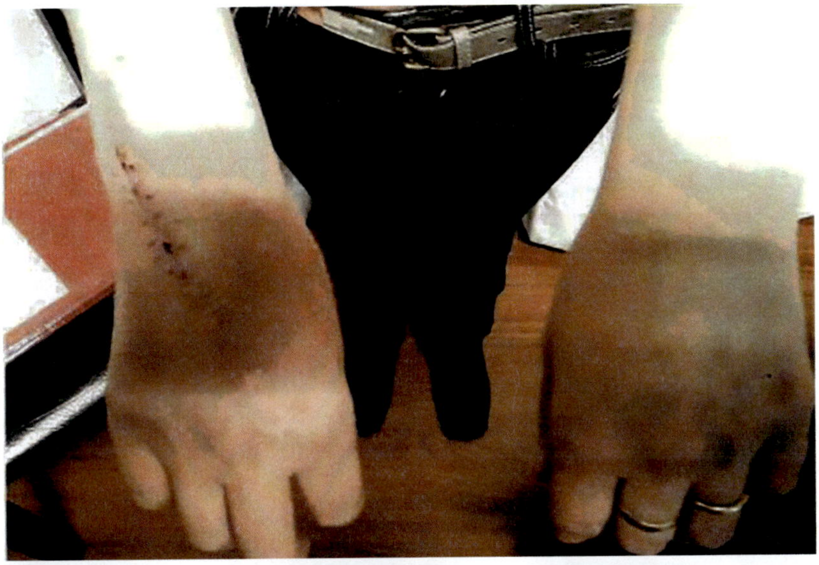

Fig 6.4.1 – Se observa cicatriz quirúrgica de 7 cm por cirugía de túnel carpiano derecho.

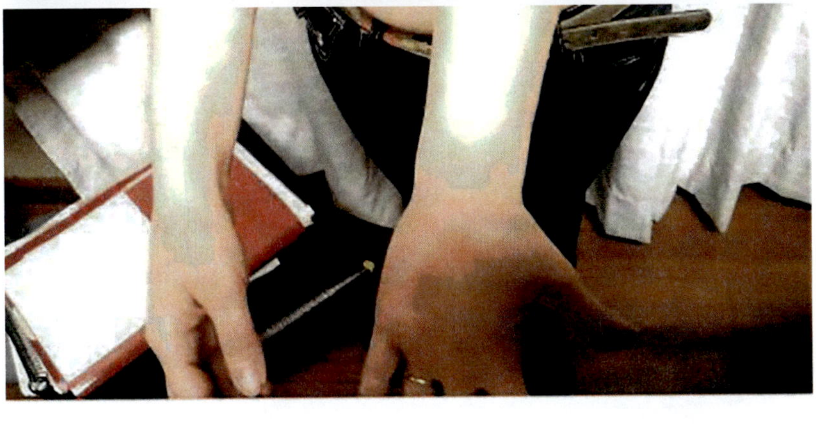

Fig 6.4.2 – Se observan dificultad en movimiento de pronación delantebrazo derecho, exacerbado por el intenso dolor.

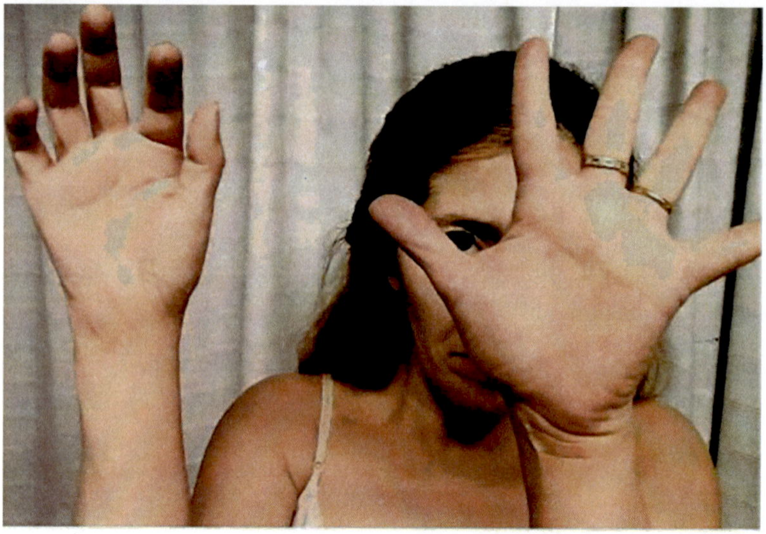

Fig 6.4.3 – Se observa mano derecha en garra.

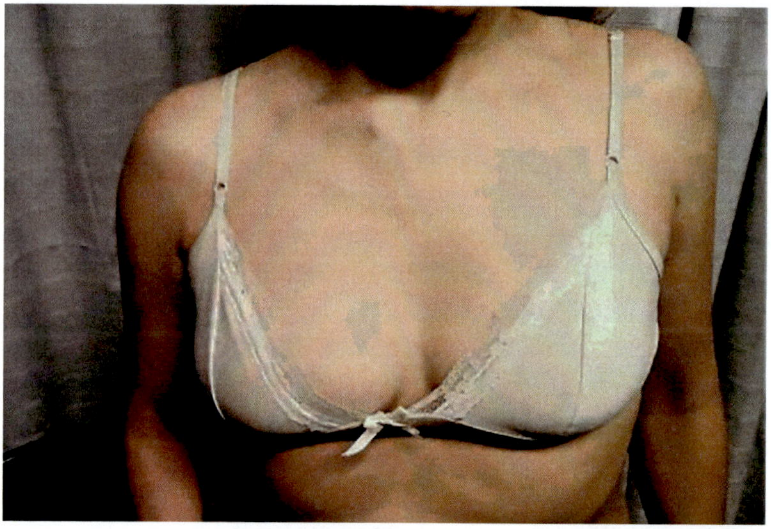

Fig 6.4.4 – Se observa claro hipotrofismo de la cintura escapular yhemitórax derechos(observar la alturadel hombro y terminaciones del corpiño en las mamas y region axilar

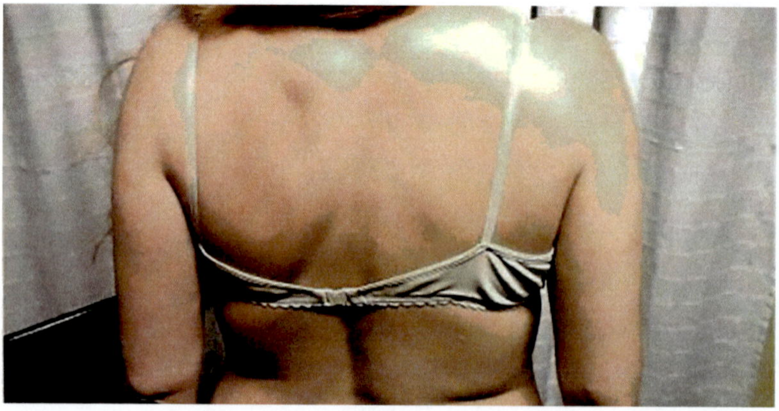

Fig 6.4.5 – Se observa claro hipotrofismo de la musculatura paravertebral e infraespacula¡r derecha derechos(observar el signo de depresión musscular)

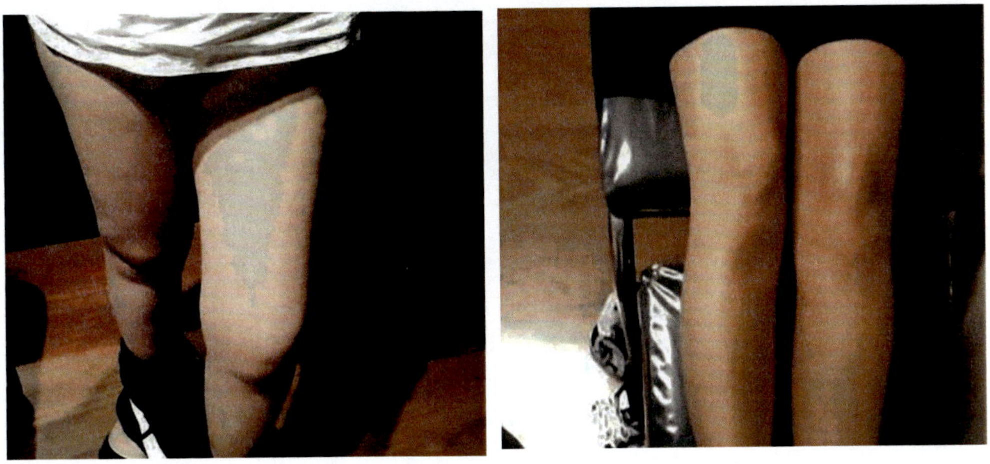

Fig 6.4.6 – Se observa los cambios de coloración y la hipotrofia del miembro inferior derecho.

Caso Nª 13

DIAGNOSTICO: SINDROME DE DOLOR REGIONAL COMPLEJO

Paciente de sexo femenino de 47 años de edad, quien se desempeña como Operaria en la sección de Envases. Según refiere el día **21/01/2009**, siendo las 03:00 horas aproximadamente, estando en su puesto de trabajo se le resbala el pie del pedal (hierro cuadrado) y engancha el pantalón y al traccionar se desprende el resorte y el hierro le golpea en cara interna de tobillo derecho con desviación del mismo por el impacto, golpeando en cara externa sobre cajón de durazno. Presentando dolor, hinchazón y limitación funcional.

Es atendida en Hospital del departamento de San Rafael, donde se le solicita radiografías e indican analgésicos antiinflamatorios y reposo. Luego en control por consultorio externo con traumatología que prescriben sesiones de fisioterapia. Ante la persistencia de la sintomatología que le imposibilita caminar normalmente, se le solicita RMI de Tobillo (**11/02/2009**) y Centellograma óseo (**14/04/2009**), continuado con fisioterapia y deambulando con muletas. El día **27/10/2009** se le practica ***artroscopia*** y se le coloca Bota de Walker tres meses.

En dicha práctica quirúrgica le realizan ***injerto de óseo en astrogalo***, cuya evolución no fue favorable, donde la sintomatología se fue incrementando. Posteriormente deambulaba con ayuda de bastones canadienses dos meses y luego con muletas.

A pesar del tratamiento continuó con impotencia funcional a nivel de pie y tobillo derecho.

Con diagnóstico de ***Osteocondritis Tibio-Astragalina*** el día **29/03/2010** se le realiza ***cirugía*** donde le fracturan el maléolo tibial derecho de donde extraen tejido óseo para

injerto del astrogalo y luego hacen ***osteosíntesis de la fractura*** provocada con la aplicación de clavos.

Se le otorga ***alta médica*** con 18.43% de incapacidad el día **07/10/2010** con incapacidad, con diagnóstico de ***Fractura de maléolo tibial de tobillo derecho y de astrágalo***.

Con gammagrafía positiva.

Exploración física (07/01/2012)

La paciente refiere dolor en tobillo y pie derecho que aumenta con movimientos activos y pasivos, bipedestación prolongada, flexión y extensión del pie; y cede parcialmente con analgésicos y reposo. Además dice tener disminución de fuerza (paresia) y adormecimiento con disminución de la sensibilidad (parestesia).

En columna dorsolumbar y cadera derecha limitación funcional.

También a partir del mes de mayo del 2011, comienza a presentar ***dolor en columna lumbosacra*** con irradiación a región glútea derecha y todo miembro inferior homonimo.

Donde además la limitación funcional se fue incrementando no solo por el dolor sino por la paresia de todo miembro inferior derecho, donde debe levantar más de lo habitual la pierna derecha debido a la falta de fuerza en el pie (compromiso del ciático poplíteo externo) como también del ciático.

Al examen físico:

En ***columna dosrsolumbar***: limitación funcional como:

- Rotación derecha 20° = 2%	Rotación izquierda 20° = 2%
- Inclinación derecha 20° = 2%	Inclinación izquierda 10° = 2%
- Flexión 70° = 2%	Extensión 20° = 1% En ***cadera derecha***:
- Flexión 80° = 2%	Extensión 20° = 1%
- Abducción 30° = 2%	Aducción 10° = 2%
- Rotación externa 40° = 1%	Rotación interna 20° = 2%

En ***tobillo*** edema en la región y refiere dolor a la palpación a predominio de cara interna y anterior de tobillo derecho. Se visualiza asimetría en comparación de ambos tobillos.

Con limitación funcional:

- flexión dorsal 0°	flexión plantar 30°
- inversión 0°	eversión 0°

La sintomatología en miembro inferior derecho (MID) se ha ido incrementando gradualmente, vale decir que **existe reagravamiento** después que se le otorgara el ***alta méd***ica por la ***ART*** el día **07/10/2010** y que además la paciente tiene gran dificultad para movilizarse por existir disminución de fuerza (paresia) extrema en todo el miembro inferior derecho pero que es más elevado en la pierna lo que se transmite también al pie y que al caminar debe elevar mas la pierna por la falta de fuerza para hacer la flexión dorsal del pie, con trastornos de la sensibilidad, con adormecimiento (parestesia). También dificultad para los movimientos a nivel de la articulación de la cadera reduciendo igualmente la capacidad de abducción del muslo.

Estando en posición supina se estudia la sensibilidad: la táctil está muy disminuida en cara externa y anterior de pierna y parcial en cara interna, lo que ocurre desde la rodilla al pie. Igualmente en dicha zona refiere aumento de la sensibilidad al dolor (***termoalgesica***).

En muslo la sensibilidad esta disminuida levemente a predominio de cara externa.

En tobillo los movimientos del pie están muy limitados tanto la flexión dorsal y plantar que se pone en evidencia a la aposición por disminución de fuerza (paresia).

Los movimientos a la ***oposición*** tanto en cadera como rodilla están disminuidos, siendo la oposición a los movimientos a la flexión y extensión en pierna nulos.

Cabe establecer que el ***agravamiento*** de la patología de tobillo y pie que provoca gran dificultad en la marcha y el uso de bastón ha repercutido funcionalmente en la ***cadera derecha y columna dorsolumbar*** como se ha detallado actualmente y que se ve reflejado en el estudio electromiografico, donde además de la radiculopatía existe una neuropatía a nivel del ciático poplíteo externo determinante de la insuficiencia funcional de miembro inferior derecho.

Además es de tener en cuenta que la patología de tobillo se ha agravado y ha sido determinante de inestabilidad.

Por las características de las mismas que son detalladas en la RNM del (**11/02/2009**), pero principalmente la osteonecrosis en la bóveda astragalino y la reducción del espacio articular tibio-astragalino con destrucción consiguiente de la superficie hialina interarticular que lleva a la anquilosis. Este reagravamiento es confirmado también por la evolución desfavorable en los resultados radiográficos de tobillo donde el estudio del (**17/08/2010**) el espacio interarticular tibio-astragalino esta respetado, mientras que en el control realizado el (**05/12/2011**) dicha luz articular se encuentra reducida e irregular.

Pruebas complementarias

- ***RMI Tobillo derecho (*11/02/2009*):*****Solicitado por ART.** Alteraciones en la señal de intensidad a nivel de la ***bóveda astragalino*** (osteonecrosis). Disminución del espacio articular ***tibio-astragalino***. ***Disrupción*** del ligamento lateral externo con hiperseñal adyacente (edema-equimosis). ***Distención*** del ligamento calcáneo escafoides. ***Aumento*** de señal en ligamento lateral interno. ***Cambios de señal*** de intensidad en Tibial posterior y Flexor de los dedos. Engrosamiento en el tendón del peroneo largo. Aumento del fluido en seno del tarso periarticular y receso externo.
- ***Centellograma Tobillo derecho (*14/04/2009*):*** Gammagrafía ósea positiva para la citada área de ***anormal captación*** del radiofármaco.
- ***RX de Pie y Tobillo (*17/08/2010*):*** Se visualiza dos tornillos por osteosíntesis de fractura de maléolo tibial. Espacio interarticular tibio astragalino respetado. Osteopenia.

- ***EMG de MMII* (20/09/2011*)*:** Topografía de lesión en raíz de nervio periférico constituyendo una ***radiculopatía L4-L5 derecha***, leve a moderada, crónica y con pocos signos de reinervación colateral. Aparece una ***radiculopatía más severa sobre S1 bilateral***, crónica y con escasos signos de compensación a través de reinervación colateral axónica. El estudio de conducción nerviosa del ***ciáticopoplíteo externo*** (CPE) en forma bilateral, muestra un tiempo de conducción a nivel del tarso, prolongado, definiendo una neuropatía desmielinizante crónica por atrapamiento a dicho nivel, muy discreta.
- ***Psicodiagnóstico* (17/11/2011*)*:** El patrón conductual se encuadra con un Trastorno depresivo mayor, recidivante, con síntomas ansiosos, somáticos. Reacción Vivencial Anormal con manifestación ansiosa-depresiva, con Grado III (incapacidad del 20%).
- ***Rx de pie y tobillo* (05/12/2011*)*:** Tornillo de osteosíntesis en maléolo. Tibia reducción e irregularidad de la luz articular tibioastragalina.

Análisis y comentarios

Paciente que como consecuencia del accidente que sufriera el día **21/01/2009** donde presento ***fractura maléolo tibial y esguince grave de tobillo***. El día **29/03/2010** fue intervenida quirúrgicamente realizando osteosíntesis de la fractura con material metálico. No obstante a pesar de la operación continúo con importante limitación funcional de tobillo y gran dificultad para permanecer en bipedestación y con la marcha que es tipo "Estipage".

Gradualmente su estado clínico se ha ido agravando debido a la importante dificultad en la marcha lo que repercutió en columna lumbosacra (CLS) con dolor en dicha zona e irradiación a miembro inferior derecho tanto con dolor, adormecimiento (parestesia) y disminución de fuerza (paresia) que se pone de manifiesto esto último a la, oposición en cadera, rodilla y tobillo.

Dichas complicaciones requirió hacer un EMG de MMII donde se detecta radiculopatía L4-L5 derecha y S1 bilateral y compromiso de ciático popliteo externo. La incapacidad de éste último se describe a continuación.

Nervio peroneo común o ciático popliteo externo.

Componente funcional:

- Componente motor 70%

CM: 25 X 0.70% = 17.5 X 0.80 M2 = 14.00%

- Componente sensitivo 30%

CS: 25 X 0.30% = 7.5 X 0.60 S2 = 4.5%

Conclusión

Por todo lo analizado se considera que existe una **incapacidad parcial, permanente y definitiva del 54.66%**, según el siguiente detalle.

INCAPACIDAD	
DIAGNÓSTICO	**PORCENTAJE**
1) Fractura de astrágalo con necrosis. - Osteonecrosis bóveda astragalina. - Disminución espacio articular tibio-astragalina, fractura maléolo tibial. - Disrupción del ligamento lateral externo y ligamento calcáneo-escafoideo. - Asimetría de tobillo en comparación con el opuesto. - Limitación funcional de tobillo Flexión dorsal 0° Flexión plantar 30° Inversión 0° Eversión 0°	30.00%
Incapacidad a reclamar por secuelas de tobillo es de (30%-18.45% = 11.55%).	**11.55%**
2) Neuropatía del ciático Poplíteo externo (18.50 del 70%)	12.95%
3) Cadera derecha Limitación Funcional (10 del 57.05%)	5.70%
4) Columna dorsolumbar Limitación funcional. (9 del 51.35%)	4.62%
5) Reacción Vivencial Anormal RVA (20 del 42.11%)	10.74%
Subtotal	**45.56%**
FACTORES DE PONDERACIÓN	
- Dificultad para tareas habituales (20 del 45.56%)	9.10%
- Edad no se considera	
Subtotal	**9.10%**
TOTAL DE INCAPACIDAD	**54.66%**

Sintetizando: y haciendo un análisis del accidente, su evolución, estudios complementarios y Cuadro Clínico Actual cabe establecer:

1- Que la incapacidad otorgada en Junta Médica y Homologada el día **25/10/2010** del 18.45%, no se ajusta a la realidad de la lesión de tobillo donde fue sometida a dos operaciones.

   Lo dicho se certifica al detallar las lesiones existentes actualmente en la determinación de la incapacidad actual.

2- A tal fin se descuenta de la incapacidad del 30.00% actual el 18.45% otorgado oportunamente.

3- Quedando una incapacidad en tobillo del 11.55% 4- Se debe sumar la incapacidad siguiente por:

   a) Neuropatía del CPE. 12.95%

   b) Limitación funcional de cadera. 5.70%

   c) Limitación funcional de columna dorsal. 4.62%

   d) RVA. 10.74%

   Todas estas lesiones que surgen como agravamiento de su Cuadro Clínico Actual y determinante de una incapacidad del 54.66.

5- Más factores de ponderación. 9.10%

6- Es determinante de una incapacidad parcial, permanente y definitiva del 54.66% (cincuenta y cuatro con sesenta y seis por ciento).

Caso Nª 14

DIAGNOSTICO: SINDROME DE DOLOR REGIONAL COMPLEJO

Paciente de sexo femenino de 55 años de edad, quien se desempeña como como Enfermera. Refiere que el día **10/02/16**, siendo las 06:40 horas aproximadamente, al ingresar a la guardia del hospital, tropieza con su pie derecho con el riel del portón de ingreso y cae golpeando la rodilla homónima contra el suelo.

Como consecuencia del accidente, la víctima sufrió traumatismo de pie derecho y rodilla homónima.

Una vez ocurrido el accidente, le realizan Rx de tobillo en el mismo nosocomio y derivan a la **ART.**

Luego, la examina el médico traumatólogo. Dicho profesional le solicita Rx y RNM de tobillo e indica 15 sesiones de KFT, antiinflamatorios y reposo laboral.

El día **14/03/16**, en la ***ART*** le otorgan ***Alta Médica***.

Al reintegrarse a sus funciones, después del ***alta médica,*** la sintomatología se incrementó por el esfuerzo físico provocado por su trabajo, al permanecer varias horas en bipedestación. Por dicho motivo debió consultar con médico por medio de su ***Obra Social***, quien le solicitó RNM, TAC y Rx de pie derecho e indicó tratamiento con AINE a partir del mes de **abril de 2016**.

Después de esta fecha, persiste el dolor y limitación funcional del tobillo mencionado anteriormente, así como también dolor y sensación de adormecimiento en todo el miembro inferior derecho. Pero además, gradualmente se fue agravando y extendiendo a todo el hemicuerpo derecho, comprendiendo todo el miembro inferior, región abdominal, reborde costal, cara anterior de antebrazo y brazo hasta región supraescapular y hemicráneo del mismo lado.

Cabe establecer, que en todas las zonas referidas, existen trastornos de la sensibilidad superficial, táctil y algésica (disminución de las mismas), al examinar mediante la estimulación digital suave y por medio de alfiler.

En lo que se refiere a la sensibilidad vibratoria, mediante el uso de diapasón, está disminuida en lado derecho, y a la presión digital con intensidad en miembros superiores e inferiores comparativamente tiene más dolor en lado derecho, donde va acompañado con fuerte ardor, observando además que, al suspender el estímulo, persiste la sensación de ardor en lado derecho (hiperpatía). Dice tener además, sensación de pesadez y fatiga.

El día **20/01/17**, se le solicitó Centellograma Oseo Total, el cual resultó patológico.

Exploración física (16/05/2017)

Según la paciente, la sintomatología es persistente y permanente, es decir, las 24 horas del día, aumentando con los movimientos y por el esfuerzo físico que requiere su trabajo. Estando en reposo, las molestias disminuyen, pero no ceden totalmente ni con analgésicos-desinflamatorios.

Al examen físico: la sensibilidad superficial se encuentra alterada, donde la táctil es más evidente del lado sano, al igual que al dolor, mediante estímulo con alfiler. Lo dicho parece contradictorio, si tenemos en cuenta que los pacientes refieren dolor en lado lesionado, pero ocurre que en la mayoría de los casos con el cuadro de SDRC, después de seis meses a un año del inicio del cuadro clínico, la sensibilidad superficial disminuye en el lado enfermo, pero esta se detecta a través del tacto superficial (con el pulpejo de los dedos) y mediante el examen con alfiler para el dolor. Para la algésica, se requiere de esta prueba, porque si se le pregunta al paciente donde tiene dolor, siempre lo refiere del lado enfermo. Lo dicho se debe a la persistencia de la sensibilidad de receptores profundos y disminución en superficiales. A la presión profunda digital comparativamente, en ambos miembros superiores e inferiores, el dolor es más intenso del lado derecho. Cabe también resaltar que la alteración de la sensibilidad se extiende hasta el hombro, región supraescapular, escapular y demás zonas detalladas.

A nivel del MID, la paciente presenta menos fuerza a la oposición, durante los movimientos de su tobillo. Manifiesta tener el tobillo derecho más caliente que el izquierdo, pero cuando la temperatura ambiente es baja, le molesta más el frío en su miembro derecho. Los reflejos osteotendinosos, en todo el hemicuerpo derecho se encuentran aumentados (hiperreflexia).

La Sra. Flores manifiesta que después de ocurrido el accidente, en forma gradual ha notado disminución de memoria, al igual que la capacidad de concentración y de atención.

Cuadro Psicológico: después de ocurrido el accidente, dice que se encuentra con cambios de carácter, irritabilidad, ansiedad y depresión, que lo atribuye a la sintomatología existente, donde el dolor en miembro inferior derecho es permanente y se alivia parcialmente con analgésicos. Además, las molestias aumentan con los movimientos y esfuerzos físicos, lo que no le permite continuar trabajando en forma normal, vale decir que, le cuesta realizar las actividades laborales habituales.

Pruebas complementarias

- ***Rx de pie derecho*** **(10/02/16):** Espacios articulares conservados. No se aprecian lesiones oseas evidentes.
- ***RNM de tobillo derecho*** **(10/02/16):** Líquido capsular en articulaciones astrágalo-calcáneo posterior y en espacio interóseo tibio peroneo.
- ***RNM de pie y tobillo derechos*** **(08/07/16):** Tenue edema óseo subcondral en el extremo distal del I metatarsiano. Mínimo líquido intraarticular tibio-astragalino y sub-astragalino.
- ***TAC de pie*** **(15/09/16):** Se observa morfología y densidad normal de las estructuras óseas de ambos tobillos. No se observa lesión ósea traumática.
- ***Rx de pie derecho*** **(11/11/16):** impresiona disminución de densidad ósea, lo que podría corresponder a descalcificación ósea.

- ***Centellograma Oseo Total* (20/01/17):** discreta hipercaptacion del radiotrazador en proyección de la cortical del tercio medio de tibia derecha, que podría corresponder a entesitis.
- ***Psicodiagnóstico* (04/05/17)*:*** el patrón conductual (según DSM-IV) de la Sra. Flores, vinculado con el accidente, se encuadra con un F33.x Trastorno depresivo mayor, recidivante (moderado-grave), con síntomas ansiosos y psicosomáticos. ***Incapacidad:*** conforme a Baremo (S.R.T). Decreto 659/96, el caso se encuadra en una Reacción Vivencial Anormal con manifestación depresiva, con Grado III (incapacidad del 20%).

Análisis y comentarios

Paciente que el día **10/02/16** sufrió accidente laboral con traumatismo de su pie derecho.

Fue asistida por la ***ART*** hasta el día **14/03/16,** que se le otorgó el ***alta médica***.

Desde el momento del accidente, el dolor superficial en la zona afectada fue de gran intensidad y después de seis meses aproximadamente fue disminuyendo, con persistencia del dolor profundo, como se ha descripto en el cuadro clínico, a lo que se agrega la demás sintomatología ya detallada, que se extiende desde el pie a todo el hemicuerpo homónimo, refiriendo sensación de adormecimiento (parestesia) en la zona afectada.

El cuadro clínico que presenta la paciente es compatible con el diagnóstico de SDRC (Síndrome de Dolor Regional Complejo). Lo dicho, surge de las distintas observaciones:

1) Cronicidad de la sintomatología sin cambios favorables al tratamiento, desde el día **10/02/2016** a la fecha.
2) Persistencia de dolor y parestesia las 24 horas del día, es decir que no ceden con analgésicos.
3) Es característico de dicha enfermedad, que el dolor no ceda ni con reposo absoluto. Dicha característica, lo diferencia del dolor originado por un traumatismo o fractura, donde el reposo alivia los síntomas.
4) Las molestias aumentan con todos los movimientos de su miembro inferior derecho, exacerbándose aún más al esfuerzo físico.
5) La extensión del dolor y cambios de la sensibilidad por continuidad o contigüidad desde el foco de la lesión, es habitual, donde el cambio de la sensibilidad superficial se extiende en este caso, desde el pie derecho hasta el hemicuerpo del mismo lado. También tiene la sensación de pesadez, cansancio y fatiga en la región comprometida.
6) Otra de las observaciones en los pacientes que presentan el ***Síndrome de Dolor Regional Complejo (SDRC)***, es el trastorno de la sensibilidad superficial, tanto táctil como al dolor y que se extiende más allá de la zona lesionada originalmente.

Respecto a los estudios complementarios, ninguno es patognomónico del SDRC, vale decir, que no tienen que ser anormales para justificar el diagnóstico de dicho cuadro clínico.

La RNM puede, en algunos casos, dar procesos inflamatorios, pero son transitorios.

En la RX de zona afectada suele observarse descalcificación ósea.

El Centellograma óseo, estadísticamente es positivo en un 70%, en los casos del cuadro de SDRC.

En la ***Gammagrafía Ósea*** del ***20/01/17***, se describe discreta hipercaptación del radiotrazador en proyección de la cortical del tercio medio de tibia derecha, que podría corresponder a entesitis.

El estudio de la sintomatología neurológica en el SDRC/DSR requiere un capítulo especial:

1) Al referirme a la disminución de la sensibilidad superficial del lado donde se inició la sintomatología, esto ocurre cerca de los seis meses de iniciado el cuadro clínico, mientras que el dolor profundo persiste en el mismo y es precisamente donde el paciente refiere dicho síntoma.
2) Ese cambio de la sensibilidad superficial en el lado afectado, cuando su evolución llegó a la cronicidad, es habitual que el paciente no lo haya percibido.
3) Dicho diagnóstico se logra mediante el examen físico a través del estímulo con la yema de los dedos sobre la piel, suavemente y en forma comparativa de ambos lados, mientras que el uso del alfiler es para detectar el dolor.
4) En lo que respecta al dolor profundo, se hace mediante la presión digital con fuerza y comparativamente, y es habitual que tenga más dolor del lado enfermo, a diferencia de la sensibilidad superficial.
5) El examen físico debe realizarse en la forma ya detallada y de manera comparativa, para poder determinar la diferencia de sensibilidad de uno y otro lado.
6) He observado que no es oportuno hacer el examen como suele practicarse habitualmente, pidiendo previamente al paciente cerrar los ojos y preguntarle si se lo está tocando o pinchando. Por el contrario, se debe buscar la diferencia de la sensibilidad de uno y otro lado, con los ojos abiertos, para observar la expresión del paciente, donde muchos de ellos se sorprenden cuando al examen,.-se detecta menos sensibilidad, según lo expresa el paciente, por ejemplo, en el r0kloñostro y la lesión inicial pudo ser en el pie del mismo lado.

En la primera metodología, la única forma que el paciente pueda detectar la diferencia, resulta en lesiones groseras y graves del Sistema Nervioso Central (SNC) o Periférico (SNP).

Finalmente: por todo lo analizado, se considera que estamos en presencia de un Cuadro Clínico compatible con SDRC/DSR y se caracteriza por:

I) Trastornos oftalmológicos

La paciente tiene sensación de arenilla en conjuntivas de ojo derecho y enrojecimiento de la misma, la visión borrosa al mirar de cerca, sensación de movimiento de las letras al mirar un texto, como que se deslizan de forma horizontal.

La visión con el ojo izquierdo es aisladamente mejor que la del ojo derecho y que la visión binocular.

El subir y bajar escaleras lo hace con dificultad, como que no puede calcular la distancia entre escalones.

Siente molestias a la luz solar. Se observa además, alteración en la secreción lagrimal, con sensación de ojo seco.

Llama la atención la sintomatología oftalmológica en el cuadro de SDRC/DSR, dicha sintomatología es observada en 25 de 35 pacientes examinados, donde suelen presentar además, paresia de músculos oculares extrínsecos. Aunque en menor proporción.

Lo dicho se interpreta por disfunción del sistema neurovegetativo (parasimpático) con repercusión en la acomodación, y en menor proporción, de paresia de los músculos extrínsecos cuya inervación llega a la cavidad orbitaria por el tercer par craneal.

II) Trastornos de la sensibilidad

La sensibilidad superficial (táctil y termoalgésica), se encuentra disminuida en hemicuerpo derecho, a predominio del miembro inferior. Según la paciente, se ha quemado con algún objeto caliente y no lo ha percibido, también dice tener sensación de adormecimiento en el rostro.

III) Disminución de fuerza en hemicuerpo derecho

La paciente dice que, suele caerse en algunas ocasiones al caminar, y tiene la sensación que el terreno es irregular. Además, durante la marcha tiene que hacer esfuerzo para mantener la dirección correcta, porque nota que se desvía hacia el lado derecho, lo que se interpreta por la paresia existente.

IV) Complicaciones neurológicas

En el cuadro del SDRC, según surge del examen clínico, la sintomatología, la evolución crónica de la patología, la presencia de dolor y alteración de la sensibilidad, tanto superficial como profunda, además de lo descripto en las complicaciones oftalmológicas; surge que existe compromiso de:

A) Sistema Nervioso Periferico (SNP): la paciente manifiesta la alteración de la visión, donde se observa en algunos pacientes paresia de músculos extrínsecos del ojo (tercer par craneal), en este caso del derecho. Ademas, afecta tanto la transmisión sensitiva como motora, lo cual se manifiesta con los síntomas de parestesia y paresia antes descriptos, que afecta a todo el hemicuerpo derecho por compromiso del plexo lumbosacro.

B) Sistema Nervioso Autónomo (SNA): con alteración tanto en la división simpática: con trastornos vasomotores, lo cual para algunos autores sería el comienzo de la complicación de una lesión que da origen al síndrome de dolor regional complejo (SDRC) y el motivo de la cronicidad de la misma. En cuanto a la división parasimpática, se manifiesta en el cuadro oftalmológico, con alteración de la acomodación y ojo seco.

V) Complicaciones psicológicas

Como consecuencia del accidente y su evolución desfavorable, ha desarrollado un cuadro de Reacción Vivencial Anormal "R.V.A."

Conclusión

La paciente después del accidente laboral que sufrió, ha tenido una evolución crónica y tórpida de su cuadro clínico. Se le otorgó el alta médica en la ART el día **14/03/16**, es decir, a los 33 días de ocurrido el siniestro, sin haber hecho diagnóstico de su afección. Después de dicha fecha y ante la persistencia de la sintomatología, debió continuar en asistencia y tratamiento con médico a través de su Obra Social, pero no experimentó mejoría.

En el mes de **febrero de 2017**, la paciente es examinada y se hace una evaluación de sus antecedentes clínicos, tratamiento y de la evolución, la cual fue desfavorable con progresión de la sintomatología como se ha detallado anteriormente, se llega al diagnóstico, el cual es compatible con **Síndrome de Dolor Regional Complejo (SDRC),** que se inicia en el lugar de la lesión (pie derecho) extendiéndose a todo el hemicuerpo homónimo, como se ha detallado en el presente informe. Cabe resaltar las distintas complicaciones: I- trastornos oftalmológicos, II- trastornos de la sensibilidad, III- disminución de fuerza en hemicuerpo derecho, IV- complicaciones neurológicas, V- complicaciones psicológicas compatibles con "RVA grado III". Los cinco puntos referidos son determinantes de una **INCAPACIDAD TOTAL, PERMANENTE Y DEFINITIVA DEL 66.32%.**

La determinación de la incapacidad del cuadro del SDRC/DSR no está consignado en los Baremos médicos, por lo que se toma en cuenta la **definición genérica referida específicamente al daño corporal.** Diversas organizaciones de carácter eminentemente médico, como la American Medical Association, cuyo comité de expertos para la Evaluación Médica de Menoscabos Físicos de esta asociación determinó en el año 1956, que la valoración del daño corporal es **"la apreciación de la naturaleza y alcance de la enfermedad o lesión del paciente en cuanto que ha afectado o alterado el estado anterior de la persona".**

Esta alteración del lesionado debe consistir en **"una anormalidad anatómica con disminución funcional que permanezca después de una rehabilitación llevada a cabo al máximo y cuya anormalidad conisminución funcional considere el médico como estable o progresiva en el momento de la evaluación".**

INCAPACIDAD	
DIAGNÓSTICO	**PORCENTAJE**
- Incapacidad por reagravamiento (Distrofia Simpática Refleja de inicio en pie derecho. Que luego compromete todo el hemicuerpo homónimo, como está descripto en el presente informe. Según los puntos I-II-III y IV.)	46.00%
- RVA grado III. (20 del 54%)	10.80%
Subtotal	**56.80%**
FACTORES DE PONDERACIÓN	
- Dificultad para tareas habituales (15 del 56.80%)	8.52%
- Edad 1%	1.00%
Subtotal	**9.52%**
TOTAL DE INCAPACIDAD	**66.32%**

Caso Nª 15

DIAGNOSTICO: SINDROME DE DOLOR REGIONAL COMPLEJO

Paciente de sexo femenino de 50 años de edad, quien se desempeña como Directora de Colegio, ubicado en el Dto. de San Rafael. Refiere que el día **04/11/09**, siendo las 15:45 horas aproximadamente, al salir del interior de un aula, debido al fuerte viento, se abre una puerta violentamente impactandola, es desplazada unos metros y termina golpeando su muslo y rodilla izquierdos contra una columna y maceta de cemento.

Como consecuencia de los hechos, la víctima sufrió traumatismo contuso en muslo izquierdo y rodilla homónima.

Una vez ocurrido el accidente, realiza la denuncia ante la **ART**, en consultorios de la misma le solicitan RX de MSI, ecografía de MII e indican medicación antiinflamatoria.

En el mes de **marzo del 2010**, la derivan al médico traumatólogo en Clínica Privada. Dicho profesional le solicita RNM y 15 sesiones de KFT.

Luego solicita nueva RNM, la cual no autorizan en la ART y piden interconsulta con otro traumatólogo. La examina el especialista en miembros inferiores, quien le realiza el pedido de intervención quirúrgica para cirugía plástica reconstructiva, por existir tumoración por infiltración hemática en tejido celular subcutáneo de muslo izquierdo.

El día **03/06/10**, se traslada a la Ciudad de Mendoza y asiste a la ART, donde la evalúa un médico traumatólogo en el Centro Médico de la ART, le solicita una RNM e indica 10 sesiones de KFT.

El día **15/06/10**, le manifiesta que el hematoma y el dolor eran producto de las secuelas del golpe, por no haber recibido un tratamiento fisiátrico adecuado. Dicho profesional le indica 8 sesiones de KFT y luego le otorga ***alta médica***, con fecha **08/07/10.**

Ante tal situación, por medio de la ***Obra Social***, consulta con médico especialista, quien le solicita estudios complementarios (Ecografía, RNM, Electromiograma), diagnostica "*Hipotrofia severa del cuádriceps izquierdo*" e indica sesiones de KFT en muslo y rodilla izquierda.

Ante la dificultad que presentaba la Sra. Garcia para realizar sus labores cotidianas y todo el estrés psicológico que conllevaba toda la situación relatada anteriormente, en el mes de **septiembre de 2010** realiza la denuncia en la ART por reagravamiento, la cual es rechazada. Continuó en tratamiento con psicólogo de manera particular.

En el mes de **marzo de 2011**, solicita intervención en la SRT, donde en Junta Médica, se le otorgó una **incapacidad del 10.50%**, con diagnóstico de ***Reacción Vivencial Anormal con manifestación ansiosa depresiva grado II, post traumatismo***, según Dictamen Médico con fecha **26/05/11**, no aceptada por la paciente, ya que en la misma no se le determinó incapacidad física.

Después de esta fecha, continuó con las molestias ya consignadas. Pero además y gradualmente se fue agravando y extendiendo a todo el hemicuerpo izquierdo, dorso de hemitórax izquierdo, comprendiendo región supraescapular hasta el reborde costal y cara anterior del mismo lado, como también cara lateral del cuello, rostro y cuero cabelludo.

Cabe establecer, que en todas las zonas referidas, existen trastornos de la sensibilidad superficial táctil y algésica (disminución de las mismas), al examinar mediante la estimulación digital suave y por medio de alfiler.

En lo que se refiere a la sensibilidad vibratoria, mediante el uso de diapasón, está disminuida en lado izquierdo, mientras que a la presión digital con intensidad en miembros inferiores y comparativamente, tiene más dolor en lado izquierdo, donde va acompañado con fuerte ardor, observando además que al suspender el estímulo, persiste la sensación de ardor en lado izquierdo (hiperpatía). Dice tener además sensación de pesadez y fatiga en miembro superior izquierdo.

Al reintegrarse a sus funciones, después del ***alta médica por la ART,*** lo que hizo durante unos días, ya que la sintomatología se incrementó por el esfuerzo físico provocado por su trabajo, al permanecer tantas horas en bipedestación. Por dicho motivo debió consultar con médico por medio de su ***Obra Social***, quien le indicó reposo laboral a partir del mes de **marzo de 2010**. Desde esa fecha se encuentra en tratamiento con AINES.

Exploración física (01/11/2016)

Según la paciente, la sintomatología es persistente y permanente, es decir, las 24 horas del día, aumentando con los movimientos y el esfuerzo físico que requiere su trabajo, por lo que se encuentra en reposo laboral desde el mes de **marzo de 2010,** certificado por médico particular. Estando en reposo, las molestias dism nuyen, pero no ceden totalmente ni con analgésicos- desinflamatorios.

Al examen físico: la sensibilidad superficial se encuentra alterada, donde la táctil es más evidente del lado sano, al igual que al dolor, mediante estímulo con alfiler. Lo dicho parece contradictorio, si tenemos en cuenta que los pacientes refieren dolor en lado lesionado, pero ocurre que en la mayoría de los casos, pasado un año del inicio del cuadro clínico, la sensibilidad superficial disminuye en el lado enfermo, pero este se detecta mediante el examen con alfiler y a través del tacto superficial. Para la táctil, lo dicho requiere de esta prueba, porque si se le pregunta al paciente donde tiene dolor, siempre lo refiere del lado enfermo. Lo dicho se debe a la persistencia de la sensibilidad de receptores profundos y disminución en superficiales. A la presión profunda digital comparativamente, en ambos miembros inferiores, el dolor es más intenso del lado izquierdo. Cabe también resaltar que la alteración de la sensibilidad se extiende hasta el hombro, región supraescapular, escapular y demás zonas detalladas. Manifiesta tener el muslo izquierdo más caliente que el derecho, pero cuando la temperatura ambiente es baja, le molesta más el frío en su muslo izquierdo. A nivel de MII, la paciente presente menor fuerza a la oposición, durante la flexión y extensión del miembro. Los reflejos osteotendinosos, en todo el hemicuerpo izquierdo se encuentran aumentados (hiperreflexia).

La paciente refiere durante la entrevista dificultad en la memoria a corto y largo plazo, ya sea para retener información, concentrarse y al intentar recordar diferentes acontecimientos.

La paciente manifiesta que después de ocurrido el accidente, en forma gradual ha notado disminución de memoria, al igual que la capacidad de concentración y de atención.

También cabe consignar, que en los estudios complementarios realizados, como el electromiograma de MMII, se informa anormalidades que requieren un análisis:

- El ***electromiograma de MMII* (18/08/11)**, consigna que llama la atención el aumento de los reflejos tendinosos profundos en miembros inferiores y en miembro superior izquierdo.

Hecho un análisis de dichos estudios, es posible que exista correlación con el cuadro clínico neurológico de la paciente, donde ha tenido una evolución crónica, tórpida y desfavorable y que termina complicándose con el cuadro clínico del SDRC/DSR. En el compromiso neurológico, ver en foja 14 del presente informe, se hace mención a repercusión en el SNC-SNP y SNA.

En el caso que nos ocupa, la paciente presenta debilidad que lo expresa como cansancio, tanto en miembros superiores como inferiores, con hipertonía muscular, acompañado de hiperreflexia. Lo dicho ocurre en compromiso de la moto neurona superior (MNS) (ver libro "Neurociencia en esquemas" 3º Ed. – Roger Barker y Stephen Barasi – Fs. 77- librería AKADIA).

Examen oftalmológico: según la paciente, después del accidente ha notado dificultad para la visión de cerca, le cuesta la lectura de palabras con letras chicas además, con sensación de tener disminución lagrimal en ojo izquierdo y molestias, como ardor.

Los reflejos fotomotor y consensual son normales, al igual que los movimientos oculares. Impresiona disminución de la convergencia del ojo izquierdo al aproximar un objeto (en este caso el dedo índice).

Cuadro Psicológico: después de ocurrido el accidente, dice que se encuentra con cambios de carácter, irritabilidad, ansiedad y depresión, que lo atribuye a la sintomatología existente, donde el dolor en miembro inferior izquierdo es permanente y se alivia parcialmente con analgésicos, además, las molestias aumentan con los movimientos y esfuerzos físicos, lo que no le permite continuar trabajando en la escuela donde sufrió el accidente. Igualmente le cuesta realizar las actividades propias de su hogar.

Pruebas complementarias

- ***Ecografía de Muslo Izquierdo* (25/11/09):** formación ecogénica, heterogénea, con pequeñas áreas quísticas de escasos milímetros, ubicadas en el espesor del tejido celular subcutáneo de la cara externa del muslo izquierdo. Mide 47 x 18 x 45 mm. Presenta paredes irregulares y poco definidas. La imagen es compatible con infiltración hemática del celular subcutáneo.
- ***Ecografía de Muslo Izquierdo* (12/02/10):**se observa a nivel de la región del muslo izquierdo, en el tercio medio externo, a un sector del tejido superficial, heterogéneo, aumentado de ecorrefrigencia, con imagen anecoicas liquidas, quísticas, de bordes definidos, de 2 x 4 mm, de 2 x 6mm y de 4 x 5 mm de diámetros. Esta imagen compleja descripta, mide 5,2 a 6.6 cm de (l) x 1.1 cm de (a.p). Esteato necrosis, post-traumática. Imágenes quísticas residua en el tejido graso traumatizado.
- ***RNM de Muslos* (09/06/10):** superficialmente situada en el sector lateral y posterior del musculo vasto externo del muslo izquierdo a nivel del tercio medio se

observa área hipointensa en T1 e hiperintensa en T2, ovoide con una extensión aproximada de 2 cm, en dirección cráneo caudal que probablemente corresponde a acumulación de productos de degradación de hemoglobina. En concordancia con el hallazgo descripto se evidencian cambios morfológicos y en la intensidad de señal en la fascia de dicho musculo y a nivel del celular subcutáneo compatibles con fenómenos inflamatorios en proceso de resolución.

- ***Psicodiagnóstico* (24/09/10):** el diagnostico actual que corresponde, siguiendo los criterios diagnósticos del Manual diagnóstico y estadísticos DSM IV de la American Psyquiatric Assoociation es: Eje I – ***diagnostico principal:*** trastorno del estado de ánimo debido a enfermedad médica. Eje II- ***trastorno de personalidad:*** cambio de personalidad debido a enfermedad medica no especificada. Eje III- ***enfermedades medicas:*** enfermedades musculo esqueléticas y del tejido conectivo. Eje IV- ***problemas psicosociales y ambientales:*** problemas laborales
- insatisfacción laboral. Eje V – ***evaluación de la actividad global:*** según la escala de Evaluación de la Actividad Global (1-100), la valoración que corresponde en este caso a 50: síntomas moderados o dificultades moderadas en la actividad laboral y social: ***Incapacidad:*** Grado de incapacidad laboral según Ley 24.557: RVAN (Reacción Vivencial Anormal Neurótica) Depresiva Grado III: 20%
- ***RNM de Rodilla Izquierda* (13/01/11):** menisco externo: se visualiza en su cuerpo y cuerno posterior un trazo lineal hiperintenso que no contacta con las superficies articulares en relación a degeneración hialina intrasustancia grado II.
- ***Ecografía de MII* (30/03/11):**se observa a nivel de la región del tercio medio externo del muslo a un sector ecogénico superficial, que produce leves conos de sombra acústica posterior, de 9 x 12 x 16 mm de diámetros, que corresponde a tejido fibroso cicatrizal. Este sector se proyecta en el tejido graso premuscular.
- ***RNM de Muslo y Rodilla Izquierda* (16/06/11):** edema óseo metafiso-diafisiario femoral distal externo. Rotula tipo II de Wiberg. Menisco externo con degeneración hialina y aspecto fibrilado del borde libre del cuerpo. Aumento de líquido con sinovitis.
- ***Centellograma Óseo Total* (03/08/11):** en las imágenes localizadas en rodillas se observa leve incremento de la captación a nivel femorotibial interno izquierdo, compatible con proceso inflamatorio osteoarticular. En el barrido corporal se observa hipercaptación leve del trazador en columna cervical media lateral izquierda, D8-D9, L4-L5 derecho y pies.

Conclusión: Centellograma óseo compatible con proceso osteoarticular degenerativo.

- ***Electromiograma de MMII* (18/08/11):** llama la atención el aumento de los reflejos tendinosos profundos en miembros inferiores (en especial los patelares) y en miembro superior izquierdo (central?).
- ***Ecografía de MII* (22/03/12):**se observa a un sector antero-externo del tercio medio inferior del muslo izquierdo: con aumento de la ecorrefrigencia del tejido

graso, de 4.5 de (l) x 1.2 cm de (a.p), que corresponde a un sector de citoesteatonecrosis.

- ***RNM de Columna Lumbosacra* (17/10/12):** cambios osteofíticos espondiloartrosis. Nódulos de Schmorl aislados. Acentuación de la lordosis lumbar fisiológica con tendencia a la horizontalización del sacro que en su conjunto configuran un raquis inestable. Los discos intervertebrales conservan altura e intensidad de señal en T2, por buena hidratación, a excepción de 3° y 4° discos que presentan disminución de señal en T2, por fenómenos de desecación-degeneración. Mínima protrusión posteromedial y parasagital izquierda del 4° disco lumbar que reduce mínimamente el espacio epidural anterior y compromete el espacio interdiscoapofisario izquierdo (imagen 5 y 6 en cortes axiales).
- ***Psicodiagnóstico* (26/10/12):** diagnostico según DSM IV:

  Eje I: (F43.22) Trastorno adaptativo mixto con ansiedad y estado de ánimo depresivo.

  Eje II: (Z03.2) Sin diagnostico en el eje II. Eje IIII: patología traumatológica.

  Eje IV: relativos a su enfermedad. Eje V: 70

  Incapacidad: Grado de incapacidad laboral según Ley 24.557: RVAN (Reacción Vivencial Anormal Neurótica) Depresiva Grado III: 20%
- ***Ecografía de MII* (19/11/12):** a nivel del borde externo del muslo izquierdo, se observa un aumento sectorial de la ecogenicidad del tejido graso superficial. Diámetros del sector graso ecogénico, de 4cm x 2.2 cm x 1.4 – 1.6 cm de diámetros. Impresiona una citoesteatonecrosis sectorial.
- ***RNM de Cerebro* (28/04/15):** hiperintensidad aislada en la sustancia blanca subcortical de la confluencia capsulo-capsular anterior en el hemisferio cerebral derecho que resulta ligeramente hipointensa en T1 y no se modifica con el gadolinio, de etiología inespecífica.
- ***Densitometría Ósea* (12/05/15):** los resultados obtenidos tras el análisis de ambas áreas investigadas (columna lumbar y fémur izquierdo), expresados en función del T-Score, mostraron una densidad mineral ósea correspondiente a Osteopenia.
- ***Centellograma Óseo Total* (14/05/15):** en las imágenes localizadas en miembros inferiores y barrido corporal total se observa una distribución del radiotrazador dentro de límites normales para la edad.
- ***RNM de Columna Cervical* (18/05/15):** discretos cambios degenerativos de señal de los discos intervertebrales en múltiples niveles con hernia discal mediana subligamentaria a nivel de C6-C7, la cual se acompaña de ruptura del anillo fibroso.
- ***RNM de Cerebro* (15/07/15):** se observan aisladas imágenes puntiformes, con señal hiperintensa en T2 y FLAIR, a nivel de la sustancia blanca subcortical frontal derecha. Resultan inespecíficas y podrían corresponder a focos de gliosis.
- ***Electroencefalograma* (03/08/15):** del análisis visual del trazado y del estudio de la distribución topográfica de potencias absolutas, relativas y cocientes Theta/Alfa en los puntos de registro se concluye que se encuentra caracterizado por leve predominio de actividad lenta en rango theta, no habiéndose constatado foco ni actividad paroxística en el presente estudio.

Análisis y comentarios

Paciente que el día **04/11/09** sufrió accidente laboral traumático de su muslo y rodilla izquierda.

Fue asistida por ***ART*** hasta el día **08/07/10,** que se le otorgó el ***alta médica***.

Desde el inicio del tratamiento hasta el alta médica por la ART, su evolución no fue favorable, debido a la persistencia de la sintomatología detallada anteriormente. Por el contrario, su cuadro fue agravándose, con intensificación de las molestias en todo el hemicuerpo izquierdo, además de región supraescapular, refiriendo aumento del dolor, sensación de adormecimiento (parestesia) en la zona referida. Lo dicho, motivó que a partir del mes de **marzo de 2010** se encuentre con licencia por enfermedad y continúe con tratamiento médico en forma particular.

El cuadro clínico que presenta la paciente es compatible con el diagnóstico de SDRC (Síndrome de Dolor Regional Complejo). Lo dicho, surge de las distintas observaciones:

1) Cronicidad de la sintomatología sin cambios favorables al tratamiento, desde el día **04/11/2009** a la fecha.
2) Persistencia de dolor y parestesia las 24 horas del día, es decir que no ceden con analgésicos.
3) Es característico de dicha enfermedad, que el dolor no ceda ni con reposo absoluto. Dicha característica, lo diferencia del dolor originado por un traumatismo o fractura, donde el reposo alivia los síntomas.
4) Las molestias aumentan con todos los movimientos de su miembro inferior y superior izquierdos, exacerbándose aún más al esfuerzo físico.
5) La extensión del dolor y cambios de la sensibilidad por continuidad o contigüidad desde el foco de la lesión, es habitual, donde el cambio de la sensibilidad superficial se extiende en este caso, desde el MII a hombro, zona supraescapular y escapular del mismo lado. También tiene la sensación de pesadez, cansancio y fatiga en la región comprometida.
6) Otra de las observaciones en los pacientes que presentan el ***Síndrome de Dolor Regional Complejo (SDRC)***, es el trastorno de la sensibilidad superficial, tanto táctil como al dolor y que se extiende más allá de la zona lesionada originalmente.

Respecto a los estudios complementarios, ninguno es patognomónico del SDRC/DSR, vale decir, que no tienen que ser anormales para justificar el diagnóstico de dicho cuadro clínico.

En la RNM en algunos casos, es posible observar la existencia de procesos inflamatorios, pero son transitorios.

En la RX de zona afectada suele observarse descalcificación ósea.

El Centellograma óseo, estadísticamente es positivo en un 70%, en los casos del cuadro de SDRC.

A la paciente se le realizó un ***Centellograma*** el día ***14/05/15***, con resultado normal. En el ***Centellograma*** del ***03/08/16***, se describe incremento de la captación a nivel femoro tibial interna izquierda, también en columna cervical y pies. En la conclusión describe:

Centellograma óseo compatible con proceso osteoarticular degenerativo. Aquí cabe hacer el diagnóstico diferencial con el SDRC:

a- Si se tratara de un proceso osteoarticular degenerativo, la lesión tendría que haber estado también en el primer Centellograma y además con dichas lesiones más generalizadas.

b- Mientras que es posible en el SDRC sea más sectorizado, en un comienzo en zona de la afección original y luego extenderse en hemicuerpo del mismo lado, como ocurre en CC en D8-D9, L4-L5 derecho y pie., pudiendo comprometer el lado opuesto (en espejo).

El EMG puede dar resultado patológico o no, aunque clínicamente siempre hay compromiso, tanto sensitivo como motor.

El estudio de la sintomatología neurológica en el SDRC/DSR requiere un capítulo especial:

1) Al referirme a disminución de la sensibilidad superficial del lado donde se inició la sintomatología, esto ocurre cerca del año de iniciado el cuadro clínico, mientras que el dolor profundo persiste en el mismo y es precisamente donde el paciente refiere dicho síntoma.
2) Ese cambio de la sensibilidad superficial, cuando su evolución llegó a la cronicidad, es habitual que el paciente no lo haya percibido.
3) Dicho diagnóstico se logra mediante el examen físico a través del estímulo con la yema de los dedos sobre la piel, suavemente y en forma comparativa de ambos lados, mientras que el uso del alfiler es para detectar el dolor.
4) En lo que respecta al dolor profundo, se hace mediante la presión digital con fuerza y comparativamente, y es habitual que tenga más dolor del lado enfermo, a diferencia de la sensibilidad superficial.
5) El examen físico debe realizarse en la forma ya detallada y de manera comparativa, para poder determinar la diferencia de sensibilidad de uno y otro lado.
6) No corresponde hacer el examen como suele practicarse habitualmente, pidiendo previamente cerrar los ojos y preguntar al paciente si se lo está tocando o pinchando. Por el contrario, se debe buscar la diferencia de la sensibilidad de uno y otro lado, con los ojos abiertos, para observar la expresión del paciente, muchos de ellos se sorprenden cuando al examen se detecta menos ensibilidad, según lo expresa el paciente, por ejemplo, en el rostro y la lesión inicial pudo ser en el pie del mismo lado.

En la primera metodología, según los puntos 3, 4 y 5 permite detectar la diferencia de sintomatología, comparativamente de uno y otro lado de su hemicuerpo, en enfermedades como el SDRC/DSR, mientras que la segunda metodología de examen según el punto 6, solo es válido para lesiones más groseras y graves del Sistema Nervioso Central (SNC) o Periférico (SNP).

Finalmente: por todo lo analizado, se considera que estamos en presencia de un Cuadro Clínico compatible con SDRC/DSR, donde cabe detallar la amplitud de la sintomatología como:

I) Trastornos oftalmológicos

La paciente tiene sensación de arenilla en conjuntivas de ojo izquierdo y enrojecimiento de la misma, la visión borrosa al mirar de cerca, sensación de movimiento de las letras al mirar un texto, como que se deslizan de forma horizontal.

La visión con el ojo derecho es aisladamente mejor que la del ojo izquierdo y que la visión binocular.

El subir y bajar escaleras lo hace con dificultad, como que no puede calcular la distancia entre escalones.

Siente molestias a la luz solar. Se observa además alteración en la secreción lagrimal, con sensación de ojo seco.

Llama la atención la sintomatología oftalmológica en el cuadro de SDRC/DSR, dicha sintomatología es observada en 19 de 23 pacientes examinados, quienes suelen presentar además paresia de músculos oculares extrínsecos. Aunque en menor proporción.

Lo dicho, se interpreta por disfunción del sistema neurovegetativo (parasimpático) con repercusión en la acomodación, y en menor proporción, de paresia de los músculos extrínsecos cuya inervación llega a la cavidad orbitaria por el tercer par craneal.

II) Trastornos de la sensibilidad

La sensibilidad superficial (táctil y termoalgésica), se encuentra disminuida en hemicuerpo izquierdo, a predominio del miembro inferior. Según la paciente, se ha quemado con algún objeto caliente y no lo ha percibido, también dice tener sensación de adormecimiento en el rostro.

III) Disminución de fuerza en hemicuerpo izquierdo

La Sra. Garcia dice, que suele caerse en algunas ocasiones al caminar, y con sensación que el terreno es irregular. Además, durante la marcha tiene que hacer esfuerzo para mantener la dirección correcta, porque nota que se desvía hacia el lado izquierdo, lo que se interpreta por la paresia existente.

IV) Complicaciones neurológicas

En el cuadro de SDRC/DSR, según surge del examen clínico, la sintomatología, la evolución crónica de la patología, la presencia de dolor y alteración de la sensibilidad, tanto superficial como profunda, además de lo descripto en las complicaciones oftalmológicas; surge que existe compromiso de:

A) Sistema Nervioso Periferico (SNP): la paciente manifiesta la alteración de la visión, donde se observa en algunos pacientes paresia de músculos extrínsecos del ojo (tercer par craneal), en este caso, del izquierdo. Además, afecta tanto la transmisión sensitiva como motora, lo cual se manifiesta con los síntomas de parestesia y paresia antes descriptos, que afecta a todo el hemicuerpo izquierdo por compromiso del plexo cervical y braquial.

B) Sistema Nervioso Autónomo (SNA): con alteración tanto en la división simpática: con trastornos vasomotores, lo cual para algunos autores seria el comienzo de la complicación de una lesión que da origen al SDRC/DSR y el motivo de la cronicidad de la misma. En cuanto a la división parasimpática, se manifiesta en el cuadro oftalmológico, con alteración de la acomodación y ojo seco.

V) Complicaciones psicológicas

Como consecuencia del accidente y su evolución desfavorable, ha desarrollado un cuadro de Reacción Vivencial Anormal Neurótica "R.V.A.N"

Conclusión

Aquí cabe tener en cuenta dos aspectos:

Primero: se hace constar que en **Junta Médica,** se le consideró una incapacidad del **10.50%,** por **Reacción Vivencial Anormal con manifestación ansiosa depresiva grado II, post traumatismo**, según Dictamen Médico con fecha **26/05/11,** que fue rechazada por la paciente.

Segundo: teniendo en cuenta la evolución crónica y tórpida de su patología, que deriva en un Reagravamiento de la misma, llegando al diagnóstico de "**Síndrome de Dolor Regional Complejo SDRC/DSR**", que se inicia en el lugar de la lesión (muslo y rodilla izquierdos), extendiéndose a todo el hemicuerpo como se ha detallado en el presente informe, cabe resaltar las distintas complicaciones: I- trastornos oftalmológicos, II- trastornos de la sensibilidad, III- disminución de fuerza en hemicuerpo izquierdo, IV- complicaciones neurológicas, V- complicaciones psicológicas compatibles con "RVAN grado III". Los cinco puntos referidos son determinantes de una **incapacidad parcial, permanente y definitiva del 66.32%.**

La determinación de la incapacidad del cuadro del SDRC/DSR no está consignada en los Baremos médicos, por lo que se toma en cuenta la **definición genérica**

INCAPACIDAD	
DIAGNÓSTICO	**PORCENTAJE**
- Incapacidad por reagravamiento(Distrofia Simpático Refleja de inicio en muslo y rodilla izquierdos por contusión. Que luego compromete todo el hemicuerpo homónimo, como estádescripto en el presente informe. Según los puntos I-II-III-IV y V). RVAN grado III. (20 del 54%) **Subtotal**	46.00% 10.80% **56.80%**
FACTORES DE PONDERACIÓN - Dificultad para tareas habituales (15 del 56.80%) - Edad 1% **Subtotal**	 8.52% 1.00% **9.52%**
TOTAL DE INCAPACIDAD	**66.32%**

referida específicamente al daño corporal. Diversas organizaciones de carácter eminentemente médico, como la American Medical Association, cuyo comité de expertos para la Evaluación Médica de Menoscabo Físico de esta asociación determinó en el año 1956, que la valoración del daño corporal es **"la apreciación de la naturaleza y alcance de la enfermedad o lesión del paciente en cuanto que ha afectado o alterado el estado anterior de la persona".**

Esta alteración del lesionado debe consistir en **"una anormalidad anatómica con disminución funcional que permanezca después de una rehabilitación llevada a cabo al máximo y cuya anormalidad con disminución funcional considera el médico como estable o progresiva en el momento de la evaluación".**

Caso Nª 16

DIAGNOSTICO: SINDROME DE DOLOR REGIONAL COMPLEJO

Paciente de sexo femenino de 23 años de edad, quien se desempeña en el área de atención al público. Refiere que el día **25/10/11,** a las 08:10 hs aproximadamente, circulaba en moto particular por Avenida Alvear, del Departamento de General Alvear, cuando es colisionada por un automóvil en su costado derecho y sale despedida unos 15 metros aproximadamente, golpeando fuertemente contra el piso.

Como consecuencia del accidente, presentó ***TEC con pérdida de conocimiento***, seguido de obnubilación, politraumatismo con gran impacto en la zona de la ***Columna cervical*** (CC), donde realizó brusco movimiento de hiperextensión y luego flexión, lo que provocó fuerte dolor en la zona y mareos, así como también en ***Columna Lumbosacra*** (CLS), con fuerte dolor y adormecimiento en MMII. Además, en ***rodilla derecha***, seguido de dolor y limitación funcional.

Fue trasladada en ambulancia al Hospital Enfermeros Argentinos, pero no recuerda que estudios le solicitaron. Trasladan a un Sanatorio, donde le realizan Rx de pierna derecha y queda internada por tres días.

Luego asistió a control en consultorios de **ART**, allí solicitaron RMN y TAC de rodilla derecha, indicaron antiinflamatorios y reposo.

Posteriormente, ante la persistencia de la sintomatología en rodilla derecha, repiten RMN de la misma y deciden ***operación de menisco*** en **Junio de 2012**, de forma ambulatoria.

La paciente continuó con controles, tratamiento KFT por 40 sesiones, sin presentar mejoría alguna, incluso empeorándose su cuadro, ya que cada vez la limitación funcional de la rodilla era más notable. Ante este cuadro, le solicitan Centellograma óseo, y el día **22/07/13**, realizan ***cirugía de Ligamento Cruzado posterior***. Luego, realizó dos años de sesiones de KFT.

El día **16/01/15** le otorgan el ***alta médica por ART***, **con incapacidad**.

Finalmente, al cumplir más de tres años del accidente, es citada a ***junta médica en la ART*** el día **03/02/15.** Actualmente, continúa con dolores a nivel de tibia derecha y manifiesta que no recibió tratamiento para la misma.

Exploración física (18/03/2015)

La paciente refiere dolor en **columna cervical,** que aumenta con los movimientos activos y pasivos, a la palpación de los músculos paravertebrales y a la presión digital de las apófisis espinosas, asimismo refiere dolor muscular supraescapular bilateral, con irradiación de las molestias a MMSS, con paresia y parestesias a predominio de MSD, sobre todo en antebrazo y mano. La sensibilidad superficial al igual que la termoalgésica y la profunda, esta estimada mediante diapasón, se encuentran disminuidas. También se observa disminución de fuerza (paresia) al realizar movimientos mediante la oposición. Limitación funcional.

Además, presenta dolor de tipo puntada en **región lumbar,** con irradiación a miembros inferiores (MMII) a predominio derecho, que aumenta con bipedestación prolongada y deambulación, cede parcialmente con analgésicos y reposo. También dice tener adormecimiento (parestesias) y disminución de fuerza (paresia) de ambos miembros inferiores.

Al examen físico, presenta contractura de músculos dorsolumbares con dolor a la palpación. Limitación funcional.

A nivel de **rodilla derecha**, la paciente presenta molestias y ***dolor***, que aumenta con los movimientos activos y pasivos y le dificulta realizar las actividades habituales. Refiere, alteración en la sensibilidad de región tibial derecha, que describe como sensación de "no sentir el sector como propio", pesadez, hinchazón y entumecimiento. Además, expresa cambios en la temperatura del miembro, que varia de frio a calor durante el día, que según refiere comenzaron siendo semanales y actualmente suceden cada 20 días aproximadamente.

Al examen físico, tanto la sensibilidad superficial como la termoalgésica y profunda, esta estimada mediante el diapasón, se observan disminuidas, al igual que la fuerza (paresia). La piel se encuentra seca y la temperatura aumentada. Limitación funcional:

Rodilla derecha:

Extensión: 15° Flexión: 75°

En cuanto a la **esfera psíquica,** la paciente se nota afligida, ansiosa y nerviosa por la situación en la que se encuentra, ya que desde el accidente en Octubre de 2011 hasta la fecha, continúa con un cuadro tórpido y mejoría relativa. Esto le produce cierta depresión y frustración, ya que siente que ha pasado por todas las sesiones de KFT, día tras día, sin franca mejoría, además de mucho cansancio, desilusión e incertidumbre al no saber si se va a reponer de sus dolencias, y sobre todo con mucho dolor físico, ya que al finalizar las sesiones de KFT termina muy adolorida. También se siente inútil, ya que no puede realizar sus tareas habituales, pasa mucho tiempo en su casa, donde tampoco puede ayudar con las tareas del hogar, llegando a tener conflictos constantes con su familia. Esta situación la aleja de su vida social habitual, la cual ha descuidado a causa de su enfermedad, ya que no quiere salir, no tiene ánimo para reunirse con amigos, por sentir mucho dolor y molestias.

Pruebas complementarias

- *RMN de Rodilla Derecha* (14/11/11): Leve pinzamiento patelofemoral externo.

  Leve derrame articular femoropatelar. Mínimos cambios edematosos aislados en tejido celular subcutáneo de la región antero interna y en vientre muscular del músculo poplíteo. Cambios en la intensidad de señal en tejidos blandos subyacentes al ligamento colateral interno compatible con esguince grado 1. Se identifica ***fractura tibial adyacente*** al sitio de inserción tibial del ligamento cruzado posterior con edema óseo subyacente.
- *TAC de Rodilla Derecha* (27/12/11): .Adecuada congruencia articular femorotibial con leve disminución del espacio articular femorotibial interno.

.Subluxación medial de la patela. Además se visualiza derrame articular a nivel de la articulación femoropatelar. .Pequeñas imágenes cálcicas en relación al margen posterior del platillo tibial, próximo a la inserción del ligamento cruzado posterior: ***fractura conminuta***. Pequeña imagen cálcica adyacente a la articulación tibioperonea proximal. .Alteración de la densidad del TCS de la región prepatelar: edema.

- *RMN de Rodilla Derecha* (14/04/12): Cambios edematosos en tejidos blandos superficiales del compartimento anterior pre-tendón rotuliano sin evidencia de colecciones. Mínimos cambios edematosos en tejidos blandos subyacentes al ligamento colateral interno sin alteración de la intensidad del mismo: cambios reactivos. Leve pinzamiento patelo femoral externo. Leve aumento del líquido articular fémoro patelar y femoro tibial.Se observa ***hundimiento de la región posterior media proximal de la tibia*** impresionando a dicho nivel ***secuela de fractura avulsión*** ósea del sitio de inserción tibial del ***ligamento cruzado posterior***. Se identifican cambios intensos intrasustancia que comprometen en forma parcial el espesor del mismo compatible con áreas de desgarro intrasustancia.
- *RMN de Rodilla Derecha* (06/09/12): Signos de ***desgarro intersticial*** crónico leve en relación al ***ligamento cruzado anterior***. Leves cambios edematosos en relación anterior al ligamento colateral interno.Se observa alteración en la intensidad de señal de tejidos blandos de región latero rotuliana en relación con artroscopía previa.
- *Centellograma óseo de ambas rodillas* (18/12/12): Gammagrafía ósea positiva para la citada área de ***hipercaptación a nivel del platillo tibial interno derecho***.
- *EMG de Cuatro Miembros* (03/07/14): .MMSS: el presente estudio muestra un registro electromiográfico de características neurogénicas, sin signos de denervación y con topografía de lesión en raíz de nervio periférico, constituyendo una ***radiculopatía C5 bilateral***, con compensación a través de reinervación colateral axónica. Se registra además una ***radiculopatía C7 izquierda***, con reinervación parcial a través de colaterales axónicas.

.MMII: el presente estudio muestra un registro electromiográfico de características neurogénicas, sin signos de denervación actualmente, con topografía de lesión a nivel de raíz, constituyendo una ***radiculopatía L4-L5***, en forma bilateral, con reinervación colateral axónica parcial.

- *Psicodiagnóstico* (03/07/14): Se observa en entrevista sintomatología:

- Ansiedad, temor a que el hecho le ocurra nuevamente, Se niega a conducir su moto, le da miedo. Ansiedad motivada por estimulación asociada al hecho (sonido de ambulancia).
- Problemas de memoria, olvidos frecuentes.
- Aislamiento social, pérdida de autoestima por cicatrices que la hacen sentir "fea".
- Tristeza, sentimientos depresivos. Pérdida de intereses y actividades previas (salir a correr y actividades deportivas).

Diagnóstico

El patrón conductual (según DSM-IV)de la paciente, vinculado con el accidente, se encuadra con un :

- F33.x Trastorno depresivo mayor, recidivante (296.3x), con síntomas ansiosos.

  Incapacidad: Conforme a BAREMO (S.R.T.).Decreto 659/96, el caso se encuadra en una Reacción Vivencial Anormal con manifestación depresiva, con Grado III (incapacidad del 20%).

- ***Rx de CC*** (**12/01/15**): Curvatura rectificada.

Análisis y comentarios

Paciente que como consecuencia del accidente referido, por la magnitud y dinámica del mismo, presenta un Cuadro Clínico Actual con ***repercusiones psico-orgánicas***.

Las primeras, se deben a las manifestaciones de tristeza, ansiedad y depresión, además de síntomas ya consignados, compatibles con **trastorno de ansiedad generalizada, con síntomas depresivos, correspondiente a Reacción Vivencial Anormal con manifestación depresiva Grado III**.

Las segundas, comprenden las secuelas anátomo-funcionales en las zonas contusionadas:

1- **Columna Cervical y MMSS:** teniendo en cuenta la dinámica del accidente, la sintomatología y estudios complementarios, resultan compatibles con ***Cervicobraquialgia post traumática***.

2- **CLS y MMII**: teniendo en cuenta la dinámica del siniestro, los estudios complementarios y la sintomatología, se considera que la paciente presenta un Cuadro Clínico compatible con ***Lumbociatalgia post traumática***.

3- **Rodilla derecha**: presenta limitación funcional, además de edema y cambios tróficos, con marcada paresia, además de parestesias, que se extiende a todo el miembro inferior derecho, lo cual resulta compatible con el diagnóstico de **Distrofia Simpática Refleja o SUDECK.**

Conclusión

Por todo lo descripto, se considera que existe una **incapacidad parcial y permanente del 66.45%** según el siguiente detalle.

INCAPACIDAD	
DIAGNÓSTICO	PORCENTAJE
- Distrofia Simpática Refleja - Cervicobraquialgia post traumática con alteraciones clínicas radiográficas y electromiográficas. (15 del 60%) - Lumbociatalgia post traumática con alteraciones clínicasradiográficas y electromiográficas.(10 del 60%) R.V.A. con manifestación Ansiosa grado III (10 del 45%)	40.00 9.00% %6.00%- 4.50%
Subtotal	**59.50%**
FACTORES DE PONDERACION - Dificultad para tareas habituales(10 del 59.50%) - Edad 1%	 5.95% 1.00%
Subtotal	**6.95%**
TOTAL DE INCAPACIDAD	**66.45%**

Caso Nª 17

DIAGNOSTICO: SINDROME DE DOLOR REGIONAL COMPLEJO

Paciente de sexo masculino de 27 años de edad, quien se desempeña como Repositor. Refiere que el día **27/12/12** a las 9:40 horas aproximadamente, se encontraba en la plataforma de una escalera a 2 metros del suelo, reponiendo frascos de café, cuando la misma se corre hacia adelante, a pesar de estar con su traba correspondiente, por lo cual se desestabiliza, engancha su botín en un peldaño y cae hacia atrás, golpeando con antebrazo derecho, espalda y región occipital de cráneo.

Como consecuencia del accidente: el paciente sufrió TEC con pérdida de conocimiento (30-45 minutos de duración). Al recuperar el conocimiento manifestó tener dolor en región occipital y columna cervical, acompañado de mareos, además de intenso dolor en muñeca derecha y columna lumbosacra.

Fue asistido por médico del SEC y trasladado en ambulancia, con collarín cervical a Hospital Privado. Allí le realizan los primeros auxilios, y es derivado a Clínica prestadora de la **ART**. El paciente queda internado por 48hs. En dicho nosocomio le realizan Rx de MSD, tórax, CC, CD y CLS, TAC de cráneo y evaluación por traumatología y neurología. Dan el alta hospitalaria el día **29/12/12** e indican AINE, reposo laboral por 30 días y evaluación por Neurología con recomendación de realizar RMN de CD por probable lesión discal a nivel de D12.

Es citado en consultorios de ***ART*** el día **02/01/13**, le indican Rx de CD y muñeca derecha, TAC de CD y RMN de muñeca derecha. Colocan férula en muñeca que mantuvo ocho (8) días, por la presencia de *fisura de muñeca* en los estudios por imágenes realizados.

El día **14/01/13**, lo ve el especialista en mano, quien indica realizar Rx y RMN de muñeca derecha, 10 sesiones de FKT e interconsulta con neurología por episodios de mareos recurrentes.

El día **23/01/13,** concurre al médico especialista en neurología. El profesional le solicita Rx y RMN de CC, EEG, indica antiinflamatorios y derivación a psiquiatra.

En consulta con el médico auditor de ART. El paciente le comenta sobre un episodio de desorientación que sufrió en la vía pública. El profesional aconseja realizar TAC de cráneo y 5 sesiones de FKT para columna dorso-lumbar. Además, producto de la fisura de muñeca y molestias que refiere, indica EMG de miembros superiores.

El día **13/04/13,** concurre a cita con el psiquiatra de la ART, quien lo medica con Atenix (sertralina).

El día **24/04/13** es dado de ***Alta Médica*** por ART.

El paciente se presenta a trabajar el día posterior al alta, pero al presentar importante edema en MSD, la empresa realiza nuevamente la denuncia a la ART, por lo cual el paciente es ***reingresado a la ART*** por el medico auditor de la ART el día **25/04/13**. Lo atiende médico traumatólogo y le indica realizar EMG, RMN y centellograma de MSD (**13/05/13**), lo deriva a Oftalmólogo, Neurólogo y Psiquiatra. Estos dos últimos, si bien atendieron al paciente no solicitaron estudios ni le indicaron tratamiento.

La especialista en oftalmología, a quien el paciente fue derivado por la presencia de visión borrosa, mareos y vértigo, realizó fondo de ojo, entre otros exámenes oftalmológicos. Al resultar patológica la motilidad ocular, el paciente fue derivado a otro médico de la especialidad y finalmente recetó anteojos para intentar corregir su patología, con indicación de usarlos dos meses y controlarlo nuevamente. La ART rechazó la realización de los anteojos.

El paciente continuó sus controles con el médico traumatólogo especialista en mano, quien diagnosticó *Sudeck de MSD* y derivó al especialista en dolor.

El especialista en dolor, indicó Lofton 300 mg (buflomedilo) y Lyrica 75 mg (pregabalina). El paciente no toleró la medicación y el profesional dio el alta médica de su especialidad porque refería que no podía realizarle tratamiento.

Le otorgan el ***Alta Médica definitiva*** el día **18/06/13** por ***ART***.

Posterior al alta, continuó su tratamiento por ***Obra Social***. Asistió a profesionales de distintas especialidades (clínica médica, psiquiatría, traumatología) para continuar con el tratamiento de las secuelas del accidente.

Exploración física (09/10/2015)

El paciente refiere dolor continuo en todo MSD, principalmente a nivel de ***muñeca***, que aumenta con los movimientos activos y pasivos y cede parcialmente con analgésicos antiinflamatorios, acompañado de sensación de pesadez, trastornos de sudoración local, disminución de la fuerza (paresia) y alteración de la sensibilidad (parestesias). Por momentos son evidentes los cambios de color, tornándose de coloración violácea con palidez en la zona distal de los dedos y disminución de la temperatura.

Al ***examen físico***, presenta en mano derecha piel seca acompañada de edema y disminución notable de la sensibilidad táctil (superficial) y vibratoria (profunda) en región de codo, antebrazo, muñeca y mano derechas a predominio de la cara posterior.

Hay limitación de los movimientos de ***Muñeca derecha:***

- Flexión dorsal 35º
- Flexión palmar 40º
- Desviación cubital 10°
- Desviación radial 10°

Las articulaciones de hombro y codo también se encuentran limitadas en sus movimientos.

Hombro derecho:

- Abdo-elevación 70º
- Aducción 10º
- Elevación anterior 80º
- Elevación posterior 40º
- Rotación interna 50º
- Rotación externa 30º Codo derecho:
- Flexión 110º
- Extensión 10º
- Pronación 60º
- Supinación 60º

También refiere cefalea y mareos eventuales asociados a dolor en ***columna cervical***, que aumenta con los movimientos activos y pasivos, a la palpación de músculos paravertebrales y a la presión digital de apófisis espinosas, asimismo refiere dolor muscular supraescapular bilateral con irradiación de las molestias a MMSS, con paresia y parestesia a predominio de MSD. La sensibilidad superficial al igual que la termoalgésica y la profunda, ésta estimada mediante el diapasón, se encuentran disminuidas. También se observa disminución de fuerza (paresia) al realizar movimientos mediante la oposición y limitación funcional.

Además presenta dolor de tipo puntada en ***región lumbar***, con irradiación a miembros inferiores (MMII), que aumenta con bipedestación prolongada y deambulación, cede con analgésicos y reposo. También dice tener adormecimiento (parestesia) y disminución de fuerza (paresia) de ambos miembros inferiores.

En cuanto a la ***esfera psíquica***, el paciente se nota muy afligido como consecuencia de las secuelas psicológicas, por haber sufrido accidente laboral, generando sentimientos de baja autoestima y de dependencia, además de ansiedad intensa, angustia, tensión, irritabilidad, pánico, miedos, inseguridad y sentimientos depresivos.

Control de cuadro clínico 08/05/17

Cabeza: Dice tener dolor occipital a repetición, con leve disminución del gusto y olfato.

Aparato de la visión: Manifiesta que al iniciar una lectura como que las letras van aumentando de tamaño, pero igual las ve con dificultad. Esto ocurre con la visión binocular y en la mirada con el ojo derecho.

En algunos momentos dice que tiene la sensación que las palabras de un renglón se juntan, formando una franja como hecha por un fibrón o subrayado y a veces como que las letras se corren en forma horizontal.

Cuando fija mucho la vista para leer o ver TV, la visión se hace borrosa, con malestar de conjuntivas y sensación de tener arenilla, o una lámina o película sobre la superficie del ojo.

El ojo derecho le lagrimea más que el izquierdo, en este la prueba de Schirmer humedece menos la cinta de papel.

El reflejo fotomotor a la luz es irregular, como que se contrae y dilata a repetición al estimular el ojo con la luz.

En columna cervical: Manifiesta tener dolor que se irradia a hombros y MMSS con sensación de adormecimiento y fatiga a predominio derecho. También dice tener calambres a repetición cuando hace fuerza con su mano derecha.

En columna dorsal y lumbar: refiere dolor y fatiga que se irradia a MMII a predominio de pie izquierdo, especialmente en región plantar y borde externo.

La sensibilidad superficial táctil y el dolor: están disminuidos en hemicuerpo derecho.

Pruebas complementarias

- ***Gammagrafía ósea de ambos miembros superiores* (30/03/17):** Hipercaptación del radiofármaco a nivel de articulación de codo y muñeca derecha con respecto a su contralateral. Ligera hipercaptación del radiofármaco a nivel de articulaciones metacarpo-falángicas y huesos metacarpianos de mano derecha con respecto a su contralateral. Hipercaptación del radiofármaco en 9no arco costal anterior izquierdo.

Análisis y comentarios

Paciente que como consecuencia del accidente referido, presenta un cuadro clínico actual con ***repercusiones psico-orgánicas***.

Las primeras se deben a las manifestaciones de ansiedad, tensión, irritabilidad, además de síntomas ya consignados, compatibles con **trastorno de ansiedad generalizada con síntomas depresivos (Reacción Vivencial Anormal con manifestación ansiosa grado III).**

Las segundas comprenden las secuelas anátomo-funcionales en las zonas contusionadas como: **Columna cervical, columna lumbar y MSD con extensión de la sintomatología a hemicuerpo homónimo, además de manifestaciones oftalmológicas.**

Sintetizando

La patología que presenta el paciente es compatible con cuadro clínico de ***Síndrome de Dolor Regional Complejo SDRC/DSR***. Esta patología, en el caso que nos ocupa ha tenido una evolución crónica y tórpida, donde además cabe destacar la extensión de la misma, con fuerte dolor de mano y muñeca derecha (donde se inició el cuadro clínico) y que fué comprometiendo todo el miembro superior homónimo, luego cintura escapular, donde además del dolor aparecen alteraciones de la sensibilidad superficial y profunda con expansión a hemicuerpo del mismo lado.

Para una mejor interpretación del cuadro clínico se hace una descripción de la sensibilidad somática:

I- Respecto a la sensibilidad táctil

Cabe hacer referencia a cambios importantes de la misma acorde a la evolución del cuadro de DSR/SDRC

En los primeros meses posteriores al accidente o lesión de un segmento del cuerpo, el dolor habitualmente es intenso y localizado en la zona dañada, que luego puede extenderse o no por continuidad o contigüidad con ***hipersensibilidad*** y aún con presencia de ***alodinia*** e ***hiperpatia***.

Es común que los pacientes refieran dolor espontáneamente y en la mayoría de los casos es permanente casi las 24 hs del día, este se incrementa por medio del estimulo de ***mecanorreceptores***, mediante la presión, vibraciones o movimientos sobre la piel, que de acuerdo a la intensidad del estimulo repercutirán sobre los mecanorreceptores a nivel de epidermis, dermis y tejido subcutáneo.

Con la evolución del cuadro clínico y transcurridos unos seis meses de la lesión inicial, se observa mejoría en la sensibilidad superficial en algunos pacientes y es lo que ocurre en el caso que nos ocupa, que al examen de la sensibilidad táctil el paciente refiere disminución de la misma al tacto digital, como al estimulo con elementos puntiagudos como la aguja, tanto al raspar la piel como al pinchar con la punta del elemento.

No obstante lo dicho, el paciente refiere la existencia del dolor en el segmento afectado, lo que se interpreta, es que persiste el compromiso de los nociceptores. Vale decir, los receptores del dolor que seguramente continúan muy sensibles en los planos profundos, donde precisamente los pacientes lo expresan como dolor profundo de los tejidos, difuso y poco preciso.

II- La propiocepción

Registra la postura y movimientos del cuerpo que son mediados por mecanorreceptores ubicados en músculos y articulaciones.

Es posible que en algunos casos de pacientes con DSR/SDRC estén comprometidos, aunque pueden confundirse con manifestaciones de parestesia o disestesia como se detalla en el cuadro clínico.

III- La nociocepción

Aquí los nociceptores son los encargados de transmitir el dolor y responden a distintos estímulos:

1. Mecánicos (táctiles intensos, pinchazos o aplastamientos)
2. térmicos (por temperaturas extremas, más de 45° o menos de 5°

3. los polimodales se refieren a los estímulos más intensos ya sean mecánicos, térmicos o químicos, pero destructivos de los tejidos que liberan en los mismos, sustancias químicas como histamina, potasio y sustancia P.

IV- respecto a la sensibilidad térmica

En estos actúan los receptores térmicos que se modifican frente a variaciones bruscas de la temperatura.

Los receptores de frío tienen descargas a temperaturas de 5ºC o menos. Los receptores de calor se activan a temperaturas mayores de 45ºC.

Conclusión

Cabe consignar que al paciente en Junta Médica, según dictamen con fecha **16/09/13**, se le otorgó una incapacidad parcial y permanente del **52.05%** con diagnóstico de Síndrome de Sudeck de mano derecha y RVA grado II.

Después de dicha fecha en los controles clínicos se ha observado **Reagravamiento** de la sintomatología, detallado en el presente informe, con extensión a todo hemicuerpo derecho, con aumento por lo tanto del deterioro anátomo-funcional, donde también ha repercutido en su esfera psíquica.

Por todo lo detallado y hecho un análisis de la sintomatología actual, se puede considerar que existe una incapacidad total, permanente y definitiva del **68.00% (sesenta y ocho por ciento)**.

Teniendo en cuenta el cuadro clínico de **SDRC/DSR** y la **RVA**, le corresponde una incapacidad total, permanente y definitiva del **68.00%**, pero considerando que en junta médica se le adjudicó una incapacidad del **52.05%**, se reclama la diferencia, que es del **15.95% (quince con noventa y cinco por ciento).**

Caso Nª 18

DIAGNOSTICO: SINDROME DE DOLOR REGIONAL COMPLEJO

Historia

Paciente de sexo femenino de 43 años de edad, quien se desempeña como Personal de limpieza en Hospital Público. Según refiere el día **23/12/11** aproximadamente a las 17:00 hs, estaba realizando tareas de limpieza en el Servicio de Hemoterapia (ubicado en el segundo piso) cuando personal del hospital accidentalmente atraviesa la camilla por encima del primer dedo del pie izquierdo y es en ese momento cuando gira la rodilla izquierda en el intento de sacar el pie. Sintió inmediatamente intenso dolor.

Como consecuencia de los hechos: la víctima sufrió traumatismo de miembro inferior izquierdo a nivel de Rodilla y hallux.

Fue asistida en Clínica prestadora de la ART donde realizan Radiografía de pie izquierdo. Posteriormente le solicitan Centelleografía ósea, RMN y Ecografía de rodilla izquierda. Además, indican 40 sesiones de FKT para el tratamiento de un Esquince de Rodilla.

La paciente sigue con intensa sintomatología en MII por lo que consulta por ***ART*** al especialista del dolor, quien trata farmacológicamente con AINE y opiáceos. En consultas posteriores diagnostica Distrofia muscular de rodilla izquierda y continúa con el tratamiento.

La paciente consulta por ***ART*** con Especialista en Psiquiatría, que medica con Clonagin (clonazepam) y Atenix (sertralina).

El día **19/09/12** es intervenida quirúrgicamente por medio de la ***ART***, de rodilla izquierda no detectando patología meniscal sino la ruptura de la capa sinovial. Posteriormente se le diagnostica una Sinovitis Aguda de rodilla izquierda y es tratada con corticoides.

En el mes Noviembre del mismo año, solicitan a la paciente una RMN de tobillo izquierdo que resulta patológica y es tratada con sesiones de FKT.

El día **26/12/12** el Especialista en dolor realiza ***bloqueo ganglionar simpático lumbar izquierdo*** para tratamiento del dolor.

Al día de la fecha ha realizado 200 sesiones de FKT y 60 sesiones de Hidroterapia aproximadamente.

Exploración física (05/02/2013)

La paciente refiere dolor continuo en rodilla izquierda de característica punzante que se exacerba con la bipedestación y la marcha prolongada, acompañado de edema que compromete pierna y pie izquierdos. Por momentos son evidentes los cambios de color hacia la rubicundez y el aumento de temperatura. Además presenta dificultad para la marcha, por el dolor y la imposibilidad de realizar la extensión completa, así como también para subir escaleras y adoptar posición de cuclillas. El dolor, edema y los cambios de coloración como de temperatura se han visto atenuados por el bloqueo ganglionar realizado.

Al examen físico presenta en rodilla izquierda piel seca con edema, hidrartrosis leve y aumento notable de la sensibilidad táctil. La circunferencia del muslo medida a nivel del borde superior de la rótula es de 44 cm el derecho, 46 cm el izquierdo y a 10 cm del borde superior de la rotula es de 47.5 cm el derecho, 46 cm el izquierdo. Limitación de los movimientos de extensión (25º) y flexión (80º). Las maniobras de bostezos y cajón anterior y posterior no se realizan por el intenso dolor que refiere. El tobillo se encuentra edematizado y limitado en sus movimientos: flexión plantar (40º), flexión dorsal (0º), eversión (20º), inversión (20º).

En cuanto a la esfera psíquica, la paciente se nota muy afligida como consecuencia de las secuelas psicológicas por haber sufrido accidente laboral generando sentimientos de baja autoestima y de dependencia, además de ansiedad intensa, pánicos, miedos e inseguridad.

Pruebas complementarias

- ***RMN rodilla izquierda*** **(28/12/11):** El menisco interno muestra un trazo lineal hiperintenso que no toma contacto con la superficie articular a nivel del cuerno posterior, compatible con lesión meniscal Grado II. El ligamento cruzado anterior muestra engrosamiento y alteración de su señal de intensidad en toda su extensión, a predominio de su inserción femoral, compatible con cambios inflamatorios intersticiales crónicos.
- ***Ecografía de Rodilla izquierda*** **(31/01/12*):*** Acentuada hipoecogenicidad del tejido celular subcutáneo periarticular a predominio lateral interno en relación a cambios edematosos inflamatorios.
- ***RMN rodilla izquierda*** **(25/02/12):** Menisco interno muestra ligera hiperintensidad en el cuerno posterior compatible con degeneración hialina. Articulación femoropatelar muestra ligera adelgazamiento del cartílago retropatelar.
- ***Gammagrafía ósea*** **(08/03/12*):*** Informa dentro de límites normales a nivel de la articulación de rodilla y pie izquierdos con respecto a su contralateral.
- ***RMN rodilla izquierda*** **(19/04/12):** Ligamento cruzado anterior engrosado y heterogéneo sugerente de injuria fibrilar difusa. Desgarro del cuerno posterior y cuerpo del menisco interno. Degeneración hialina grado II del menisco externo. Rótula con áreas de condromalacia grado III en ambas facetas articulares.
- ***Psicodiagnóstico (DSM IV)*** **(21/06/12*):*** Trastorno de Ansiedad Generalizada con síntomas depresivos y somáticos (Reacción Vivencial Anormal con manifestación ansiosa, con Grado III).
- ***RMN tobillo izquierdo*** **(23/11/12*):*** Leve hiperintensidad difusa en T2 en tejidos blandos perimaleolares internos en relación a cambios inflamatorios.

Análisis y comentarios

Paciente que como consecuencia del accidente referido, por la magnitud y la dinámica del mismo fue determinante de un Cuadro Clínico Actual con ***repercusión psico-orgánica***.

Las primeras se deben a las manifestaciones de ansiedad, pánico, miedo e inseguridad, además de síntomas ya consignados, compatibles con **trastorno de ansiedad generalizada con síntomas depresivos y somáticos (Reacción Vivencial Anormal con manifestación ansiosa grado III).**

Las segundas comprenden las secuelas anátomo-funcionales en las zonas contusionadas: Rodilla izquierda, con limitación funcional de rodilla y tobillo izquierdos, con síndrome distrofia simpática refleja.

Conclusión

Por todo lo detallado se considera que existe una **incapacidad parcial y permanente del 61.72%,** según el siguiente detalle.

INCAPACIDAD	
DIAGNÓSTICO	**PORCENTAJE**
- Limitación funcional de Rodilla izquierda - Limitación funcional de Tobillo izquierdo - R.V.A. con manifestación ansiosa Grado III (20 del 56%)	40.00% 4.00% 11.20%
Subtotal	**55.20%**
FACTORES DE PONDERACION - Dificultad para tareas habituales (10 del 55.20%) - Edad 1%	 5.52% 1.00%
Subtotal	**6.52%**
TOTAL INCAPACIDAD	**61.72%**

Caso Nª 19

DIAGNOSTICO: SINDROME DE DOLOR REGIONAL COMPLEJO

Historia

Paciente de sexo femenino de 43 años de edad, quien se desempeña como Maestra Jardinera. Refiere que el día **21/07/14** a las 12:15 hs aproximadamente, se encontraba en el patio del colegio, cuando una alumna queda enganchada en el trepador recreativo, al ir a socorrerla, resbala con su pie derecho, realizando luego un movimiento exagerado de flexión plantar e hiperinversión.

Como consecuencia del accidente, presentó intenso traumatismo de tobillo derecho, acompañado de dolor, limitación funcional y edema inmediato.

Da aviso a la directora del establecimiento y hacen denuncia en la **ART**, la derivan a una Clínica prestadora, donde le solicitan Rx. de Tobillo derecho, indican bota Walker y derivan a médico especialista en pie, quien solicita RMN de tobillo derecho e indica 10 sesiones de KFT.

El día **30/01/15** le otorgan el ***alta médica*** por ART, **con incapacidad.**

Es citada a ***junta médica en la ART*** para el día **26/03/15.**

En junta médica se le otorgó una incapacidad del **13.00%**, por Limitación Funcional de Tobillo Derecho, que fue confirmada según Dictamen de Homologación con fecha **21/04/15.**

Al continuar con dolor y molestias en tobillo derecho, aún con incremento de la sintomatología y extensión gradual a todo miembro inferior afectado, se hace diagnóstico presuntivo de SDRC/DSR, lo que fue confirmado mediante una gammagrafía hecha el día 12/02/15 a través de su Obra Social, con **resultado patológico.**

Exploración física (23/09/2015)

La paciente manifiesta **dolor** a nivel del **Tobillo Derecho**, que ha ido cambiando sus características con el paso del tiempo, en un primer momento fue el esperado por el traumatismo, de poca intensidad, pero posteriormente (aproximadamente tres meses después del accidente), ese dolor comienza a ser más intenso, permanente, acompañado de parestesias en el pie, progresiva disminución de fuerza que afecta a todo el MID. Describe sensación de fatiga permanente, acompañada de calambres, siendo peor post esfuerzo y al estar mucho tiempo parada, el mismo, si bien disminuye en reposo, no cede totalmente ni con analgésicos.

Refiere disminución de la fuerza (paresia) en los movimientos de todo el MID a predominio del tobillo. Durante los primeros meses posteriores al traumatismo, al cambiar el carácter del dolor, tal como se mencionó anteriormente, comienza a instalarse la sensación de paresia, acompañada frecuentemente de parestesia y disminución de la temperatura de la pierna afectada. Describe que al aparecer dichas molestias afectaban solamente tobillo y pie, luego prácticamente todo el MID. Las molestias se extienden desde el pie hasta la cadera homolateral.

La marcha es disbasica, donde la dificultad radica principalmente en el miembro inferior derecho, producto del dolor, limitación funcional de pie y tobillo, al igual que la paresia existente en todo el miembro inferior. Las molestias se incrementan a medida que se prolonga el caminar acompañada de fatiga y cansancio muscular y con aumento de la dificultad para articular el pie, tanto en la flexión dorsal como flexión plantar, manifestando que debe apoyar el pie de plano para que no se incrementen más las molestias.

A los seis meses de evolución, aproximadamente, se han detectados cambios llamativos en la sensibilidad somática de sus cuatro modalidades principales como:

1. Tacto
2. Propiocepción
3. Nocicepción
4. Sensibilidad térmica

I- Respecto a la sensibilidad táctil

Cabe hacer referencia a cambios importantes de la misma acorde a la evolución del cuadro de DSR/SDRC

En los primeros meses posteriores al accidente o lesión de un segmento del cuerpo el dolor habitualmente es intenso y localizado en la zona dañada, que luego puede extenderse o no por continuidad o contigüidad con ***hipersensibilidad*** y aún con presencia de ***alodinia*** e ***hiperpatia***.

Es común que la paciente refiera el dolor espontáneamente y, en la mayoría de los casos es permanente casi las 24 hs del día, este se incrementa por medio del estimulo de ***mecanorreceptores***, mediante la presión, vibraciones o movimientos sobre la piel, que de acuerdo a la intensidad del estimulo repercutirán sobre los mecanorreceptores a nivel de epidermis, dermis y tejido subcutáneo.

Con la evolución del cuadro clínico y transcurrido unos seis meses de la lesión inicial, se observa mejoría en la sensibilidad superficial en algunos pacientes y es lo que ocurre en el caso que nos ocupa, que al examen de la sensibilidad táctil la paciente refiere disminución de la misma al tacto digital, como al estimulo con elementos puntiagudos como la aguja, tanto al raspar la piel como al pinchar con la punta del elemento.

No obstante lo dicho, el paciente refiere la existencia del dolor en el segmento afectado, lo que se interpreta, es que persiste el compromiso de los nociceptores. Vale decir, los receptores del dolor que seguramente continúan muy sensibles en los planos profundos, donde precisamente los pacientes lo expresan como dolor profundo de los tejidos, difuso y poco preciso.

II- La propiocepción

Registra la postura y movimientos del cuerpo que son mediados por mecanorreceptores ubicados en músculos y articulaciones.

Es posible que en algunos casos de pacientes con DSR/SDRC estén comprometidos, aunque pueden confundirse con manifestaciones de parestesia o disestesia como se detalla en el cuadro clínico.

III- La nociocepción

Aquí los nocioceptores son los encargados de transmitir el dolor y responden a distintos estímulos:

4. Mecánica (táctiles intensos, pinchazos o aplastamientos)
5. térmicos (por temperaturas extremas, más de 45º o menos de 5º
6. los polimodales se refieren a los estímulos más intensos ya sean mecánicos, térmicos o químicos, pero destructivos de los tejidos que liberan en las mimas sustancias químicas como histamina, potasio y sustancia P.

IV- respecto a la sensibilidad térmica

En estos actúan los receptores térmicos que se modifican frente a variaciones bruscas de la temperatura.

Los receptores de frío tienen descargas a temperaturas de 5ºC o menos. Los receptores de calor se activan a temperaturas mayores de 45ºC **Control Clínico 07-05-2015**

Complicaciones oftalmológicas

A fines del mes de marzo de 2015 según la paciente notó dificultad en la visión, siendo ésta borrosa al iniciar la lectura, como que las letras se le corren en forma horizontal y luego de unos segundos puede observar las letras con mayor nitidez. Una vez iniciada la lectura si se prolonga nota dolor ocular derecho que se refleja al párpado superior y aumenta al presionar digitalmente el mismo, además el malestar se extiende a la zona frontal y temporal del mismo lado, también refiere ardor de conjuntivas como si tuviera arenilla, además de aumento de lagrimeo.

Ante tal sintomatología se hace consulta con médico oftalmólogo el 22/04/15, que le indica anteojos por padecer también astigmatismo, mejorando con el uso de los mismos la visión, pero poco el ardor, la sensación de arenilla conjuntival y visión borrosa.

Manifiesta que la visión de letras chicas con Anteojos antes del accidente las veía sin dificultad, pero posterior al mismo la visión aún con anteojos es dificultosa.

Trastorno de la marcha: Es disbasica y la paciente lo atribuye al dolor, disminución de la fuerza en su miembro inferior derecho y como que tiene tendencia a desviarse a la derecha, que se interpreta por lo dicho anteriormente

Igualmente manifiesta trastornos de equilibrio, que le suele ocurrir estando parada o al caminar, al estar parada como que la empujan hacia delante o atrás o a los costados. Durante la marcha trata de caminar próximo a la pared o tomada del brazo de su madre con la que sale habitualmente.

Esta sintomatología requiere un análisis profundo para poder determinar el mecanismo, que puede ser producto de SDRC.

Trastorno glandular

Dice notar que a partir del accidente siente la boca más seca, disminución de la saliva y espesamiento de la misma.

En miembro inferior derecho

Refiere sensación de pesadez y a veces como que el pie no lo tiene, o bien puede sentir el mismo muy caliente, pero al tocarse la piel está fría, otro síntoma es la presencia de calambres.

Control clínico 26-05-2015

Cabeza.

Suele tener sensación de vacío o como mareos. Algunas veces estando parada manifiesta la impresión de que la empujan desde adelante, y espontáneamente da unos pasos hacia atrás para mantener el equilibrio y recuperar la posición.

Compromiso oftalmológico

Visión borrosa en ojo derecho después de leer unos instantes y como que las letras se cruzan horizontalmente y después de descansar unos segundos reinicia la lectura.

Cambios en la marcha

Algunas veces, le cuesta iniciar la marcha, siente que la orden mental tarda en llegar a su miembro inferior derecho.

Si bien el dolor aumenta al caminar, manifiesta la sensación de no tener el pie y que apoya los huesos de la pierna en el piso. Además de lo referido, dice tener sensación de pesadez de todo el MID, que aparenta iniciarse en la cadera.

La sensación de temperatura en la pierna y pie tienen variaciones durante las 24 hs, suele estar francamente más fría que el opuesto.

Control clínico 25-06-2015

Examen de la cabeza

Disminución de la sensibilidad superficial al tacto y al dolor con elemento puntiagudo en la piel de todo hemicráneo derecho, al igual que en rostro que se extiende a región, retroauricular. En párpado superior e inferior del ojo derecho, y retroocular, tiene molestias que aumentan a la presión digital sobre el ojo con párpado cerrado.

Examen oftalmológico

Visión doble al aproximar el dedo del observador. A 20 cm se pierde la convergencia.

También se aprecia al examen ligero aumento de la desviación interna del ojo derecho que se interpreta por paresia del recto externo de ese ojo.

Párpado superior del ojo derecho levemente caído (ptosis).

Al presionar ambos ojos sobre el párpado superior, es más sensible el derecho.

La lectura después de unos 30 minutos le produce cansancio visual debiendo descansar unos minutos para retomar la misma, igual situación sucede cuando ve televisión.

Suele tener sensación de vacío al subir escaleras, como que pierde parcialmente la sensación de distancia, que se interpreta producido por paresia de uno de los músculos rectos superior o inferior.

Refiere disminución del lagrimeo del ojo derecho y a veces la sensación de que tiene arenilla en conjuntivas o una pestaña. Dicha sensación la lleva a mirarse al espejo para verificar que realmente no tiene un cuerpo extraño en conjuntivas y se lava los ojos. Suele sentirlo dos o tres veces al día y le dura dos o tres minutos y gradualmente va desapareciendo.

Examen del miembro inferior derecho

Tiene disminución franca de la temperatura a predominio de pie y pierna, observando además color amoratado en pie.

Los movimientos están limitados, a predominio de dedos y tobillo, manifestando franco dolor a la palpación y aún al tacto en cara externa de tobillo (alodinia).

Se observa hipotrofia a predominio de pierna, siendo el diámetro a 15 cm debajo del borde inferior de la rótula, en derecha 36,5 cm y en izquierda 38 cm.

Al examen físico

Se observa edema en tobillo derecho acompañado de aumento en la coloración de la piel del dorso del pie (rubicundez).

A la palpación se percibe la pierna derecha con disminución de la temperatura en comparación con la izquierda.

Al realizar ***movimientos activos***, ***al igual que los pasivos***, manifiesta dolor especialmente los de rodilla y tobillo derechos. Se evidencia limitación funcional:

- **Rodilla derecha:**

  Flexión 90º — Extensión Conservada

- **Tobillo derecho:**

  Flexión dorsal 0º — Flexión plantar 15º

  Inversión — 0º Eversión 0º

Al realizar el examen de la sensibilidad tanto superficial como profunda se evidencia:

Al ***examen digital superficial*** del tobillo derecho, presenta intenso dolor, el cual es desproporcionado en intensidad y duración respecto del estímulo que lo originó (alodinia). En el resto del miembro inferior derecho, la percepción de la palpación superficial manual comparativamente de ambos miembros inferiores se encuentra disminuida en el primero, según la paciente.

A la ***palpación profunda*** se encuentra disminuida la sensación de presión que esta origina del lado afectado en comparación con el contralateral.

Al examen con aguja al raspar la piel, presenta en todo el miembro inferior derecho disminución de la nitidez y de la intensidad de la sensación, excepto en pie y tobillo que es más sensible. Dicha alteración, es decir disminución de nitidez, afecta también hemiabdomen derecho, pectoral, zona superior del tórax, cuello, cuero cabelludo y miembro superior del lado afectado.

La sensación de vibración, se encuentra alterada del lado afectado, percibiéndola solo en el lugar donde se apoya el diapasón. Es normal del lado sano.

En cuanto a la **esfera psíquica,** la paciente se nota afligida, ansiosa y nerviosa por la situación en la que se encuentra, ya que desde el accidente en Julio de 2014 hasta la fecha, continúa con un cuadro tórpido y de evolución crónica y desfavorable. Esto le produce cierta depresión y frustración, ya que siente que ha pasado por todas las sesiones de KFT, día tras día, sin tener mejoría, además de mucho cansancio psicofísico, desilusión e incertidumbre al no saber si se va a reponer de sus dolencias, y sobre todo con mucho dolor físico. También se siente inútil ya que no puede realizar sus tareas habituales, pasa mucho tiempo en su casa, donde tampoco puede ayudar con las tareas del hogar. Esta situación la aleja de su vida laboral habitual, la cual la hacía sentir feliz.

Pruebas complementarias

- ***RMN de Tobillo derecho* (22/08/14)**: Signos degenerativos a nivel tibio- astragalino con pinzamiento articular. A nivel del domo astragalino en el margen superoexterno se observa defecto osteosubcondral hipointenso en ambas secuencias que mide aproximadamente 6mm. Espacios articulares respetados, mencionándose la presencia de leve aumento del líquido articular a nivel tibio- astragalino. Se visualizan leves cambios edematosos a nivel de los tejidos blandos de la región lateral del tobillo y pie.
- ***Rx de Pie derecho* (27/08/14)**: Fractura proximal del 5º metatarsiano.
- ***RMN de Pie derecho* (09/10/14)**: Imagen ovoidea hipointensa en T1 e hiperintensa en T2 en relación a lesión transcondral tipo I. Alteración de la intensidad de

señal de la médula ósea del tercio distal del 5to metatarsiano siendo hipointenso en T1 e hiperintenso en T2 en relación a cambios contusos/edematosos.

- ***RMN de Tobillo derecho* (20/11/14)**: A nivel del margen superior y lateral del domo astragalino es posible identificar cambios en la intensidad de señal de la médula ósea subcortical por la presencia de una imagen ovoide hipointensa en T1 e hiperintensa en T2 que mide aproximadamente 6mm de diámetro mayor en relación a una lesión osteocondral a dicho nivel. Mínimos signos de derrame articular en la articulación tibio-peronea-astragalina sin otros signos de derrame articular evidente. Discretos cambios edematosos del TCS sobre el sector anterior y lateral del tobillo, sin alteraciones evidentes en los demás tejidos blandos de la región.
- ***Gammagrafía ósea de Extremidades inferiores* (12/02/15)**: Gammagrafía ósea de tres fases compatible con Distrofia Simpática Refleja que afecta pié derecho. Se verifica también alteraciones atribuibles al traumatismo previo. (5to Metatarsiano y astrágalo).
- ***RMN de tobillo derecho* (14/04/15)**: Lesión subcondral astragalina en la región lateral peronea del domo, que se manifiesta por cambio quístico subcortical y mínimo edema óseo periférico, abarcando en su conjunto una extensión máxima de 8 mm. Irregularidad cortical con edema óseo en superficies articulares de la astrágalo-calcánea, hacia el sector posterior articular. Difusos cambios de señal en el músculo flexor propio del primer dedo, en su sector distal visualizables, con hiperintensidad en STIR, por fenómenos inflamatorios/edematosos, mencionado similares hallazgos, aunque se evalúan en forma parcial, músculos de la región dorsal del tarso, donde existe además engrosamiento cutáneo.
- ***EMG de MMII* (28/04/15)**: El presente estudio muestra un registro electromiográfico de características neurogénicas, sin signos de denervación actual, y con topografía de lesión sobre raíz de nervio periférico, constituyendo una radiculopatía L5-S1, bilateral, con parcial reinervación a través de colaterales axónicas. El estudio de conducción nerviosa muestra un tiempo de latencia del CPE a nivel del tarso, prolongado en forma bilateral.
- ***Psicodiagnóstico* (21/05/15)**: Resultados

Se observa en entrevista sintomatología:

- Ansiedad
- Debilidad, cansancio
- Disminución de atención y de la concentración, olvidos frecuentes
- Dificultades para dormir
- Síntomas somáticos

Diagnóstico: El patrón conductual (según DSM-IV) de la Sra. Moyano, vinculado con el accidente, se encuadra con un: **Trastorno de ansiedad generalizada, con síntomas depresivos**

***Incapacidad:* Conforme a BARENO, el caso se encuadra en una reacción vivencial anormal con manifestación ansiosa-depresiva, con grado III (incapacidad del 20%).**

Análisis y comentarios

Paciente que como consecuencia del accidente referido, por la magnitud y dinámica del mismo, presenta un Cuadro Clínico Actual con ***repercusiones psico-orgánicas***.

Las primeras, se deben a las manifestaciones de tristeza, ansiedad y depresión además de síntomas ya consignados, compatibles con una RVA grado III.

Las segundas, comprenden las secuelas anátomo-funcionales en las zonas contusionadas: Todo miembro inferior derecho, donde hay importantes limitaciones funcionales y cambios tróficos con lesión osteocondral en articulaciones de tobillo e hipotrofia muscular en músculos de la pierna.

También trastornos vasculares con compromiso del sistema nervioso neurovegetativo con cambios de temperatura, además de alteraciones del sistema nervioso periférico puesto de manifiesto por los trastornos de la sensibilidad ya referidos.

No menos importante es la extensión de la patología respecto a la sensibilidad superficial, que se observa en todo hemicuerpo del lado de la afección inicial, de los cambios oftalmológicos que se han detectado en otros casos con el cuadro clínico del SDRC/DSR.

Sintetizando: además de todo lo detallado en el informe, resulta fundamental hacer un análisis de la evolución clínica que generalmente es crónica y tórpida, con importantes secuelas incapacitantes que se extienden mas allá de la región afectada al momento del accidente y que esta suele ser de poca importancia como ocurrió con la paciente, que se trató de un esguince de tobillo y una fractura del 5to metatarsiano del pie izquierdo.

La evolución ha sido desfavorable con expansión de la sintomatología a todo el hemicuerpo homónimo como se ha detallado en el cuadro clínico, lo que resulta compatible con el **síndrome de distrofia simpática refleja** o dolor regional complejo, donde se describe compromiso del ***sistema neurovegetativo y nervioso somático tanto central como periférico***.

En lo que respecta al ***sistema nervioso somático periférico***, se encuentran afectados los plexos: braquial, cervical y lumbosacro, mientras que en el ***sistema nervioso somático central conjuntamente con el sistema neurovegetativo*** se ha detectado compromiso oftalmológico en la acomodación, por alteración de la vía nerviosa del parasimpático postganglionar (ganglio ciliar) que inervan el esfínter pupilar y el músculo ciliar. Además de paresia de músculos oculares extrínsecos con repercusión en la convergencia.

Después del alta médica de la **ART** ha continuado con asistencia de médico ***especialista en trastornos del dolor*** por medio de la ***Obra Social***.

Conclusión

Teniendo en cuenta la evolución crónica y tórpida de su patología, que deriva en un **Reagravamiento** de la misma, se llega al diagnóstico de "**Síndrome de Dolor Regional complejo SDRC/SDS**", donde la sintomatología se extendió a todo hemicuerpo derecho, lo que es determinante de una incapacidad parcial y permanente del 50.00%, a esta se debe agregar una **Reacción Vivencial Anormal** con un 20.00%.

Por todo lo descripto, se considera que existe una **incapacidad total y permanente del 70.00%** según el siguiente detalle.

INCAPACIDAD	
DIAGNÓSTICO	**PORCENTAJE**
- Distrofia Simpática Refleja	50.00 %
- R.V.A. con manifestación Ansiosa grado III (20 del 50%)	10.00 %
Subtotal	**60.00%**
FACTORES DE PONDERACION	
- Dificultad para tareas habituales (15 del 60%)	9.00%
- Edad 1%	1.00%
Subtotal	**10.00%**
TOTAL DE INCAPACIDAD	**70.00%**

Teniendo en cuenta el cuadro clínico de SDRC y la RVA anteriormente descriptos, le corresponde una incapacidad total y permanente del 70.00%. Pero cuando la incapacidad evaluada en el paciente es mayor al 65.00% con el empleo de factores de ponderación, el reclamo final por las secuelas no debe superar dicho valor.

Partiendo de este concepto, resulta que la paciente presenta una incapacidad parcial y permanente del 65.00%, pero considerando que en Junta Médica de la ART se le otorgó una incapacidad del 13.00%, lo que actualmente se reclama es la diferencia, vale decir, el 52.00% (cincuenta y dos por ciento).

Caso Nª 20

DIAGNOSTICO: SINDROME DE DOLOR REGIONAL COMPLEJO

Paciente de sexo masculino de 49 años, quien refiere que el día **08/03/13** se encontraba arriba de una escalera, a una altura de 3 metros cuando se rompe uno de los peldaños, trata de sostenerse de unos tirantes, pero se vencen por el peso y se golpea con un calefón en la región occipital y lumbar a predominio derecho, para después caer parado apoyando primero el pie derecho, golpeando este con la escalera que había caído primero y unas herramientas, pierde el equilibrio y cae sentado, después golpea toda la espalda en el piso.

Como consecuencia de los hechos: la víctima sufrió traumatismo de columna cervical y lumbosacra, también de miembro inferior derecho a nivel de pie y tobillo.

Trasladan al Centro Médico de la **ART**, donde el médico que lo asiste, solicita RX de tobillo y pie, RNM de tobillo y retropie y TAC de tobillo y pie derechos, además RNM de CLS. Medica con analgésicos e indica fisioterapia y luego otorgan ***alta médica*** el día **23/05/13**.

Al continuar con intensas molestias a nivel de tobillo y pie derechos e imposibilidad de realizar sus tareas laborales, solicitó continuar con tratamiento en la ART.

Fue evaluado por la **Comisión Médica**, con dictamen positivo del día **15/07/13**, se le ***otorgaron prestaciones médicas***, 15 sesiones de fisioterapia a nivel de tobillo derecho. No se le realizó fisioterapia a nivel de columna cervical, lumbosacra, ni tratamiento del dolor, a pesar de que el paciente manifestó en la junta médica el intenso dolor en pie y tobillo con el que convivía cotidianamente. Luego de concluidas las sesiones, se le otorgó el **alta médica definitiva** el día **19/02/14**.

Después del alta, solicitó nuevamente en SRT continuar con prestaciones, cuyo dictamen del día **06/06/14** fue desfavorable para el paciente, ya no se le otorgó más tratamiento.

Exploración física (24/02/2017)

Según el paciente tiene dolor en ***columna cervical***, que aumenta con los movimientos activos y pasivos, a la palpación de músculos paravertebrales y la presión digital sobre las apófisis espinosas, también refiere dolor en músculos supraescapulares bilateral, con irradiación de las molestias a miembros superiores, paresia y parestesias a predominio de mano derecha.

La sensibilidad superficial táctil al igual que al dolor, realizada con aguja, está disminuida del lado derecho, en cuello, miembro superior, tórax, región lumbar, cadera y miembro inferior.

Asimismo refiere dolor en ***columna lumbosacra***, al realizar movimientos de flexo-extensión y de rotación tanto derecha como izquierda, con irradiación de las molestias a miembros inferiores con parestesias a predominio derecho.

Además, dice tener dolor en ***pie y tobillo derechos***, a predominio de región plantar con sensación de ardor y hormigueo en los dos primeros dedos.

Según manifiesta, el dolor es permanente de tipo opresivo, con variaciones de intensidad, y suele despertarse por el dolor, aumenta con los movimientos y con el transcurso del día, se exacerba con el agua fría y caliente, cede levemente con analgésicos (diclofenac forte 75 mg).

Al examen físico: se observa marcha disbásica y edema a nivel del tobillo y antepie, al tocar la región plantar derecha se percibe húmeda, con aumento de la sudoración, no así la del izquierdo.

Hay una disminución de la sensibilidad superficial táctil y de la sensibilidad al dolor, medida con un elemento punzante (aguja) en todo el MID "el paciente dice que de la rodilla derecha para abajo, no siente la pierna". También hay aumento de la sensibilidad profunda, medida con diapasón, comparada con el MII. Además en la evaluación de la sensibilidad profunda, realizada mediante presión digital profunda a nivel de tobillo derecho el paciente manifiesta, intenso dolor, como si "le tocaran el hueso".

Al realizar en forma comparativa la toma de temperatura, no se observa diferencia en ambos miembros inferiores, aunque el paciente manifiesta, "sentir el pie y tobillo derechos más fríos" que el izquierdo (disestesia).

Al realizar movimientos de oposición, para evaluar fuerza muscular, esta se encuentra disminuida en todo el MID (paresia).

Se observa limitación funcional de ***tobillo derecho***: flexión dorsal 15°, flexión plantar 10°, inversión 10°, eversión 5°.

Pruebas complementarias

- ***TAC de tobillo y pie derechos (19/03/13)***: No se identifican signos evidentes de lesiones óseas traumáticas a nivel del tobillo o el pie apreciándose la presencia de una os accesoria ubicada medial y posterior respecto del escafoides tarsiano correspondiente a una os tíbial externo. Resto normal.
- ***RNM de columna lumbosacra (19/03/13)***: Discretos cambios degenerativos tipo Modic I sobre el margen anteroinferior del cuerpo de L2 y anterosuperior del cuerpo L4 y L5. El disco L5-S1 demuestra mínimos cambios degenerativos (deshidratación) manifestada por disminución en su intensidad de señal normal en T2. Se visualiza además sutil desgarro del anillo fibroso en su porción medio- sagital, sin fenómenos herniales asociados. No hay signos de herniaciones o protrusiones discales visibles en los demás niveles.
- ***RNM de tobillo y retropie derechos (12/04/13)***: Se visualiza "os tíbial" externo adyacente al hueso escafoides. Se visualiza además leve alteración en la intensidad de señal en la vaina del tendón del tibial posterior en proyección inframaleolar hasta su inserción a nivel del "os tíbial". Hallazgos compatibles con tenosinovitis. Leve aumento del líquido en bursa retroastragalina. Se observa leve aumento del líquido en la vaina de los tendones peroneos laterales, sugerente de incipiente tenosinovitis. Incipientes cambios degenerativos en región dorsal de la articulación astrágalo-escafoidea. No se observan alteraciones en las articulaciones tibio-peronéo-astragalina, subastragalina ni calcáneo-cuboidea. Resto de los tendones flexores y extensores de los dedos sin particularidades. Leves cambios edematosos en tejidos blandos por delante del tendón de Aquiles. Resto normal.
- ***RX de pie derecho (09/05/13):*** Núcleo óseo aislado a nivel de escafoides plantar. Interlineas articulares conservadas.
- ***RX de CLS (09/05/13)***: Vértebra transicional lumbosacra. Espondilosis. Espacios discales conservados.
- ***RX de CC (25/06/14)***: Rectificación de la lordosis cervical.
- ***RX de pie y tobillos comparativos (05/10/14)***: Se observa descalcificación en pie derecho a nivel de Tercio distal y epífisis de metatarsianos. Además de imagen compatible con fractura de escafoides tarciano derecho. Tobillo: no muestra lesiones osteoarticulares. Espolón plantal de calcáneo.
- ***EMG de los cuatro miembros (11/12/14)***: Trazado neurogénico levemente alterado en miembro superior e inferior derechos que, por su sintomatología clínica y examen neurológico resulta compatible con distrofia simpática refleja.

Análisis y comentarios

De acuerdo a los hechos descriptos y como consecuencia del accidente que sufriera, el paciente presenta traumatismo de pie y tobillo derecho, también de columna cervical y lumbosacra que ha tenido una evolución desfavorable, con casi un año de tratamiento por parte de la ART, y sin mejoría de la sintomatología.

Debemos tener en cuenta

El accidente consistió en caída de altura, con esguince de tobillo derecho aparentemente leve, pero no respondió al tratamiento realizado, cuya sintomatología principal es el ***dolor prácticamente permanente*** aún en reposo, con importante limitación funcional en MID, situación que le impide trabajar y realizar actividades como su higiene personal y la de vestirse, necesitando ayuda de terceros.

Según el paciente, el dolor en ningún momento cede por completo, ni aún bajo efecto de la medicación.

Además, luego del accidente fue despedido de su trabajo, por lo que no cuenta con ***Obra Social***, y si bien asistió a ***médico particular***, quien le solicitó un centellograma óseo de miembro inferior derecho, no se lo puedo realizar por dificultades económicas.

Vale decir, que lleva más de un año sin poder trabajar y el cuadro clínico ha tenido y tiene una evolución tórpida y crónica, ya que desde su comienzo se encuentra en tratamiento y no ha experimentado mejoría, donde la ***sintomatología*** ampliamente detallada, como lo manifestado por el paciente y los ***signos*** existentes no fueron detectados por los profesionales que lo asistieron por la ART, tampoco por aquellos médicos derivados por la Comisión Médica, como fueron, el médico neurólogo y psicóloga. **Evidentemente no tuvieron en cuenta la sintomatología y los signos que hacen al diagnóstico de Distrofia Simpática Refleja.**

La DSR, es una enfermedad compleja, comúnmente de diagnóstico tardío y evolución tórpida. Suele aparecer después de un traumatismo, ya sea leve como un esguince o más grave cuando se trata de una fractura.

La localización de la sintomatología inicial, es en el lugar del traumatismo, que puede ser en distintas partes del cuerpo tales como: ***mano y muñeca*** (por herida en palma de mano, fractura de muñeca, fractura de metacarpiano), ***esguince de rodilla***, ***traumatismo de cadera***, ***esguince de tobillo***, etc.

El **dolor** habitual se describe como tipo quemante o urente, asociado a rigidez muscular o articular, sensación de edema, trastornos en la sudoración local y alteraciones de la sensibilidad como alodinia térmica, hiperalgesia y disestesias y es frecuente encontrar eritema localizado en esta (***primera fase***). Con el tiempo el dolor se intensifica (***segunda fase***), la alodinia térmica es mayor, aparece edema de la extremidad, con cambios en la coloración de la misma (palidez o cianosis) y severa restricción de los arcos de movimiento articular correspondientes. Posteriormente (***tercera fase***) aparece atrofia muscular por desuso, atrofia de la dermis y epidermis y contracturas musculares. Si el tratamiento no se inicia precozmente, el cuadro clínico evoluciona casi inevitablemente a la cronicidad grave.

En 1989 la American Association for Hand Surgery aceptó un trabajo de consenso acerca de la ***nomenclatura y clasificación*** de esta entidad; la International Pain Nomenclature Group introdujo en 1996 el término "Síndrome de Dolor Regional Complejo" (complex regional pain síndrome, CRPS en inglés y SDRC en español). La DSR se engloba dentro del SDRC.

Así pues, el SDRC abarca una variedad de estados álgicos postraumáticos que aparecen de forma regional y que exceden en grado y duración el dolor esperable para el traumatismo desencadenante. Algunos autores proponen que la Fibromialgia sea considerada también una forma de SDRC.

El término más empleado ha seguido siendo el de Distrofia Simpática Refleja.

¿Cuál es el papel del Simpático en éste fenómeno doloroso?. La experiencia clínica ha demostrado que el Simpático puede ser el responsable de mantener y perpetuar ciertos síndromes dolorosos crónicos, particularmente aquellos en que el dolor mejora o desaparece al efectuar un bloqueo simpático.

Cabe hacer algunas observaciones sobre el Cuadro Clínico:

Al referirse al examen de la sensibilidad superficial cabe establecer que en una primera etapa el dolor superficial suele ser muy intenso, pudiendo aparecer al mínimo roce aún con la ropa, a lo que se agrega franca parestesia con sensación de corriente (alodimia).

En una segunda etapa los síntomas de sensibilidad superficial se hacen menos intenso, que es lo descripto en el examen del paciente.

No obstante lo dicho, los pacientes se quejan de intenso dolor prácticamente las 24hs del día, dificultándoles además el sueño. Dicho dolor les toma todos los planos de los tejidos más profundos, lo que se comprueba a la palpación o presión profunda.

También ocurre en el SDRC compromiso que se extiende a todo el miembro afectado, hasta en algunos casos a todo el hemicuerpo homónimo.

Conclusión

Por todo lo analizado, se puede establecer que el paciente presenta un cuadro clínico compatible con ***Distrofia Simpática Refleja, Cervicobraquialgia y lumbalgia Post traumática.*** Por lo que se considera que existe una incapacidad **parcial, permanente y definitiva del 61.50%**. La incapacidad referida se detalla a continuación:

INCAPACIDAD	
DIAGNÓSTICO	**PORCENTAJE**
Distrofia Simpática Refleja con limitación funcional de tobillo derecho.	40.00%
Cervicobraquialgia con alteraciones clínicas yRadiográficas. (15 del 60%)	9.00%
Lumbalgia postraumática con RX y RNM patológica. (10 del 60%)	6.00%
Subtotal	**55.00%**
FACTORES DE PONDERACIÓN	
Dificultad para tareas habituales (10 del 55%)	5.50%
Edad 1.00%	1.00%
Subtotal	**6.50%**
TOTAL DE INCAPACIDAD	**61.50%**

Caso Nª 21

DIAGNOSTICO: SINDROME DE DOLOR REGIONAL COMPLEJO

Paciente de sexo femenino de 51 años de edad, quien refiere que el día **12/08/01** siendo las 13,30 hs. aproximadamente y encontrándose en su trabajo (Poder Judicial de la Provincia) donde se desenvolvía como jueza y en momentos de pararse de la silla que ocupaba y dirigirse a otro escritorio tropieza con unos cables que se encontraban en el piso, correspondientes a la computadora, al engancharse el pie derecho pierdo el equilibrio y se cae al piso, notando en forma inmediata, fuerte dolor en cara posterior de la rodilla derecha, previo haber rotado en valgo la rodilla, y le ayudan a incorporarse pero después de media hora de cumplir algunas tareas y ante el intenso dolor existente decide ir al Instituto Radiológico, donde le hicieron un estudio radiográfico de rodilla, no detectando lesiones óseas traumáticas e inmediatamente es trasladada a su domicilio, y ya su miembro inferior se encontraba en actitud de flexión. Al día siguiente ante la persistencia del dolor e impotencia funcional consultó en Clínica Traumatologica con un médico traumatólogo quien después de examinarla le solicitó una RNM, diagnosticado "ruptura meniscal e hidrartrosis" y le medican con desinflamatórios, debiendo hacer reposo absoluto por el dolor existente y la dificultad en la movilidad de la rodilla. Ante tal circunstancia y la dificultad para movilizarse decide hacer interconsulta en su domicilio con distintos profesionales traumatólogos, y todos recomendaron la cirugía.

El día **05/09/04** fue intervenida quirúrgicamente, mediante técnica artroscópica con extirpación de meniscos y es dada de alta hospitalaria el día siguiente. A la semana le aplican una férula y a los 15 días comenzó con rehabilitación, pero el dolor existente después de la cirugía era intenso y tenía franca limitación de los movimientos a pesar del tratamiento kinesico durante tres meses; no pudiendo apoyar el pie derecho y debía movilizarse en silla de ruedas y aún en su domicilio requería de la ayuda de terceros para su higiene personal.

Aproximadamente a los dos meses de ocurrido el accidente comenzó con edema de rodilla y sudoración, además de estar muy sensible al dolor que no le permitía el apoyo de ropa de Cama. El día **28/11/04** es derivada por la ART al especialista del dolor, previo diagnosticar el médico auditor de la ART el síndrome de SUDECK, encontrando hipotrofia muscula: y limitación de la movilidad en rodilla.. El profesional solicita interconsulta en Buenos Aires con médico traumatólogo especialista en miembros inferiores, quien le examinó en el Instituto Argentino de Diagnóstico y Tratamiento, (llevando un informe médico con el diagnostico de Distrofia Simpática Refleja en Primer Fase Dicho profesional hace el mismo diagnóstico y le informa que se debió al accidente sufrido. A partir de entonces comenzó con rivotril, tratamiento en base a (calcitonina, inderal, morfina, progesterona e infiltración intraarticular de Hialart). También se hicieron consulta con médicos especialistas en tratamiento del dolor.

Exploración física (22/03/2005)

Según la paciente tiene dolor permanente prácticamente las 24 horas aún en reposo en cama, aunque le produce un alivio parcial a pesar del tratamiento. El movilizarse lo hace con ayuda de terceros puesto que no puede hacerlo sola, y con el uso de muletas.

Examen físico de miembro inferior derecho: se encuentra en actitud de flexión a nivel de rodilla, hipotrofia muscular del cuadriceps, donde la flexión es de 110° y y déficit de extensión de 10°. Con importante paresia (disminución de fuerza) que no le permite movilizar en forma activa pierna, ni aun la movilidad a nivel de la cadera. En cadera la flexión dorsal pasiva es de 140°. En tobillo la flexión dorsal es de 110° y 70° la flexión plantar. Estando la paciente en bipedestación se observa escoliosis en columna dorso Lumbar de convexidad derecha y le dificulta permanecer en bipedestación, y la marcha es muy dificultosa requiriendo del uso de muletas y ayuda de terceros.

Pruebas complementarias

1) Densitometría (27/12/01) osteopenia importante en columna Iurnbar y moderada en fémur proximal.
2) Centelleo grama óseo (08/08/02) aumento de concentración del trazador en rodilla derecha con características de procesos osteartrósicos.
3) Informe psicológico (07/01/03) Depresión
4) RNM (14/08/01) Rotura grado III del cuerno posterior de menisco interno. Rótula ligeramente lateral, con disminución de espacio fémoro patelar externo Hidrartrosis retro- patelar e intra articular.
5) RX de rodilla (22/10/01) Incipiente osteofitos tibio femorales marginales osteopenia en región condílea de fémur y proyección de rótula
6) RNM (26/II/01) Cambio de señal de médula ósea en ambos cóndilos femorales y rótula.
7) Centellografía ósea de Cuerpo entero (30/11/02) "Aumento de concentración del trazado en rodilla derecha .
8) RNM (24/01/02) de rodilla derecha: Indemnidad de ambos meniscos, ligamentos cruzados y Colaterales; bursitis perirotuliana 'Hidrartrosis mínima.
9) RX de pie y tobillo derecho (28/02/02): Osteopenia, estrechez de imágenes lacunares subcondrales metatarso falángicas 1er dedo.
10) Rx de muñeca (04/03/02) Desmineralización ósea, esclerosis de borde superior de radio, imagen lacunar de carpo, menor altura de interlínea carpiana.
11) Ecografía de rodilla (19/07/02) Engrosamiento sinovial sin evidencia de colecciones líquidas.
12) RX de rodilla derecha (26/08/02) Disminución de trama ósea, imágenes lacunares femorales y rotulianas, irregularidad de superficie articular, mayor disminución de densidad ósea que en las del (30/11/01).
13) Centelleografía Ósea de cuerpo entero (27/08/02).

Análisis y comentarios

Paciente de 51 años de edad que como consecuencia del accidente laboral que sufriera en el mes de Agosto del 2001, presentó lesión menisco de su rodilla derecha que motivara la intervención quirúrgica, pero a partir de entonces su evolución fue torpida y desfavorable debido a la aparición de un Cuadro Clínico conocido como: Distrofia Simpática Refleja . La distrofia simpática refleja o algodistrofia es un síndrome plurietiológico caracterizado por un proceso regional vasodilatación y estasis, seguido por vasoconstricción y atrofia, que se traduce clínicamente una fase de manifestaciones seudoinflamatorias y otra de manifestaciones atróficas y distróficas. La afección se localiza en una sola región articular o en varias (múltiple o politópica). Aunque su patogenia no se conoce, se relaciona con un proceso vascular de origen simpático. A menudo se asocia a factores locales (traumatismos, neuropatías centrales o periféricas y otros), con factores generales (diabetes, alcoholismo, barbitúricos y otros).

Las localizaciones más frecuentes ‘son las extremidades superiores (síndrome hombro—mano) y el pie (síndrome de Sudeck) , pero puede presentarse también en la rodilla y en la cadera. El síndrome de Sudeck habitualmente de origen traumático. El cuadro clínico es superponible al descrito por la mano. En la rodilla los signos cutáneos son poco frecuentes; se manifiestan por dolor y a veces por un discreto derrame sinovial de características no inflamatorias. La distrofia simpática refleja u osteoporosis transitoria de la cadera se expresa por un síndrome de cadera indiferenciable clínicamente de otras etiologías. Aunque la distrofia simpática refleja suele remitir espontáneamente, se pueden administrar analgésicos y calcitonina, glucocorticoides o bloquadores beta en la primera fase. En la fase atrófica puede ser útil la movilización articular suave. En casos muy resistentes de hombro—rnano y de Sudeck se puede realizar un bloqueo del, simpático y, en situaciones muy especiales, una simpatectomía. Dicho síndrome como se puede apreciar en el caso que nos ocupa se encuentra en la “Fase Atrófica” donde cabe destacar que además de la existencia de síntomas y signos de dicha patología a nivel de la rodilla, originado una repercusión general por su incapacidad funcional en miembro inferior derecho que impide la movilización, activa y pasiva, y necesita del uso de muletas y ayuda de terceras personas, lo que lleva a una inactividad casi total, y por lo tanto al no uso de sus facultades físicas y ese desuso se traduce en hipotrofia o atrofia de sus tejidos y musculo-articular. Lo dicho es evidente si tenemos en cuenta el resultado de los estudios complementarios. Como: osteopenia según la densitometría y RX de rodilla, de pie, tobillos y de muñecas además de lo observado al examen físico donde en columna dorsalumbar existe una escoliosis que actualmente es compensadora y que posteriormente producirá deformación de los cuerpos vertebrales que tomaran forma de cuñas, de no mediar la curación de su enfermedad, lo que resulta difícil de acuerdo a la evolución crónica y desfavorable de la misma, donde existe asimetría pelviana producida por el trastorno anatomo-funcional del miembro inferior comprometido.

También cabe resaltar que además de la disminución de la movilidad activa y pasiva de la rodilla, existe reducción de fuerza muscular a nivel de la pierna con repercusión en muslo que dificulta la movilidad de la cadera en forma activa y aun pasiva y a que al intentarlo manualmente le origina intenso dolor. Lo detallado debe de tenerse en cuenta al momento de la determinación del grado de incapacidad, y como se puede apreciar no nos podemos limitar taxativamente a la repercusión de la enfermedad en rodilla y a la Reacción Vivencial Anormal Neurótica. Por el contrario debe considerar la insuficiencia anatomo-funcional de todo su miembro inferior derecho, que es motivo de incapacidad laborativa de la solicitante en forma total y permanente, al igual que el realizar actividad hogareña, aún con dificultad para su higiene personal y necesitando de ayuda de muletas y en algunas de terceras personas.

Al respecto la Comisión Médica N°4 de la SRT el día (25/01/03) le Diagnosticó: limitación funcional del miembro inferior derecho-Lesión grado III de menisco interno de rodilla. Distrofia Simpática refleja (algoneurodistrafia) de miembro inferior derecho y Reacción Vivencial Anormal post-traumática Grado III. Determinando una **incapacidad de carácter provisorio del 50,50%**

Mientras que la Comisión Médica Central de la SRT el día (26/05/03) Diagnostica: Menisectomía de rodilla derecha. Distrofia Simpática Refleja (Sudeck) de miembro inferior derecho y Reacción Vivencial post-traumática grado II. Determinando una **incapacidad de 52,38%, permanente y provisoria.**

Sintetizando y hecho un análisis de todo lo expuesto, lo aportado por la solicitante, informes de la Comisión Médica N 4 de la Superintendencia de la AFJP, de los estudios complementarios y el examen médico realizado a la paciente se puede considerar que su incapacidad psicofísica se extiende más allá de la RVAN, de la menisectomía y síndrome simpático reflejo, sino que por el contrario la repercusión compromete todo su miembro inferior derecho, además de la sintomatología a nivel de columna dorsolumbar con pronunciada escoliosis debido a la basculación pelviana secundaria a la patología de su miembro inferior derecho, a lo que debernos agregar la osteopenia en tobillo, rodilla-fémur- columna dorsolumbar y muñecas como se puede apreciar en estudios complementarios. A todo lo detallado debemos agregar la perdida de las piezas dentarias en arcada superior como consecuencia de la poli medicación necesaria para la lesión original. También se hace constar que la paciente continúa en tratamiento con médicos en Buenos Aires y ha consultado en centros de la especialidad en E.E.U.U. de Norteamérica. Por todo lo dicho considero que su Cuadro Clínico Actual es el siguiente.

DIAGNOSTICO: Limitación funcional del miembro inferior derecho.

1- Menisectomía rodilla derecha 06.00%

2- Distrofia Simpática refleja (atrofia de Sudeck) 42.00%

Cadera:			
Flexión:	30°-5%	Extensión:	20°-1%
Abducción:	30°-2%	Aducción:	20°-0%
Rotación-externa:	30°-2%	Rotación-interna:	30°-1%
Rodilla:			
Flexión:	40°-16%	Extensión:	10°-10%
Tobillo:			
Flexión-dorsal:	15°-1%	Flexión-plantar :	30°-2%
Inversión:	20°-1%	Eversión:	10°-1%

3- Reacción vivencial Depresiva anormal grado II.5.2%

Conclusiones

La paciente sufrió accidente de trabajo el día **13/08/01**, que le generó: Limitación funcional del miembro inferior derecho secuelar a ruptura menisco interno de rodilla derecha y posterior distrofia simpática refleja (algoneurodistrofia); Reacción Vivencial depresiva anormal actualmente en evolución

Secundariamente y debido a la insuficiencia funcional de miembro inferior derecho, y a la existencia de paresia y franco dolor ha limitado los movimientos articulares en rodilla también en tobillo y cadera ha motivado que la marcha este muy comprometida, requiriendo del uso de muletas y por momentos de la ayuda de terceras personas, determinando basculación de una repercusión en columna dorso lumbar con escoliosis y limitación de los movimientos y reducción importante de su actividad física, originando secundariamente hipotrofia muscular en miembro inferior comprometido, evidenciándose además en zonas glúteas, donde cabe remarcar descalcificación que aún se extiende a columna dorsolumbar generándole una **Incapacidad Laborativa Parcial Permanente PROVISORIA del Sesenta y cinco con treinta por ciento (65.30%)** de acuerdo a la Tabla de Evaluación de Incapacidades Laborativa, Dto. 659/96, Ley Nº 24557.

PRESTACIONES DE ESPECIE: corresponde continuar con prestaciones médica y fisiokínesicas.

CONTINGENCIAS: Accidente de trabajo.

INCAPACIDAD	
DIAGNÓSTICO	**PORCENTAJE**
- Limitación funcional de miembro inferior derecho - eacción vivencial anormal grado II (10 del 52.00%) Miembro Superior Hábil: Derecho **Subtotal**	**48.00%** **5.20%** **50.50%**
FACTORES DE PONDERACION a) Factor de Tipo de actividad Grado de dificultad para realización de las tareas habituales: (El 20.00% del 53.50%) **Subtotal** b) Factor de las posibilidades de reubicación laboral: Recalificación: no amerita c) Factor edad de trabajadora: años: 49 , correspondiendo 01,50% **Subtotal**	**10, 64%** **1, 50%**
El Total de Incapacidad Laboral resultante es de 65,34% (SESENTA Y CINCO CON TREINTA Y CUATRO CENTESIMAS POR CIENTO).	

Caso Nª 22

DIAGNOSTICO:
SINDROME DE DOLOR REGIONAL COMPLEJO

Paciente de sexo femenino de 45 años de edad, quien se desempeña como Preventora de la Municipalidad de Ciudad de Mendoza y refiere que el día **22/09/13** alrededor de la 01:30 horas, se encontraba cerrando unos portones de emergencia en la Nave Cultural, ubicada en Calle Vendimiadores s/n de Ciudad. Al unir sus hojas metálicas y corredizas, estas le aprietan la ***mano derecha***, ***especialmente a nivel del quinto dedo***.

Como consecuencia del accidente, la víctima sufre fuerte traumatismo de mano derecha con ***fractura en 5to dedo***, seguido de ***intenso dolor***, ***edema*** y ***limitación funcional***.

Asiste en el lugar del hecho, médico del Servicio de Emergencias, quien coloca analgésicos por vía intramuscular y traslada a un Hospital Privado, donde recibe atención médica por medio de la **Aseguradora**. Allí es atendida por guardia, le realizan Rx de mano derecha, medican con antiinflamatorios orales e indican reposo.

Al día siguiente, al continuar con intenso dolor, regresa al hospital, le repiten la Rx de mano derecha y diagnostican **fractura de tercio proximal de la primer falange del quinto dedo de mano derecha**. Colocan yeso y medican con antiinflamatorios por vía intravenosa.

En los siguientes controles, examina médico traumatólogo, le indica reposo y aines.

El día **23/10/13** retiran el yeso, continúa inmovilizada con férula e inicia tratamiento fisioquinésico.

Completa 20 sesiones de KFT y el día **10/12/13, *recibe el alta médica*, con incapacidad.**

Durante el tratamiento realizado por la aseguradora, su evolución no fue favorable y gradualmente tanto en 5º dedo como en el 4º y 3º fueron presentando retracción en flexión, con franca reducción de movilidad tanto activa como pasiva y el dolor se hizo permanente, ***cediendo*** en ***forma parcial*** con la administración de ***analgésicos-desinflamatorios.***

Ante tal situación y por encontrarse de ***alta médica*** en la aseguradora, decide continuar tratamiento con médico particular por medio de su ***Obra Social***, le ***solicita Rx de mano derecha***, ***EMG de MMSS*** con VCM y LSD, ***Centellograma*** óseo de manos y ***Psicodiagnóstico***, los cuales resultaran **patológicos,** pero por las características de la patología no experimenta mejoría. También deriva para interconsulta con ***psiquiatra***.

A través de **Junta Médica en la Aseguradora,** se le otorgó el día **16/01/14,** una **incapacidad del 12.00%** por fractura de tercio proximal de primera falange de 5to dedo y limitación funcional. La misma **no fue aceptada por la paciente**.

Ante esta situación, sumado a la persistencia del dolor y molestias (para entonces ya tenía comprometidos los tres últimos dedos con retracción en flexión, trastornos tróficos de tejidos blandos y franca reducción de movilidad activa y pasiva), solicita intervención de la aseguradora. Es citada a Junta Médica el 04/04/14, donde dictaminan que continúe en tratamiento el 28/04/14.

Reingresan e indican KFT. Recibe nuevamente el ***alta médica*** por la aseguradora el día **29/05/14 con incapacidad**.

A través de **Junta Médica**, el día **14/07/14** se le otorga el **31.60%** de incapacidad por fractura de tercio proximal de primera falange de 5to dedo y limitación funcional, en actitud de flexión del 5° dedo, además del 4° y 3° con importante compromiso de tejidos blandos. La misma **no fue aceptada por la paciente**.

En el mes de **octubre de 2014,** inicia ***tratamiento psiquiátrico***, con diagnóstico de depresión. Se adjunta certificado.

Al continuar con síntomas y presentar evolución desfavorable del cuadro, se le dictamina a través de Comisión Médica, el día **24/10/14**, ***el segundo reingreso*** para continuar tratamiento.

Otorgan el ***alta médica definitiva*** el **11/11/14**, con incapacidad.

El día **23 de febrero de 2015,** se determina una **incapacidad definitiva, parcial y permanente del 49.00%,** con diagnóstico de limitación funcional del 3º, 4º y 5º dedos de mano derecha, ***la cual fue aceptada por la paciente***.

Exploración física (03/06/2016):

La patología que afecta a la pacinte por las características de la misma, la cronicidad, lo invalidante para sus actividades laborales, tareas del hogar, aún para su higiene personal y vestimenta, han determinado manifestaciones psico- orgánicas.

Las primeras, consisten en ansiedad y angustia, depresión, cambio de carácter e irritabilidad determinadas por las complicaciones detallas anteriormente.

Las segundas, consisten en las manifestaciones anátomofuncionales a nivel de miembro superior derecho a predominio de mano y extensión de los síntomas a todo el hemicuerpo homolateral.

En ***mano derecha,*** la paciente refiere **dolor** permanente, principalmente en los tres últimos dedos, de carácter urente, opresivo, sordo y punzante por momentos. Aumenta con los movimientos activos y pasivos. ***Irradia hacia*** la ***muñeca*** y el ***resto del miembro superior*** con intensidad decreciente conforme se acerca al hombro. Con regularidad, presenta ***sensación pulsátil***, molesta en la cara palmar de ***tercer y cuarto dedo***, la cual ***coincide con latido cardiaco*** y ***aumenta por la noche*** dificultándole conciliar el sueño.

Manifiesta ***sensación de adormecimiento*** (parestesias), por momentos refiere que "***no siente***" la mano, muñeca y antebrazo y en ocasiones presenta ***sensación de presión*** y ***calor*** de la misma zona. En general nota ***disminución*** de la ***sensibilidad*** para diferentes estímulos, como ***calor***, ***frío*** o el ***roce*** con diferentes objetos. Incluso ha sufrido quemaduras debido a que no siente el dolor al exponerse a objetos calientes.

Refiere falta de fuerza en todo el hemicuerpo derecho, con sensación de ***fatiga*** y ***cansancio*** al realizar tareas de esfuerzo leve y moderado. En varias ocasiones se ***ha caído*** al caminar sobre ***terrenos irregulares***, a causa de esta ***falta de fuerza***, también nota que durante la ***marcha debe esforzarse para mantener la dirección***, ya que tiende a ***desviarse hacia la derecha***.

Frecuentemente siente que aumenta la temperatura en la mano, no confirma este aumento al tocar la piel de la zona con su mano sana, como si fuera en la profundidad de sus tejidos y no al tacto. Al ponerse un vendaje para proteger su mano lesionada, no lo soporta debido a la sensación de la presión que este le causa, la cual es desproporcionada respecto de la tensión real que produce la venda.

Al examen físico, se observa la mano en actitud de flexión, a excepción de las articulaciones metacarpofalángicas de los dos últimos dedos, por retracción de los tejidos blandos, acompañada de importantes trastornos tróficos.

Al explorar la **sensibilidad**, manifiesta dolor a la ***palpación superficial*** de los tres últimos dedos y la mano. En el resto de MSD, la nitidez de la sensación superficial es menor que en el miembro sano, lo mismo ocurre en todo el hemicuerpo derecho.

La ***palpación profunda*** de la mano derecha le origina fuerte dolor, pero en el ***resto del miembro superior*** y ***hemicuerpo homónimo*** el ***dolor*** es ***tipo sordo*** y de ***menor intensidad respecto del lado sano***, donde además es más nítido, también nota que del lado derecho la ***sensación de presión perdura por más tiempo*** (hiperpatía). Tanto el ***pinchado*** como el ***raspado*** son mejor distinguidos en lado sano. Al igual que la ***sensación vibratoria***. Esta diferencia en la percepción de los estímulos se extiende al resto del hemicuerpo derecho.

Al explorar la ***movilización activa y pasiva***, la fuerza se encuentra disminuida en todos los movimientos del MSD, especialmente en la mano y tres últimos dedos. También se observa **limitación funcional,** la cual es mas notoria en los tres últimos dedos

Dedo meñique derecho:

AMCF: Actitud en hiperextensión

- FLEXIÓN 45° - EXTENSIÓN 0°

AIFP: Actitud en flexión. Anquilosis

- FLEXIÓN 90° - EXTENSIÓN 90°

AIFD: Actitud en flexión. Anquilosis

- FLEXIÓN 65° - EXTENSIÓN 65°

Dedo anular:

AMCF: Actitud en hiperextensión

- FLEXIÓN 70° - EXTENSIÓN 0°

AIFP: Actitud en flexión

- FLEXIÓN NORMAL -EXTENSIÓN 85°

AIFD

- FLEXIÓN 70° - EXTENSIÓN 60°

Dedo medio:

AMCF

- FLEXIÓN 85° - EXTENSIÓN NORMAL

AIFP

- FLEXIÓN NORMAL - EXTENSIÓN 75°

AIFD

- FLEXIÓN 75º - EXTENSIÓN 50º

Dedo índice:

AMCF:

- FLEXIÓN 70º - EXTENSIÓN CONSERVADA

AIFP:

- FLEXIÓN 90º - EXTENSIÓN 30º

AIFD

- FLEXIÓN 70º - EXTENSIÓN 10º

No menos llamativo e importante, es el examen oftalmológico, el cual se encuentra alterado, al igual que en otros pacientes que sufren cuadros clínicos de SDRC. El mismo consiste en ***visión borrosa*** que se advierte en el ***lado afectado*** (ojo derecho) dicha alteración predomina en la ***visión de cerca***. Presentando visión uniocular mejor en el lado sano (ojo izquierdo).

En el ***ojo derecho*** además, se observa ***irritación conjuntival***, acompañado de ***dolor pulsátil y ardor***. El mismo es ***intermitente*** y ***predomina en la noche***.

Presenta ***dificultad*** para la ***lectura***, al ***iniciarla*** e intentar ***distinguir las letras***, las mismas ***parecen moverse*** tanto horizontal como verticalmente, ***después de insistir en la focalización logra diferenciarlas***, al ***cambiar de una línea de lectura a otra le cuesta volver a enfocar***, consigue leer pero al cabo de unos minutos presenta cansancio visual (***astenopia***). Se observa también ***aumento del lagrimeo*** en ojo derecho. Lo mismo le ocurre al mirar televisión

En cuanto a la **esfera psíquica,** manifiesta ansiedad, angustia, nerviosismo, al relatar los hechos, se nota afligida y preocupada por la situación que atraviesa actualmente. Manifiesta dificultad para conciliar el sueño, frecuentemente se despierta sobresaltada por sueños displacenteros relacionados con el hecho. Se siente insegura al realizar esfuerzos con la mano derecha, especialmente al hacer las tareas del hogar, prácticamente no puede utilizar su mano derecha, debido al intenso dolor que le ocasiona hacerlo. Presenta sentimientos de frustración al no poder realizar sus actividades habituales, lo cual le genera cambio de humor y de carácter, interfiriendo con sus relaciones, tanto familiares como con su círculo social.

Pruebas complementarias

- ***Rx de mano derecha (23/10/13)***: Se observa ***fractura sin desplazamiento*** y con angulamiento anterior en ***1º falange del dedo meñique***.
- ***EMG de MMSS con VCM y LSD (12/02/14)***: ***Silencio eléctrico en reposo***, a ***esfuerzo mínimo*** se ven PUMs de amplitud y duración levemente aumentadas y a esfuerzo máximo el ***reclutamiento resulta deficitario***, intermedio pobre distal derecho en área correspondiente a rama dorsal cutánea del nervio cubital con signos actuales de ***reinervación***. ***Conclusión:*** Trazado ***electromiográfico neuro-***

génico distal de ***miembro superior derecho*** en territorio suplido por ***rama dorsal cutánea*** de ***nervio cubital*** de probable ***etiología compresiva.***

- ***Rx de mano derecha* (21/06/14)**: ***Fractura antigua*** en ***quinto metacarpiano*** y ***primera falange*** del ***dedo meñique***. Dedo ***medio***, ***anular*** y ***meñique en garra***.
- ***Centellograma óseo de manos* (04/07/14)**: En el análisis localizado de manos se observa moderado incremento del flujo sanguíneo, pool vascular e hipercaptación difusa del trazador en las pequeñas articulaciones de la mano y muñeca derecha, correspondiente a Síndrome de Sudeck.
- ***Psicodiagnóstico* (30/09/14)**: Se observa en entrevista sintomatología:
  - Debilidad física
  - Nerviosismo
  - Problemas para dormir
  - Pérdida de apetito, deseo sexual
  - Aislamiento social
  - Estados depresivos

  Diagnóstico: El patrón conductual (según DSM-IV) de la Sra. Oviedo, vinculado con el accidente, se encuadra con un:

  - F33.x Trastorno depresivo mayor, recidivante (296.3x)

  Incapacidad: Conforme a BAREMO (S.R.T.) Decreto 659/96, el caso se encuadra en una Reacción Vivencial Anormal con manifestación depresiva, con Grado III(incapacidad del 20%).
- ***Rx de ambas manos y muñecas* (01/12/14)**: MANOS: Dedos en garra en mano derecha. ***Descalcificación de estructuras óseas. Disminución*** de los ***espacios articulares*** interfalángicos y metacarpo-falángicos.
- ***Informe Médico Oftalmológico* (26/11/15)**: Biometría sin particularidad, solo ***mal film lagrimal***, realizo ***test de Schirmer patológico***. Doy además de refracción, lagrimas artificiales.

Análisis y comentarios

Paciente que, como consecuencia del accidente referido, ha tenido una evolución tórpida y desfavorable a pesar del tratamiento realizado y donde gradualmente los ***tres dedos referidos*** han ido sufriendo ***limitación a los movimientos activos y pasivos***, con ***intensa repercusión neurológica***, ***vascular*** e ***hipotrofia*** con ***retracción de tejidos blandos*** en cara palmar hasta llegar a la ***anquilosis*** en actitud viciosa con ***paresia y parestesias***. Los ***trastornos de sensibilidad superficial y profunda*** se extienden desde la mano a todo el miembro superior, al igual que el dolor, ***sintomatología que resulta compatible con cuadro de Distrofia Simpática Refleja o Síndrome de Dolor Regional Complejo (SDRC/DSR).***

Respecto al diagnóstico de **Distrofia Simpática Refleja**, además de lo ya detallado, existen síntomas y signos que hacen a dicho cuadro, tales como:

Dolor, que se localiza en el ***lugar de la lesión original*** (fractura de falange proximal de 5to dedo), pero se ***irradia*** a ***zonas continuas*** y hasta en un 70% ***puede irradiarse*** a ***áreas distantes no contiguas***, sin un patrón neuropático, sin seguir la zona de inervación de un dermatoma. Puede ***diseminarse en espejo, como en extremidad contralateral sana***. El carácter del mismo puede ser urente o quemante, además con sensación de edema, disestesias, cambios de coloración en la piel (palidez o cianosis), por trastornos vasomotores que se reflejan como sensación de calor o frio.

La **atrofia muscular** puede deberse al desuso y seguramente al compromiso de nervios periféricos y sus ramas, especialmente las del Sistema Simpático, lo que afectaría también al tono vascular y el flujo sanguíneo, causando cambios de temperatura, coloración, edema (en las primeras etapas), alteración de la sudoración, llevando finalmente a la atrofia de la dermis y epidermis. Dicha atrofia se manifiesta por la retracción aponeurótica o tendinosa, compromiso muscular y articulaciones (con limitación de movimientos), seguidos de rigidez.

Debido a la evolución crónica, suele observarse desmineralización ósea con rarefacción trabecular. El estudio radiológico puede arrojar un 80% de osteopenia, pero posterior a la clínica.

La gammagrafía con Tecnecio difosfonato puede dar patología en un 60% de casos, pero la especificidad de la prueba es del 97%. Cuando es positiva, en pacientes que tienen clínica compatible con dicho cuadro.

La RNM da hiperemia transitoria y edema medular óseo en formas precoces, pero es una prueba inespecífica.

En el caso que nos ocupa cabe hacer el diagnóstico diferencial con cuadros de:

A-**Tenosinovitis estenosante** (dedo en resorte). Esta patología se caracteriza por la tensión excesiva de tendones flexores que pueden estar engrosados, determinando bloqueo del tendón durante la flexión de cualquiera de los dedos de la mano.

La diferencia con el SDRC, es que la sintomatología se localiza en la mano en uno o más dedos, sin extensión a otras zonas.

B-**Tenosinovitis de Quervain.** Dicha afección compromete con más frecuencia el lado extensor de la muñeca, con tumefacción o estenosis de la vaina tendinosa del primer compartimento dorsal, que rodea tendones extensor corto y abductor largo del pulgar. Suele darse en personas que presentan:

a- Uno o más tendones anormales adicionales en el compartimento.

b- Un tabique en el compartimento que separa y estrecha el espacio correspondiente a los tendones extensor corto y abductor largo del pulgar.

Esta tenosinovitis da lugar a una constricción de los tendones en un movimiento de deslizamiento en el interior de la vaina. Es más frecuente en personas que hacen movimientos repetitivos del pulgar. La paciente refiere tumefacción y dolor en región de apófisis estiloides radial.

C-**Enfermedad de Dupuytren:** Existe contractura o retracción de la fascia palmar.

El proceso se inicia con una proliferación de fibroblastos y producción excesiva de colágeno tipo III con formación de cordones y nódulos en la dermis y piel.

Los nódulos suelen ser indoloros y se localizan en la proximidad del surco palmar distal en lado cubital de la mano. También pueden producirse en otras regiones como en los dedos y aparición de contractura progresiva en flexión de uno o más dedos en la articulación metacarpofalángica y aún interfalángica proximal. Se afecta con más frecuencia el dedo anular, le sigue el meñique, medio, pulgar e índice.

Sintetizando: por todo lo detallado y haciendo un análisis de las patologías descriptas permite observar las diferencias según se ha descripto, donde la tendinitis de la mano y muñeca que comprenden la ***Tenosinovitis estenosante***,

Tenosinovitis de Quervain y la ***Enfermedad de Dupuytren***, tienen una ***localización que se limita a la mano***, e***xcepto la Enfermedad de Dupuytren*** que puede tener un compromiso concomitante con ***fascia plantar*** y fascia del pene en menos del 3%. Mientras que DSR, se puede extender por contigüidad o no y comprometer áreas distantes.

Análisis del cuadro clínico de SDRC/DSR:

En el caso que nos ocupa, cabe resaltar algunos signos, síntomas y conceptos que hacen al SDRC/DSR tales como:

I) Trastornos oftalmológicos

La paciente tiene ***sensación de arenilla en conjuntivas*** de ojo derecho y ***enrojecimiento*** de las mismas, la ***visión borrosa*** al mirar de cerca, ***sensación de movimiento de las letras*** al mirar un texto, como que se deslizan de forma horizontal.

La visión con el ojo izquierdo es aisladamente mejor que la del ojo derecho y que la visión binocular.

El ***subir y bajar escaleras lo hace con dificultad***, como que ***no*** puede ***calcular la distancia entre escalones***.

Siente molestias a la luz solar. Se observa además ***alteración en la secreción lagrimal***, con sensación de ojo seco.

Ante dicha sintomatología acompañé a la paciente al médico oftalmólogo (**26/11/15**), que confirmó la sintomatología detallada. Se adjunta Ficha de Consulta.

Al examen, el ***test de Schirmer*** resultó patológico. Dicho profesional le indicó uso de anteojos, principalmente para la dificultad en la visión de cerca, y además lagrimas artificiales

Llama la atención la sintomatología oftalmológica en el cuadro de SDRC/DSR, dicha sintomatología es observada en 19 de 23 pacientes examinados, donde suelen presentar además ***paresia de músculos oculares extrínsecos.***

Lo dicho se interpreta por ***disfunción del sistema neurovegetativo*** (parasimpático) con r***epercusión en la acomodación*** y en menos proporción de ***paresia de los músculos extrínsecos*** cuya inervación que llegan a la cavidad orbitaria por el tercer par craneal.

II) Trastornos de la sensibilidad

La ***sensibilidad superficial táctil y termoalgésica***, se encuentran ***disminuidas en hemicuerpo derecho***, a ***predominio del miembro superior*** y según la paciente, se ha quemado con algún objeto caliente y no lo ha percibido. También dice tener sensación de adormecimiento en el rostro.

III) Disminución de fuerza en hemicuerpo derecho

La paciente refiere que, suele caerse en algunas ocasiones al caminar, y con sensación que el terreno es irregular. Además durante la marcha tiene que hacer esfuerzo para mantener la dirección correcta, porque nota que se desvía hacia el lado derecho, lo que se interpreta por la paresia existente.

IV) Complicaciones neurológicas

En el cuadro de SDRC/DSR, según surge del examen clínico, la sintomatología, la evolución crónica de la patología, la presencia de dolor y alteración de la sensibilidad, tanto superficial como profunda, además de lo descripto en las complicaciones oftalmológicas; surge que existe compromiso de:

A) Sistema Nervioso Periférico (SNP): la paciente manifiesta la alteración de la visión, donde se observa en algunos pacientes paresia de músculos extrínsecos del ojo (tercer par craneal). Ademas, afecta tanto la transmisión sensitiva como motora, lo cual se manifiesta con los síntomas de parestesia y paresia antes descriptos, que afecta a todo el hemicuerpo derecho por compromiso del plexo cervical, braquial y lumbosacro.

B) Sistema Nervioso Autónomo (SNA): con alteración tanto en la división simpática: con trastornos vasomotores, lo cual para algunos autores seria el comienzo de la complicación de una lesión que da origen al síndrome de SDRC/DSR y el motivo de la cronicidad de la misma. En cuanto a la división parasimpática, se manifiesta en el cuadro oftalmológico, con alteración de la acomodación y ojo seco.

V) Complicaciones psicológicas

Como consecuencia del accidente y su evolución desfavorable, ha desarrollado un cuadro de Reacción Vivencial Anormal "R.V.A."

Conclusión

Aquí cabe tener en cuenta dos aspectos como:

Primero: se hace constar que en **Junta Médica,** se le consideró una incapacidad del **49.00%, por limitación funcional del 3°, 4° y 5° dedos de la mano derecha**, según Dictamen de Homologación con fecha **23/02/15,** que fue aceptada por la paciente.

Segundo: teniendo en cuenta la evolución crónica y tórpida de su patología, que deriva en un Reagravamiento de la misma, llegando al diagnóstico de "**Síndrome de Dolor Regional Complejo SDRC/DSR**", que se inicia en el lugar de la lesión (5º dedo mano derecha) extendiéndose a todo el hemicuerpo como se ha detallado en el presente informe, cabe resaltar las distintas complicaciones: I- trastornos oftalmológicos, II- trastornos de la sensibilidad, III- disminución de fuerza en hemicuerpo derecho, IV- complicaciones neurológicas, V- complicaciones psicológicas compatibles con "RVA grado III". A todo esto, cabe agregar la incapacidad que corresponde por la limitación funcional de mano derecha, lo cual es determinante de una incapacidad del **91.56%**, según se detalla más adelante.

La determinación de la incapacidad del cuadro del SDRC/DSR no está consignado en los Baremos médicos, por lo que se toma en cuenta la **definición genérica referida específicamente al daño corporal,** diversas organizaciones de carácter eminentemente médico, como la American Medical Association, cuyo comité de expertos para la Evaluación Médica de Menoscabos Físico de esta asociación determinó en el año 1956, que la valoración del daño corporal es **"la apreciación de la naturaleza y alcance de la enfermedad o lesión del paciente en cuanto que ha afectado o alterado el estado anterior de la persona".**

Esta aplicación o alteración del lesionado debe consistir en **"una anormalidad anatómica con disminución funcional que permanezca después de una rehabilitación llevada a cabo al máximo y cuya anormalidad con disminución funcional considera el médico como estable o progresiva en el momento de la evaluación".**

INCAPACIDAD	
DIAGNÓSTICO	**PORCENTAJE**
- Incapacidad de base (Limitación funcional de mano derecha) - Incapacidad por reagravamiento 38.00%(Distrofia Simpática Refleja de inicio en mano derecha por fractura del 5º dedo. Que luego compromete todo el hemicuerpo homónimo, como esta descripto en el presente informe. Según los puntos I-II-III-IV y VAdemás "RVA grado III") - Mano hábil (5 del 75%)	37.00% 3.75%
Subtotal	**78.75%**
FACTORES DE PONDERACIÓN - Dificultad para tareas habituales (15 del 78.75%) - Edad 1%	 11.81% 1.00%
Subtotal	**12.81%**
TOTAL DE INCAPACIDAD	**91.56%**

Por lo tanto, resulta que la paciente presenta una incapacidad total, permanente y definitiva del 91.56%, pero considerando que en Junta Médica se le otorgó una incapacidad del 49.00%, lo que actualmente se reclama es la diferencia, vale decir, el 42.56% (Cuarenta y dos con cincuenta y seis por ciento).

Caso Nª 23

DIAGNOSTICO: REAGRAVAMIENTO SINDROME DE DOLOR REGIONAL COMPLEJO

Paciente masculino de 52 años de edad, quien se desempeñaba como Operario en la Empresa "La Campagnola". Según refiere, el día **18/03/2013** siendo las 14:30 horas aproximadamente, mientras se encontraba trabajando con una máquina que utilizaba habitualmente, dos rodillos de esta le comprimen la mano derecha.

Como consecuencia del accidente: sufrió traumatismo de mano derecha, es trasladado al médico traumatólogo, por medio de la ***ART***. Se le solicita Radiografía de Mano Derecha, que no mostró trazos fracturarios. Además, receta analgésicos-antiinflamatorios e indica 25 sesiones de Fisioterapia.

Le otorgan el ***Alta Médica*** el día **15/04/2013** con incapacidad. Pero ante la persistencia de sintomatología, que le impedía su normal desempeño laboral, es ***Reingresado*** a la ***ART***, el **17/04/2013**, para recibir prestaciones de Traumatología y Ortopedia, además 25 sesiones de fisioterapia.

El día **02/06/2013**, se le otorga el ***Alta Médica***, con secuelas y es citado a Junta médica el **24/06/2013**, donde se le otorga el 6.50% de incapacidad, por "Traumatismo severo de mano derecha por aplastamiento, con compromiso del tendón extensor del dedo índice en hombre diestro". El paciente, no acepta la misma y el día **12/08/2013** solicita la intervención de la Superintendencia de Riesgos del Trabajo (SRT).

Según ***Dictamen de Comisión Médica*** del **18/10/2013,** se decide el ***Reingreso*** a la ***ART*** para recibir prestaciones, por la persistencia de sintomatología y estudios médicos patológicos.

Luego de realizar tratamiento fisioterápico, le otorgan el ***Alta Médica*** el día

20/12/2013 con incapacidad.

El día **23/01/2014**, es citado a ***Junta Médica en la ART*** y se le solicita Centellograma óseo.

Por medio de ***Junta médica*** del día **15/05/2014**, se le otorga el 47.00% de incapacidad, aceptada por el paciente. La cual no fue homologada y es

Reingresado a la ***ART*** el **29/05/2014**, para recibir nuevamente prestaciones. Estas consistieron en sesiones de Fisioterapia y Bloqueos ganglionares del plexo nervioso simpático.

El día **26/09/2014** se le otorga el ***Alta Médica definitiva***, con incapacidad.

A través de ***Junta Médica en ART*** el **20/10/2014**, se le otorga el **47.50%** de incapacidad por: "*Traumatismo por aplastamiento de Mano derecha con limitación Funcional de los cinco dedos*". Confirmada según dictamen de homologación con fecha **25/11/2014**, emitida por la *Superintendencia de Riesgos del Trabajo* (**SRT**), delegación San Rafael.

Durante el tratamiento realizado por ***ART***, su evolución no fue favorable y gradualmente presentó reducción de la movilidad, tanto activa como pasiva de Mano y todo Miembro Superior Derecho. El dolor se hizo permanente, cediendo en forma parcial con la administración de analgésicos.

Por encontrarse con diversas ***Altas Médicas*** en la ART, continuó en tratamiento con médico de la ***Obra Social***, pero por las características de la patología no experimentó mejoría.

Ante tal situación, de persistencia de dolor y limitación funcional, así como también los repetidos Reingresos para recibir tratamiento y la evolución tórpida, causaron que su estado de ánimo empeorara.

Por medio de su ***Obra Social***, ante la presencia de Trastorno en el Estado de Ánimo, fue evaluado por especialista. Se le indicó realizar Psicodiagnóstico y tratamiento Psiquiátrico, con el que continúa actualmente (ansiolíticos). Se adjuntan certificados de Psiquiatra.

Exploración física (31/07/2015)

La patología que afecta al paciente, por las características de la misma, la cronicidad, lo invalidante para sus actividades laborales, las propias de su hogar y aún para su higiene personal y vestimenta, han provocado manifestaciones psico-orgánicas.

Las primeras consisten en ansiedad y angustia, depresión, cambio de carácter e irritabilidad, determinadas por las complicaciones detalladas anteriormente.

Las segundas, consisten en las manifestaciones anátomo-funcionales a nivel de miembro superior derecho a predominio de mano.

En miembro superior derecho, el paciente refiere tener disminución de fuerza (paresia) en los movimientos de los dedos, muñeca, codo y hombro. También sensación de adormecimiento, como si no sintiera la muñeca y antebrazo.

Además, refiere sensación de presión u opresión en miembro superior derecho como si tuviera colocada una venda ajustada.

Igualmente llama la atención que la sensación de aumento o disminución de la temperatura no siempre la confirma al tocar la piel de la zona afectada con su mano sana, sino que suele ser normal. Lo que se interpreta, es que el cambio real es en todos los planos, aún los profundos del miembro afectado.

En **mano derecha,** el paciente refiere dolor a movimientos activos y pasivos, los cuales presentan marcada limitación funcional. También refiere adormecimiento (parestesias) y disminución de la fuerza (paresia), que se irradia a todo miembro superior homónimo, así como disminución de la sensibilidad superficial táctil y también al frio y al calor. La sensibilidad profunda se encuentra disminuida al examen con el diapasón. Pero a la presión digital con energía en ambos miembros simultáneamente, el dolor es más intenso en el lado enfermo.

Cabe aclarar, que cuando se le realizó el primer bloqueo ganglionar, el paciente manifestó pérdida parcial de la voz, acompañado de disfagia, náuseas, mareos, caída del párpado de ojo izquierdo, alteración del equilibrio con desviación en la marcha hacia el lado derecho e intenso dolor en todo su MSD, esta signo- sintomatología perduró 3 días aproximadamente. En el segundo bloqueo el paciente manifiesta la misma sintomatología, pero la diferencia es que el dolor cedió de tres a cuatro días la intensidad.

Se visualiza caído el hombro derecho con respecto al contra lateral, como así también se observa edematizado todo el miembro superior derecho a predominio de la mano (Fig 6.5.1)

Pruebas complementarias

- ***EMG de Miembros Superiores (27/01/14)***: ***Informe***: Silencio eléctrico en reposo, a esfuerzo mínimo se ven PUMs de amplitud y duración conservadas y a esfuerzo máximo el reclutamiento resulta levemente deficitario sin signos actuales de denervación ni reinervación. ***Conclusión***: Trazado electromiográfico Neurogénico distal derecho con leve alteración de reclutamiento, compatible con

D.S.R por clínica y anamnesis.

- ***Psicodiagnóstico (15/01/2015)***: Según DSM-IV: *Trastorno de Ansiedad Generalizada, con síntoma de estrés postraumático.* Conforme a Baremo, se encuadra en una Reacción Vivencial Anormal (RVA) con Manifestación ansiosa- depresiva, con grado II.

Análisis y comentarios

De acuerdo a los hechos descriptos, el paciente presenta como consecuencia directa del accidente sufrido y sobre la base del cuadro clínico ya mencionado: **1-Sindrome de Dolor Regional Complejo (SDRC) 2-RVA con manifestación ansiosa-depresiva, con grado II**.

En las reiteradas oportunidades en que fue Reingresado para recibir tratamiento, tuvo ***Evolución Desfavorable y Tórpida***.

Posterior al alta médica por la ART, el paciente continuó en tratamiento por la persistencia de la sintomatología, más aún, con agravamiento a nivel de su miembro superior derecho y extensión a todo hemicuerpo homónimo, donde se ha detectado: trastorno de la sensibilidad táctil, termoalgésica y profunda, al igual que trastornos motores.

Gradualmente todo el MSD, especialmente la mano, ha ido sufriendo limitación a los movimientos activos y pasivos. Con intensa repercusión neurológica, con paresia y parestesias, donde los trastornos de sensibilidad superficial y profunda se extienden desde la mano a todo el miembro superior, al igual que el dolor, lo que resulta compatible con cuadro de ***Distrofia Simpática Refleja***.

Respecto al diagnóstico de Distrofia Simpática Refleja, además de lo ya detallado, existen síntomas y signos que hacen a dicho cuadro, tales como:

Trastornos tróficos de la piel, con exquisita sensibilidad, aún al mínimo roce (alodinia) con trastornos vasomotores permanentes que se reflejan como sensación de calor o frio (Fig 6.5.2)

El dolor se localiza en el lugar de la lesión original, pero se irradia a zonas contiguas y a distancia. El dolor lo expresa como urente o quemante, además con sensación de edema, disestesias, cambios de coloración en la piel (palidez o cianosis) (Fig 6.5.3).

En el caso que nos ocupa se detecta trastornos de la Sensibilidad Superficial y Profunda en todo el miembro superior derecho (MSD), en región supraescapular, supraclavicular y cara lateral del cuello. Igualmente existe disminución de fuerza (paresia) a la oposición de los movimientos de dedos, muñeca, codo y hombro.

La sensibilidad táctil: al estímulo de la piel con la yema de los dedos o algodón está disminuida en todo el hemicuerpo derecho.

La sensibilidad al dolor mediante el uso de alfiler, igualmente está disminuida al raspar o pinchar en lado derecho. Lo dicho se detecta también en el rostro, lo mismo que en el cuero cabelludo.

La sensibilidad profunda mediante el uso del diapasón es más marcada del lado izquierdo, mientras que al provocar dolor mediante la presión digital profunda, revela más intensidad del lado derecho.

Respecto a los trastornos motores, consisten en disminución de fuerza muscular a la oposición de los movimientos tanto en miembro superior derecho como en miembro inferior derecho en comparación con los contralaterales.

Lo dicho surge por compromiso de plexos cervicales y lumbosacros, al igual que de nervios intersticiales, esto último se observa en la disminución de reflejos abdominales del lado derecho y de la sensibilidad en piel de todo el tronco del lado derecho.

No menos importante es la observación de hipotrofia muscular en cintura escapular del lado derecho, además de miembro superior homónimo, por lo que se anexa imagen fotográfica tomada en la fecha.

En la evaluación del día **09/06/2015,** se han observado síntomas y signos con algunos cambios respecto al cuadro clínico inicial a nivel sensitivo y motor que pareciera contradictorio, pero esos cambios aparecen en el transcurso de la evolución. Lo dicho se detecta en muchos pacientes que sufren del "SDRC"

Conclusión

Se hace constar, que en ***Junta Médica de la ART***, se le otorgó una Incapacidad parcial y permanente del **47.50%,** por "*Traumatismo por aplastamiento de Mano derecha con limitación funcional de los cinco dedos*", confirmada según Dictamen de Homologación con fecha **25/11/2014**, emitida por la *Superintendencia de Riesgos del Trabajo* (**SRT**), delegación San Rafael, aceptada por el paciente.

Teniendo en cuenta la evolución crónica y tórpida de su patología, que deriva en un ***Reagravamiento*** de la misma, se llega al diagnóstico de "Síndrome de Dolor Regional complejo SDRC/SDS", donde la sintomatología se extendió a todo hemicuerpo derecho, lo que es determinante de una **incapacidad parcial y permanente del 60.00%,** a esta se debe agregar la complicación en la esfera psíquica que corresponde a la **RVA con 10.00%.**

INCAPACIDAD	
DIAGNÓSTICO	**PORCENTAJE**
DIAGNÓSTICOPORCENTAJE	
Síndrome de Dolor Regional Complejo "SDRC"	60.00%
Reacción Vivencial Anormal (10 del 40%)	4.00%
Subtotal	**64.00%**
FACTORES DE PONDERACIÓN	
Dificultad para tareas habituales (10 del 64%)	6.40%
Edad (1%)	1.00%
Subtotal	**7.40%**
TOTAL DE INCAPACIDAD	**71.40%**

Teniendo en cuenta el cuadro clínico de SDRC y la RVA, le corresponde una incapacidad parcial y permanente del 71.40%.

Pero como se le adjudicó en Junta médica de la ART una incapacidad del 47.50%, se reclama la diferencia, que es del 23.90%.

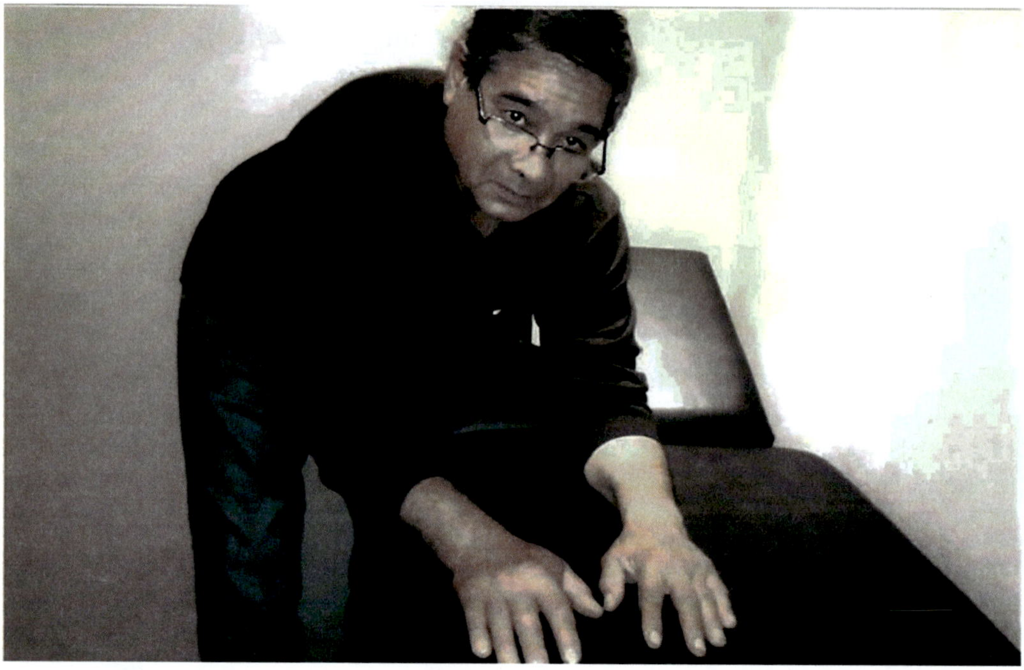

Fig 6.5.1 – se observa edematizado todo el miembro superior derecho a predominio de la mano.

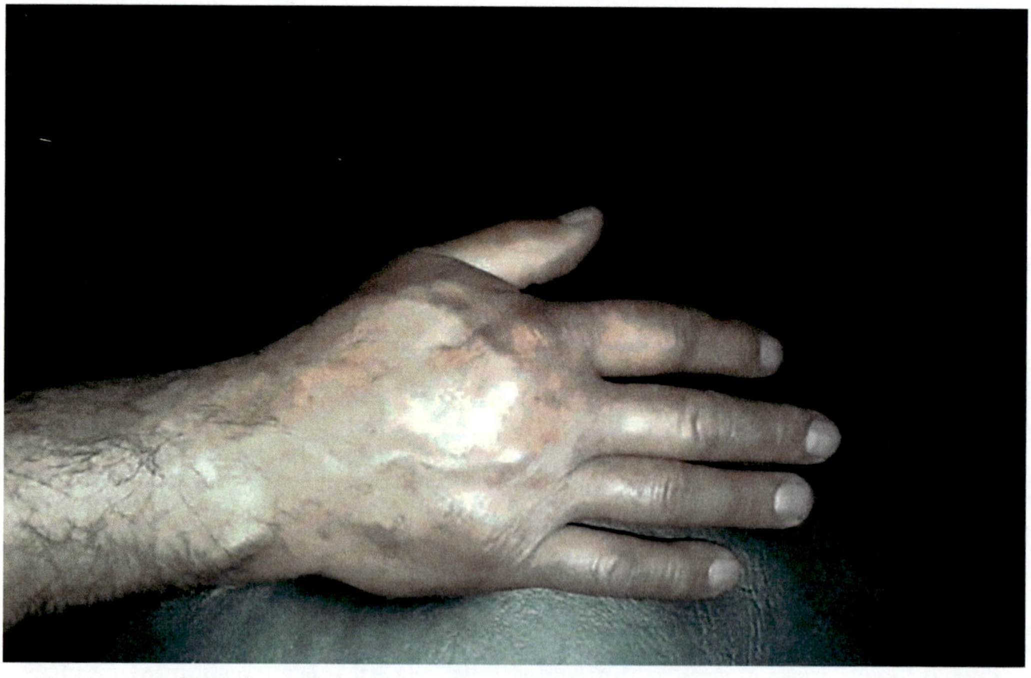

Fig 6.4.6 – Se observa los cambios de coloración, signos de hiperemia y edematizacion de la mano derecha..

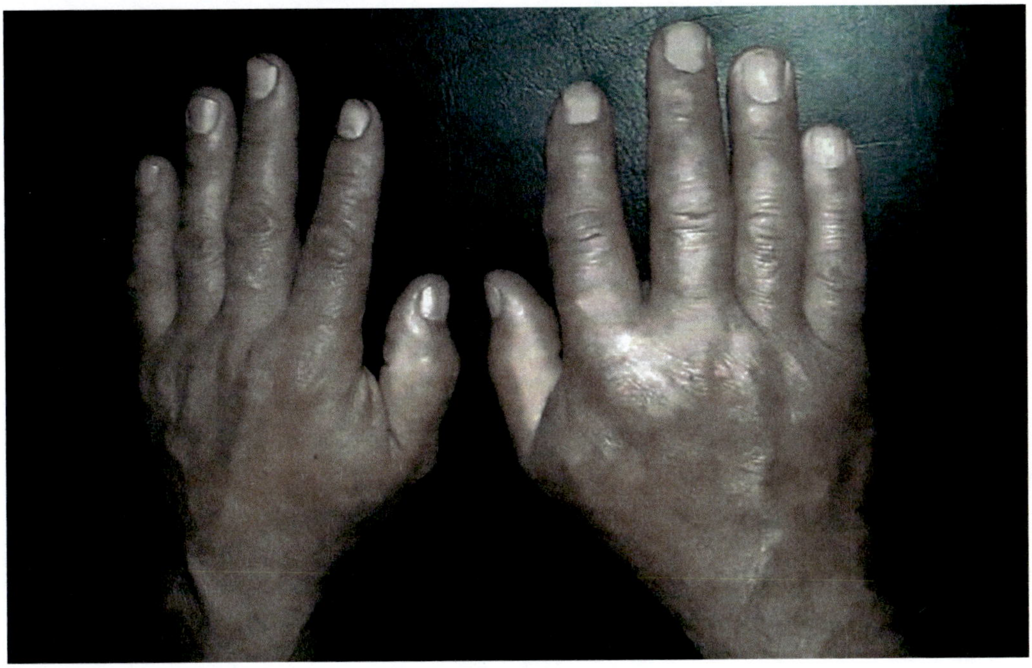

Fig 6.5.3 – Se observan importantes cambios en la piel, clara edematización de la mano derecha sin Godet. La piel se ve brillosa, seca y caliente en comparación con la mano izquierda.

Caso Nª 24

DIAGNOSTICO: SINDROME DE DOLOR REGIONAL COMPLEJO

Paciente femenino de 40 años, que se desempeña como Personal de Limpieza en un Hospital. Según refiere el día **23/12/11** aproximadamente a las 17:00 hs, estaba realizando tareas de limpieza en el Servicio de Hemoterapia (ubicado en el segundo piso) cuando personal del hospital accidentalmente atraviesa la camilla por encima del primer dedo del pie izquierdo y es en ese momento cuando gira la rodilla izquierda en el intento de sacar el pie. Sintió inmediatamente intenso dolor.

Como consecuencia de los hechos: la víctima sufrió traumatismo de miembro inferior izquierdo a nivel de Rodilla y hallux.

Fue asistida en Clínica prestadora de la aseguradora, donde realizan Radiografía de pie izquierdo. Posteriormente el mèdico traumatolgo, le solicita Centelleografía ósea, RMN y Ecografía de rodilla izquierda. Además, indican 40 sesiones de FKT para el tratamiento de un Esquince de Rodilla.

La paciente sigue con intensa sintomatología en MII por lo que consulta por ***ART*** al especialista del dolor, quien trata farmacológicamente con AINE y opiáceos. En consultas posteriores diagnostica Distrofia muscular de rodilla izquierda y continúa con el tratamiento.

La paciente consulta por ***ART*** al Especialista en Psiquiatría, que medica con Clonagin (clonazepam) y Atenix (sertralina).

El día **19/09/12** es intervenida quirúrgicamente, por medio de la ***ART***, de rodilla izquierda no detectando patología meniscal sino la ruptura de la capa sinovial. Posteriormente se le diagnostica una Sinovitis Aguda de rodilla izquierda y es tratada con corticoides.

En el mes Noviembre del mismo año, el médico traumatólogo tratante solicita a la paciente una RMN de tobillo izquierdo que resulta patológica y es tratada con sesiones de FKT.

En el mes de **diciembre del 2012** se hace bloqueo ganglionar lumbar, que le alivio tres meses.

El día **26/12/12** en Hospital Militar, el Especialista en dolor, realiza ***bloqueo ganglionar simpático lumbar izquierdo*** para tratamiento del dolor, le alivio tres días.

El día **16/01/15** hacen bloqueo ganglionar lumbar usando además radioterapia, el alivio a los 10 días del tratamiento no lo ha presentado

Al día de la fecha ha realizado 200 sesiones de FKT y 60 sesiones de Hidroterapia aproximadamente.

Exploración física (05/02/2013)

La paciente refiere dolor continuo en rodilla izquierda de característica punzante que se exacerba con la bipedestación y la marcha prolongada, acompañado de edema que compromete pierna y pie izquierdos. Por momentos son evidentes los cambios de color hacia la rubicundez y el aumento de temperatura. Además presenta dificultad para la marcha, por el dolor y la imposibilidad de realizar la extensión completa, así como también para subir escaleras y adoptar posición de cuclillas. El dolor, edema y los cambios de coloración como de temperatura se han visto atenuados por el bloqueo ganglionar realizado.

Al examen físico presenta en rodilla izquierda piel seca con edema, hidrartrosis leve y aumento notable de la sensibilidad táctil. La circunferencia del muslo medida a nivel del borde superior de la rótula es de 44 cm el derecho, 46 cm el izquierdo y a 10 cm del borde superior de la rotula es de 47.5 cm el derecho, 46 cm el izquierdo. Limitación de los movimientos de extensión (25°) y flexión (80°). Las maniobras de bostezos y cajón anterior y posterior no se realizan por el intenso dolor que refiere. El tobillo se encuentra edematizado y limitado en sus movimientos: flexión plantar (40°), flexión dorsal (0°), eversión (20°), inversión (20°).

Control clínico 19/01/15

Refiere cefalea a predominio parieto-occipital izquierdo que aparece esporádicamente en forma de intensas puntadas, que le duran unos segundos.

Además se observa al examen trastornos de la sensibilidad superficial táctil y al estímulo doloroso con aguja, en hemicara izquierda, cara lateral del cuello del mismo lado, en hemicuerpo que se refleja a la palpación de mama y de parrilla costal al igual que en la piel.

En miembro superior izquierdo se detecta al examen mediante aposición disminución de fuerza y se observa hipotrofia muscular.

En región glútea muslo y pierna tiene franca hipotrofia muscular, al igual que paresia y parestesia que le dificulta la marcha normal.

En cuanto a la esfera psíquica, la paciente se nota muy afligida como consecuencia de las secuelas psicológicas por haber sufrido accidente laboral generando sentimientos de baja autoestima y de dependencia, además de ansiedad intensa, pánicos, miedos e inseguridad.

Control clínico realizado el día **02/09/2014** se han observado cambios que se detallan:

Miembro Superior Izquierdo (MSI): Persiste con dolor, sensación de pesadez, menos fuerza y parestesia. Le cuesta sostener objetos con su mano izquierda aun de poco peso. Cuando realiza algunas tareas hogareñas, habitualmente las hace con su mano derecha y su miembro superior izquierdo que es el afectado, y a los efectos de disminuir las molestias tales como dolor, pesadez y cansancio ubica la mano dentro del bolsillo de una prenda (ej: campera). También dice presentar temblor en su mano izquierda en cualquier momento ya sea teniéndola quieta o al hacer movimiento. Otro síntoma a tener en cuanta es que cuando camina tiene tendencia a desviar su marcha hacia el lado izquierdo y para contrarrestar dicho trastorno hace un esfuerzo de su cuerpo para normalizar la misma. Dicho esfuerzo le origina dolor y cansancio de su hemicuerpo izquierdo a predominio de miembro inferior homónimo.

Pruebas complementarias

- ***RMN rodilla izquierda* (28/12/11):** El menisco interno muestra un trazo lineal hiperintenso que no toma contacto con la superficie articular a nivel del cuerno posterior, compatible con lesión meniscal Grado II.

  El ligamento cruzado anterior muestra engrosamiento y alteración de su señal de intensidad en toda su extensión, a predominio de su inserción femoral, compatible con cambios inflamatorios intersticiales crónicos.
- ***Ecografía de Rodilla izquierda* (31/01/12*):*** Acentuada hipoecogenicidad del tejido celular subcutáneo periarticular a predominio lateral interno en relación a cambios edematosos inflamatorios.
- ***RMN rodilla izquierda* (25/02/12):** Menisco interno muestra ligera hiperintensidad en el cuerno posterior compatible con degeneración hialina. Articulación femoropatelar muestra ligera adelgazamiento del cartílago retropatelar.
- ***RMN rodilla izquierda* (19/04/12):** Ligamento cruzado anterior engrosado y heterogéneo sugerente de injuria fibrilar difusa. Desgarro del cuerno posterior y cuerpo del menisco interno. Degeneración hialina grado II del menisco externo. Rótula con áreas de condromalacia grado III en ambas facetas articulares.

- ***Psicodiagnóstico (DSM IV) (21/06/12):*** Trastorno de Ansiedad Generalizada con síntomas depresivos y somáticos (Reacción Vivencial Anormal con manifestación ansiosa, con Grado III).
- ***RMN tobillo izquierdo (23/11/12):*** Leve hiperintensidad difusa en T2 en tejidos blandos perimaleolares internos en relación a cambios inflamatorios.

Análisis y comentarios

Paciente que como consecuencia del accidente referido, por la magnitud y la dinámica del mismo fue determinante de un Cuadro Clínico Actual con ***repercusión psicoorgánica***.

Las primeras se deben a las manifestaciones de ansiedad, pánico, miedo e inseguridad, además de síntomas ya consignados, compatibles con **Reacción Vivencial Anormal con manifestación ansiosa grado III.**

Las segundas comprenden las secuelas anátomo-funcionales en las zonas contusionadas:

1- Rodilla izquierda, con limitación funcional. 2- Tobillo izquierdo, con limitación funcional.

3- SDRC: con afectación de todo hemicuerpo izquierdo comprometiendo tanto el sistema nervioso simpático, al igual que el plexo lumbosacro, cervical y braquial.

Conclusión

Por todo lo detallado se considera que existe una **incapacidad parcial ypermanente del 70.00%.**

Caso Nª 25

DIAGNOSTICO: REAGRAVAMIENTO SINDROME DE DOLOR REGIONAL COMPLEJO

Paciente femenino de 25 años de edad, quien trabajaba en el Área de Fraccionamiento de una Bodega. Refiere que el día **22/04/2013**, siendo las 14:00 horas aproximadamente, se encontraba en la Bodega, arriba de un acoplado, donde se encuentran las máquinas de fraccionamiento, cuando accidentalmente introduce el pie izquierdo en una hendidura del piso, pierde el equilibrio y cae, golpeando fuertemente en muslo y región Lumbosacra.

Como consecuencia del accidente: la víctima sufrió traumatismo en Columna Lumbosacra y hematoma en tercio medio de Muslo izquierdo, cara externa.

Es asistida en el Hospital Regional, donde permanece internada por 48 horas, realizan drenaje del hematoma. Luego del alta hospitalaria, continuó tratamiento en consultorios de la ***ART***, asistida por médico traumatólogo, quien medica con gel (Cervep) y comprimidos de Antiinflamatorio enzimático (Serrapeptasa 10mg, Danzen forte), además indica fisioterapia. En siguientes controles, el médico tratante solicitó otros estudios complementarios, como RMI de Miembros inferiores, (**24/04/2013**), de Muslo (**06/06/2013**) y finalmente ecografía de Muslo izquierdo (**10/07/2013**).

La paciente completó un total de 60 sesiones de FKT por la patología de muslo, no recibiendo tratamiento por afección de Columna Lumbosacra, a pesar de referir la sintomatología.

Se le otorga ***Alta Médica*** el día **06/08/2013**.

Posteriormente, ante la persistencia de sintomatología en ***Columna Lumbar***, consulta con médico traumatólogo particular por medio de su ***Obra Social***, se le solicitó radiografías y continuó con tratamiento sintomático.

Al no tener evolución favorable del cuadro clínico de patología lumbar, el día **19/11/2014** ***se realiza Informe Médico para*** **Demanda** ***con el diagnóstico de*** **Lumbalgia Postraumática** ***con RX patológica, donde se reclama una incapacidad parcial y permanente del*** **12%**.

Posteriormente, continuó con la sintomatología lumbar, pero con exacerbaciones de la misma y donde el dolor lo refiere tener las 24 horas, comprometiendo además el miembro inferior izquierdo, cadera y miembro superior izquierdo.

Ante la evolución crónica y desfavorable de su cuadro clínico, en el mes de Abril de 2016, me consulta nuevamente.

Exploración física (03/06/2016)

La paciente refiere, aumento de la sintomatología que mostró al momento en que se le hizo el ***informe médico para realizar la demanda*** por secuelas del accidente, es decir la presencia de lumbalgia donde el dolor se irradia a cadera, miembro superior y miembro inferior izquierdo hasta el pie. Además del dolor dice tener molestias como: opresión sobre los tejidos en toda la zona afectada.

Refiere que la sintomatología es permanente, es decir, las 24 horas del día, aún en reposo, requiere analgésicos para poder dormir, aunque a veces se duerme por el cansancio. Si bien las molestias son permanentes, se manifiestan más con los movimientos, cambios de posición, como agacharse, acostarse y principalmente al levantarse, también al permanecer en una posición en forma prolongada.

Según la paciente, si bien al ***momento del alta médica*** tenia dolor en región lumbar y miembro inferior izquierdo, este gradualmente fue en aumento, requiriendo continuar en tratamiento médico por su ***Obra Social***, recibiendo medicación con analgésicos y antiinflamatorios, además de kinesioterapia en forma periódica, lo que parcialmente le ayuda continuar con sus actividades laborales y propias de su hogar, pero con dificultad.

Al Examen Físico: ***Sensibilidad superficial***: La sensibilidad táctil, mediante el estímulo digital suave la refiere de menor intensidad del lado izquierdo, al igual que la algésica al estimular con alfiler, en todo el miembro inferior izquierdo.

La sensibilidad profunda, a la presión digital intensa comparativamente, le produce más dolor del lado izquierdo, tanto en miembro superior como inferior.

Manifiesta disminución de la fuerza (paresia), lo que se observa a los movimientos de oposición. Refiere que al caminar le origina más sensación de cansancio en cadera y miembro inferior izquierdo. Durante la marcha tiene tendencia a desviarse a su izquierda, y para mantener su dirección tiene que hacer un esfuerzo, lo dicho se interpreta debido a la paresia existente del lado izquierdo.

- En miembro superior izquierdo refiere sensación de hombro caído, con disminución de fuerza en todo ese miembro superior, además que lo siente como adormecido (parestesia) y con dificultad para realizar tareas que requieran esfuerzo físico, como otras que necesitan de la habilidad motora, tal es el escribir (su mano izquierda es la hábil), a lo dicho se suma la sensación de pesadez o fatiga.
- En miembro inferior izquierdo se repite lo consignado en miembro superior homónimo, como la paresia y parestesia, además, que al permanecer parada y con la marcha después de unas horas de iniciar sus tareas, comienza con dolor del pie que le obliga a caminar inclinando el mismo sobre el lado externo para reducir las molestias.

A nivel del muslo, cara externa dice percibir movimientos que también son visibles, lo que se interpreta como fasciculaciones, los que ocurren unos tres días por semana, pero que se repite varias veces al día.

También cabe destacar otra sintomatología, como es sentir más frío del hemicuerpo izquierdo cuando la temperatura ambiente es más baja, igualmente a la palpación con su mano derecha nota más fría.

Otra sintomatología a tener en cuenta después de un año y medio aproximadamente de ocurrido el accidente, es la existencia de cefalea, localizada a predominio de región frontal izquierda con irradiación al ojo homónimo, y lo refiere como dolor punzante, dicha molestia aumenta comparativamente en el izquierdo al presionar digitalmente ambos ojos a través de párpados. También manifiesta molestias conjuntivales frecuentemente, que le obliga a restregarse sobre el párpado.

Al referirme a la sensibilidad: lo consignado pareciera contradictorio, pero es habitual encontrar al examen, esas observaciones en los pacientes que sufren de "SDSR" (Síndrome de Distrofia Simpática Refleja), donde es frecuente que cuando están en una **Segunda Fase** (después de los seis meses de iniciado el cuadro), la sintomatología sea la detallada anteriormente, donde la sensibilidad superficial, táctil y algésica se reduce del lado de la lesión inicial, perdurando el dolor profundo que es precisamente donde el paciente refiere el dolor permanente. Refiere que actualmente el dolor, es continuo e intenso las 24 horas del día, pero localizado a predominio de su ***miembro inferior izquierdo*** y describe que es sordo, difuso y profundo, como que le llega a los huesos. En lo que se refiere a la **Primera Fase**, el dolor es de tipo inflamatorio y agudo de gran intensidad y con frecuencia existe hiperalgesia, hiperpatía y alodinia. En esta fase, el dolor se localiza en el segmento afectado, pudiendo extenderse por continuidad o contigüidad del mismo lado.

Esto requiere un análisis profundo de dicha sintomatología, por entrar en juego: trastornos de la sensibilidad somática, existiendo compromiso de los distintos tipos de receptores, que incluyen el tacto, propiocepción, nocicepción y sensibilidad térmica.

Respecto al tacto (mecanoreceptores): En las primeras etapas del cuadro clínico del SDRC la sensibilidad táctil esta exacerbada, pero en etapas posteriores disminuye.

En lo que hace a la propiocepción (receptores del huso muscular, órgano del tendón de Golgi, receptores de la cápsula articular): frecuentemente los pacientes manifiestan sensación de posición extraña de un segmento, lo que estaría más ligado a un fenómeno disestésico.

En cuanto a la nocicepción (nociceptores): es la percepción más importante al referirse a la sintomatología del SDRC, pues el dolor, es el síntoma más sobresaliente y persistente que acompaña toda la evolución del cuadro. Puede ser desencadenado por estímulos: mecánicos, térmicos y químicos, donde existiría liberación de histamina, potasio y sustancia P.

Pruebas complementarias

- ***RMI de Miembro Inferior Izquierdo (24/04/13)***: En el examen realizado se identifica una imagen compatible con hematoma en el TCS de la cara externa del muslo izquierdo. El hematoma mide 14 cm de diámetro longitudinal por 2cm de diámetro transverso. El plano muscular subyacente está respetado. La intensidad de la señal de las estructuras óseas es normal.
- ***RMI de Muslo izquierdo (06/06/13)***: Se observan, cambios edematosos inflamatorios tipo celulitis, a nivel del TCS de la región lateral externa del tercio medio del muslo izquierdo, en coincidencia a área de marca cutánea con escasa cantidad de líquido en proyección profunda del espesor del TCS a correlacionar con antecedentes traumatológicos. Resto normal.
- ***Ecografía de partes blandas de muslo izquierdo (10/07/13)***: Se exploró el tercio medio del muslo izquierdo observándose en la cara lateral, en el espesor del TCS una imagen de ecoestructura heterogénea con área hipoecoica que podría corresponder a líquido y signos de inflamación de la grasa a ese nivel. El área en cuestión mide 35 X 38 X 11 mm y podría corresponder a hematoma en evolución con signos de inflamación de la grasa circundante. Los planos musculares se observan de morfología y ecoestructura conservada en el presente examen.
- ***RX de Columna Lumbosacra (08/08/13)***: Se observa estrechamiento L5- S1.
- ***Psicodiagnóstico (31/10/2016)***: ***Informe***: MCM I-III: Se identifican escalas elevadas relacionadas con cuadro psicopatológico de acuerdo a criterios DSM- IV: Trastorno de Ansiedad, psicosomáticos.

Diagnóstico: El patrón conductual de la Sra. Reyes, se encuadra con F34.1 Trastorno distímico, con síntomas somáticos y ansiosos.

Incapacidad: Reacción Vivencial Anormal con manifestación depresiva, con grado III.

Análisis y comentarios

La paciente, a partir de la fecha del accidente (**22/04/2013**), ha tenido una evolución crónica y tórpida de las lesiones originadas en el siniestro. Al momento del ***Alta Medica*** de la ART el día **06/08/2013**, persistía la sintomatología de Columna Lumbar, lo que motivó se hiciera un reclamo de la incapacidad laboral en ***Cámaras Laborales***, según ***Informe Médico*** realizado el **19/11/2014**. La paciente, después de dicha fecha presentó empeoramiento de la sintomatología, requiriendo estar en tratamiento médico en forma permanente, sin experimentar cambios favorables y por el contrario se agravaba. ***Esto motivó que en el mes de abril de 2016, me consultara por su cuadro clínico y los hallazgos del muslo que ya fueron detallados***.

Hecho un análisis de la sintomatología, la evolución crónica y tórpida, resultan compatibles con cuadro de SDRC/DSR. Hacen al diagnóstico de dicho síndrome la existencia de:

Dolor las 24 horas, cediendo parcialmente en reposo y con analgésicos, tiene exacerbaciones a los movimientos y actividad laboral.

Al respecto, cabe hacer el ***diagnóstico diferencial*** con el dolor de otro origen, ya sea por una fractura y/o compromiso de nervios periféricos. En estos el dolor se alivia más fácilmente con medicación, al igual que con reposo, lo que prácticamente no existe en el SDRC/DSR, donde el dolor está presente las 24 hs.

También cabe consignar la existencia de trastornos de la sensibilidad, tanto superficial como profunda y que se extiende ya sea por continuidad o contigüidad. Tanto en forma proximal o distal a la zona lesionada originalmente. También se debe agregar la sensación de cambio de temperatura frío o calor. Digo sensación, porque si bien el examinador puede detectar a la palpación aumento o disminución de la temperatura, el paciente puede coincidir o no con la real temperatura.

A los efectos de objetivar la interpretación del cuadro clínico que afecta a la paciente y el reclamo, es decir la afección que consiste en un **Síndrome de Dolor Regional Complejo o Distrofia Simpático refleja**, se hace una síntesis de esta.

Es un trastorno de dolor crónico, que se interpreta resulta de un disfuncionamiento del sistema nervioso neurovegetativo, seguido del compromiso del sistema nervioso somático tanto sensitivo como motor, central

(SNC) o del sistema nervioso periférico **(SNP).**

Se clasifica en:

- TIPO I (Distrofia Simpático Refleja)
- TIPO II (Causalgia)

TIPO I: el dolor es desproporcionado a la lesión. No sigue un patrón neuropático ni un dermatoma. La lesión no es demostrable en el EMG y estudios de conducción. Es decir que el EMG puede o no dar patológico.

Comprende tres etapas:

- **La primera:** (precoz) respuesta inflamatoria aguda.
- **La segunda:** (intermedia) aparecen cambios distróficos.

- **La tercera:** (tardía) aparecen cambios atróficos y/o rigidez difusa.

El ***sistema simpático*** estaría involucrado en la generación y mantenimiento de ciertos estados dolorosos, al quedar anormalmente activado, produciendo sustancias que activan los nociceptivos y perpetúan el dolor y produce trastornos vasomotores permanentes.

Análisis del cuadro clínico de sdrc/dsr:

En el caso que nos ocupa, cabe resaltar algunos signos, síntomas y conceptos que hacen al SDRC/DSR tales como:

I) Trastornos oftalmológicos

La paciente tiene sensación de arenilla en conjuntivas de ojo izquierdo y enrojecimiento de las mismas, la visión borrosa al mirar de cerca, sensación de movimiento de las letras al mirar un texto, como que se deslizan de forma horizontal.

La visión con el ojo derecho es aisladamente mejor que la del ojo izquierdo y que la visión binocular.

El subir y bajar escaleras lo hace con dificultad, como que no puede calcular la distancia entre escalones.

Siente molestias a la luz solar. Se observa además alteración en la secreción lagrimal, con sensación de ojo seco.

Ante dicha sintomatología acompañé a la paciente al médico oftalmólogo (**26/11/15**), que confirmó la sintomatología detallada. Se adjunta Ficha de Consulta.

Al examen, el ***test de Schirmer*** resultó patológico. Dicho profesional le indicó uso de anteojos, principalmente para la dificultad en la visión de cerca, y además lagrimas artificiales

Llama la atención la sintomatología oftalmológica en el cuadro de SDRC/DSR, dicha sintomatología es observada en 19 de 23 pacientes examinados, donde suelen presentar además paresia de músculos oculares extrínsecos.

Lo dicho se interpreta por disfunción del sistema neurovegetativo (parasimpático) con repercusión en la acomodación y en menos proporción de paresia de los músculos extrínsecos cuya inervación llega a la cavidad orbitaria por el tercer par craneal.

II) Trastornos de la sensibilidad

La sensibilidad superficial táctil y termoalgésica, se encuentran disminuidas en hemicuerpo izquierdo, a predominio del miembro superior y según la paciente, se ha quemado con algún objeto caliente y no lo ha percibido. También dice tener sensación de adormecimiento en el rostro.

III) Disminución de fuerza en hemicuerpo izquierdo

Dice que, suele caerse en algunas ocasiones al caminar, y con sensación que el terreno es irregular. Además durante la marcha tiene que hacer esfuerzo para mantener la dirección correcta, porque nota que se desvía hacia el lado izquierdo, lo que se interpreta por la paresia existente.

IV) Complicaciones neurológicas

En el cuadro de SDRC/DSR, según surge del examen clínico, la sintomatología, la evolución crónica de la patología, la presencia de dolor y alteración de la sensibilidad, tanto superficial como profunda, además de lo descripto en las complicaciones oftalmológicas; surge que existe compromiso de:

A) Sistema Nervioso Periférico (SNP): la paciente manifiesta la alteración de la visión, donde se observa en algunos pacientes paresia de músculos extrínsecos del ojo (tercer par craneal). Además, afecta tanto la transmisión sensitiva como motora, lo cual se manifiesta con los síntomas de parestesia y paresia antes descriptos, que afecta a todo el hemicuerpo izquierdo por compromiso del plexo cervical, braquial y lumbosacro.

B) Sistema Nervioso Autónomo (SNA): con alteración en la división simpática: con trastornos vasomotores, lo cual para algunos autores seria el comienzo de la complicación de una lesión que da origen al síndrome de SDRC/DSR y el motivo de la cronicidad de la misma. En cuanto a la división parasimpática, se manifiesta en el cuadro oftalmológico, con alteración de la acomodación y ojo seco.

Conclusión

Por todo lo analizado, se considera que existe una incapacidad **parcial, permanente y definitiva del 61.50%,** debido al ***Reagravamiento de su cuadro clínico***, que resulta compatible con el **Síndrome de Dolor Regional Complejo/Distrofia Simpático Refleja (SDRC / DSR).** Según se detalla a continuación.

INCAPACIDAD	
DIAGNÓSTICO	**PORCENTAJE**
- Reagravamiento del cuadro clínico, Complicado con el SDRC /DSR, que tuvo su comienzo en el muslo izquierdo, extendiéndose luego a región lumbar y posteriormente a todo hemicuerpo izquierdo.	**50.00%**
- RVA con manifestaciones depresivas Grado II (10 del 50%)	**5.00%**
Subtotal	**55.00%**
FACTORES DE PONDERACIÓN	
Dificultad para Tareas habituales (10 del 55%)	5.50%
Edad (1%)	1.00%
Subtotal	**6.50%**
TOTAL DE INCAPACIDAD	**61.50%**

Caso Nª 26

DIAGNOSTICO: SINDROME DE DOLOR REGIONAL COMPLEJO

Paciente masculino de 60 años de edad, quien se desempeñaba como Operario de gas y cloacas en una Empresa de Servicios. Según refiere, el día **05/02/13** siendo las 7:00 horas aproximadamente, se dirigía a su trabajo y circulaba en moto por calle Paso de los Andes y en la intersección con calle Avellaneda, de Ciudad Capital, un auto gira a su derecha y lo colisiona, provocando que caiga al piso golpeando fuertemente con el costado izquierdo de su cuerpo.

Como consecuencia de los hechos sufrió traumatismo de miembro superior izquierdo, con fractura de tercio distal de radio con compromiso articular, sintió intenso dolor al momento, seguido, luego de algunas horas, con hinchazón y tumefacción de muñeca izquierda.

Fue asistido en el Hospital Privado, prestador de la **Aseguradora,** lo evaluó médico traumatólogo, quien le solicitó una RX de muñeca izquierda, llegando al diagnóstico de fractura de radio, por lo que le realiza yeso antebraquial.

Posteriormente, fue ***intervenido quirúrgicamente*** el día **19/02/13**, colocando material de osteosíntesis.

Luego, realizó sesiones de fisioterapia. Pero debido al intenso dolor manifestado por el paciente, se lo deriva a especialista en tratamiento del dolor, quien comenzó a medicarlo.

Fue asistido también por el médico traumatólogo especialista en MMSS, quien ante la evolución desfavorable del paciente le solicitó EMG de MMSS y decidió nuevamente ***intervenirlo quirúrgicamente***, el día **16/07/13**.

Continuó con sesiones de FKT hasta el ***alta médica***, otorgada el día **20/03/14**.

Reingresó nuevamente a la ART para continuar con tratamiento el día **04/04/14**, donde le realizaron más FKT, hasta el ***alta médica definitiva***.

Al paciente, en Comisión Médica, de ***fecha* 31/07/14 *se le otorgó una incapacidad del* 11.10%** por limitación funcional de muñeca izquierda, con lesión neuropática M4 de nervio mediano.

El paciente tanto al momento del alta médica por la ART el **29/03/14** y al determinar la incapacidad en la SRT el día **31/07/14** se encontraba con importantes manifestaciones de dolor y limitación funcional de mano y muñeca izquierda, y a pesar de estar asistido por médico en tratamiento del dolor, no se le detecto las complicaciones descriptas en el presente informe médico que resultan compatibles con el SDRC/DSR y con manifestación en todo el hemicuerpo izquierdo. Esto requirió de la consulta con médico particular, quien solicitó por medio de su ***Obra Social*** RX de hombro, muñeca y EMG de MMSS.

Exploración física (27/06/2016)

El paciente refiere, dolor continuo en muñeca izquierda de característica "urente", que se exacerba con el mínimo movimiento y roce (alodinia), se irradia a todo el Miembro superior izquierdo, cara lateral de cuello del mismo lado, al igual que miembro inferior homónimo, vale decir que compromete zonas contiguas, donde tiene aumento de la sensibilidad cutánea táctil y algesica. Por momentos son evidentes los cambios de color entre la rubicundez y la palidez. Además refiere cambios en la temperatura, que pasa del calor al frío repentinamente, acompañada de sudoración local.

Al examen físico, *sensibilidad superficial*: la táctil y termoalgésica se encuentran aumentadas (hipersensibilidad) en todo hemicuerpo izquierdo, MSI, rostro, cuello, dorso de tórax, abdomen e incluso miembro inferior izquierdo.

Sensibilidad profunda: a la presión digital profunda en forma comparativa en ambos miembros superiores e inferiores hay mayor sensibilidad (dolor) del lado afectado, con persistencia de la molestia al retirar el estímulo (hiperpatía).

Sensibilidad profunda vibratoria: al apoyar el diapasón en distintas articulaciones es mayor del lado afectado.

Hay importante disminución de la fuerza muscular (paresia): en miembro superior izquierdo, puesta en evidencia al hacerle realizar movimientos de oposición contra resistencia y en miembro inferior del mismo lado, donde expresa cansancio distal y fatiga con la marcha.

Presenta: cicatriz en cara palmar de muñeca y tercio distal de antebrazo de 9 cm y otra en codo sobre región cubital de 7 cm.

Se determina el diámetro en antebrazo: a 8 cm por debajo del codo, dando en lado izquierdo 25 cm y en el derecho 27 cm, y en muñeca se determinó 19 cm en la izquierda y 20 cm en la derecha.

Limitación de los movimientos:

Hombro izquierdo:

Abdoelevación: 120°	Aducción: 30°
Elevación anterior: 120°	Elevación posterior: 30°
Rotación externa: 70°	Rotación interna: 40°

Limitación de los movimientos de codo izquierdo:

Flexión: 130°	Extensión: 20°

Limitación de los movimientos de muñeca izquierda:

Flexión dorsal: 50°	Flexión palmar: 50°
Desviación radial: 10°	Desviación cubital: 10°

También se observa, hipotrofia de musculatura escapular y cervical.

Examen oftalmológico: en ojo izquierdo el paciente refiere disminución de la visión cercana, sensación de ardor y molestias como si hubiera arenilla en conjuntivas, con dolor del ojo y visión borrosa a la lectura, molestias a la luz solar e igualmente la artificial intensa.

En cuanto a la **esfera psíquica**, el paciente refiere intensa ansiedad por dolor permanente, que le impide realizar sus tareas cotidianas, incluso dormir, por lo que en la mañana se levanta agotado y sin energía. Además se siente muy nervioso, cualquier situación lo irrita y le pone de mal humor, además se siente deprimido y con mucha incertidumbre por su futuro laboral. A pesar de su dolor debe continuar trabajando ya que es sostén de familia, muchas veces tratando de no darle importancia.

Pruebas complementarias

- ***Rx de hombro y muñeca izquierda* (21/02/13):** Hombro: sin lesiones. Muñeca: fractura distal de radio con elementos de fijación metálicos.
- ***Rx de muñeca izquierda* (14/03/13):**Fractura distal de radio con elementos metálicos. Solución de continuidad de la estiloides cubital.
- ***Rx de muñeca izquierda* (15/03/13) *por Obra Social*:** Fractura epifisio metafisiaria del radio con desplazamiento y compromiso de la superficie articular. Reducción quirúrgica con placa y tornillos. Avulsión de la apófisis estiloides del cúbito.
- ***EMG de Miembros Superiores con VCM y LSD (*11/06/13*):*** Neuropatía del nervio mediano y cubital del lado derecho, de probable etiología traumática, compatible con axonotmesis.
- ***EMG de Miembros Superiores con VCM y LSD (*21/04/14*):*** Trazado electromiográfico neurogénico distal de miembro superior izquierdo en territorios de rama superficial del nervio radial y dorsal cutánea del nervio cubital, compatible con lesión compresiva y/o inflamatoria. Los cambios tróficos y neurovegetativos observados al examen clínico neurológico coinciden con ***diagnóstico de Síndrome de Dolor Regional Complejo o Distrofia Simpática Refleja SDRC/DSR.***

***Psicodiagnóstico* (19/06/16):** Conforme a BAREMO (S.R.T). Decreto 659/96, el caso se encuadra en una Reacción Vivencial Anormal Grado II (incapacidad del 10%).

A los efectos de objetivar la interpretación del cuadro clínico que afecta al paciente y el reclamo, es decir la afección que consiste en un **síndrome de Dolor**

Regiónal Complejo llamado también Distrofia Simpática Refleja, se hace una síntesis de ésta.

Es un trastorno de dolor crónico, que se interpreta resuelta de un disfuncionamiento del sistema nervioso central **(SNC)** o del sistema nervioso periférico **(SNP).** Como también del sistema nervioso simpático **(SNS)**.

Una de las clasificaciones consiste en:

- TIPO I (Distrofia Simpática Refleja)
- TIPO II (Causalgia)

TIPO I: el dolor es desproporcionado a la lesión. No sigue un patrón neuropático ni un dermatoma. La lesión no es demostrable en el EMG y estudios de conducción. Es decir, que el EMG puede o no dar patológico.

Comprende tres etapas:

- **La primera:** (precoz) respuesta inflamatoria aguda.
- **La segunda:** (intermedia) aparecen cambios distróficos.

- **La tercera:** (tardía) aparecen cambios atróficos y/o rigidez difusa.

El sistema simpático estaría involucrado en la generación y mantenimiento de ciertos estados dolorosos, al quedar anormalmente activado, produciendo sustancias que activan los nociceptivos y perpetuan el dolor y produce trastornos vasomotores permanentes.

Análisis y comentarios

Paciente que como consecuencia del accidente que sufriera el día **05/02/13,** cuando se dirigía a su trabajo, ha tenido una evolución desfavorable, debida principalmente a dos factores:

I- No recibió atención médica debida, por dar alta médica en la ART aun estando con sintomatología incapacitante.

II- El segundo punto a considerar es su cuadro clínico, que resulta compatible con el **Síndrome de Distrofia Simpática Reflejo Síndrome de Dolor Regional Complejo, no diagnosticado en la ART.**

En la sintomatología se destaca principalmente, **el dolor** y la limitación funcional en su MSI, observando cambios de temperatura con transpiración o sequedad de la piel, además de trastornos tróficos.

En el cuadro clínico del paciente, cabe considerar que se destacan principalmente los ***síntomas*** aportados por el paciente, como es el dolor, vale decir que en este caso como en otros, prima lo subjetivo como es el dolor, que es prácticamente permanente (las 24 horas), cediendo parcialmente con analgésicos.

En cuanto a los ***signos clínicos***, es decir lo detectado al examen físico, están los cambios de temperatura, la limitación funcional de los movimientos y los trastornos tróficos, como es el adelgazamiento de antebrazo y muñeca izquierda.

A la presión digital: hecha por el examinador en ambos brazos o antebrazos con fuerza, manifiesta dolor que es más intenso del lado afectado, y al suprimir la presión cede en forma espontánea el dolor en lado derecho, mientras que persiste en lado enfermo unos dos minutos, es la llamada hiperpatía, además, con irradiación en forma proximal y distal de las molestias, es decir hasta hombro y muñeca. Dichos cambios también se observan en miembro inferior izquierdo.

Respecto al diagnóstico de **Distrofia Simpática Refleja**, además de lo ya detallado, existen síntomas y signos que hacen a dicho cuadro, tales como:

Dolor, que se localiza al comienzo en el lugar de la lesión original (fractura de radio izquierdo), pero posteriormente se irradia a zonas contiguas y hasta en un 70% puede irradiarse a áreas distantes no contiguas, sin un patrón neuropático, sin seguir la zona de inervación de un dermatoma. Puede manifestarse en espejo, como en extremidad contralateral sana. El carácter del mismo puede ser urente o quemante, además con sensación de edema, disestesias, cambios de coloración en la piel (palidez o cianosis), por trastornos vasomotores que se reflejan como sensación de calor o frio.

La **atrofia muscular** puede deberse según algunos autores al desuso y seguramente al compromiso de nervios periféricos y sus ramas, especialmente motor, además del Sistema Simpático, lo que afectaría también al tono vascular y el flujo sanguíneo, causando cambios de temperatura, coloración, edema (en las primeras etapas), alteración de la sudoración, llevando finalmente a la atrofia de la dermis y epidermis. Dicha atrofia se manifiesta por la retracción aponeurótica o tendinosa, compromiso muscular y articulaciones (con limitación de movimientos), seguidos de rigidez.

Debido a la evolución crónica suele observarse desmineralización ósea con rarefacción trabecular. El estudio radiológico puede arrojar un 80% de osteopenia, pero posterior a la clínica.

La gammagrafía con Tecnecio difosfonato puede dar patología en un 60% de casos, pero la especificidad de la prueba es del 97%, cuando es positiva, en pacientes que tienen clínica compatible con dicho cuadro.

La RNM da hiperemia transitoria y edema medular óseo en formas precoces, pero es una prueba inespecífica.

Análisis del cuadro clínico de sdrc/dsr

En el caso que nos ocupa cabe resaltar algunos signos, síntomas y conceptos que hacen al SDRC/DSR tales como:

I) Trastornos oftalmológicos

El paciente tiene sensación de arenilla en conjuntivas de ojo izquierdo y enrojecimiento de las mismas, la visión borrosa al mirar de cerca.

La visión con el ojo derecho es aisladamente mejor que la del ojo izquierdo y que la visión binocular.

Siente molestias a la luz solar. Se observa además alteración en la secreción lagrimal, con sensación de ojo seco.

Llama la atención la sintomatología oftalmológica en el cuadro de SDRC/DSR, dicha sintomatología es observada en 19 de 23 pacientes examinados, donde suelen presentar además, paresia de músculos oculares extrínsecos.

Lo dicho se interpreta por disfunción del sistema neurovegetativo (parasimpático) con repercusión en la acomodación y en menos proporción de paresia de los músculos extrínsecos cuya inervación llega a la cavidad orbitaria por el tercer par craneal.

II) Trastornos de la sensibilidad

La sensibilidad superficial táctil y termoalgésica, se encuentran aumentadas en hemicuerpo izquierdo, a predominio del miembro superior y según el paciente, también dice tener sensación de adormecimiento en el rostro.

III) Disminución de fuerza en hemicuerpo izquierdo

Dice que, suele caerse en algunas ocasiones al caminar, con sensación que el terreno es irregular. Además, durante la marcha tiene que hacer esfuerzo para mantener la dirección correcta, porque nota que se desvía hacia el lado izquierdo, lo que se interpreta por la paresia existente.

IV) Complicaciones neurológicas

En el cuadro de SRDC/DSR, según surge del examen clínico, la sintomatología, la evolución crónica de la patología, la presencia de dolor y alteración de la sensibilidad tanto superficial como profunda, además de lo descripto en las complicaciones oftalmológicas; surge que existe compromiso de:

A) Sistema Nervioso Periférico (SNP): El paciente manifiesta la alteración de la visión, donde se observa en algunos pacientes paresia de músculos extrínsecos del ojo (tercer par craneal). Además, afecta tanto la inervación sensitiva como motora, lo cual se manifiesta con los síntomas de parestesia y paresia antes descriptos, que afecta a todo el hemicuerpo izquierdo por compromiso del plexo cervical, braquial y lumbosacro.

B) Sistema Nervioso Autónomo (SNA): con alteración tanto en la división simpática: con trastornos vasomotores, lo cual para algunos autores seria el comienzo de la complicación de una lesión que da origen al síndrome de SDCR/DSR y el motivo de la cronicidad de la misma. En cuanto a la división parasimpática, se manifiesta en el cuadro oftalmológico, con alteración de la acomodación y ojo seco, en muchos pacientes con dicho sindrome.

V) Complicaciones psicológicas

Como consecuencia del accidente y su evolución desfavorable, ha desarrollado un cuadro de Reacción Vivencial Anormal "R.V.A.", producto del padecimiento de dolor crónico que padece y la incapacidad para desarrollar su tareas laborales y de rutina.

Conclusión

Aquí cabe tener en cuenta dos aspectos como:

Primero: se hace constar que en **Junta Médica de SRT,** se le consideró una incapacidad del **11.10%, por limitación funcional de muñeca izquierda con lesión neuropatica M4 de nervio mediano**, según Dictamen Médico con fecha **31/07/14,** que fue aceptada por el paciente.

Segundo: teniendo en cuenta la evolución crónica y tórpida de su patología, que deriva en un ***Reagravamiento*** de la misma, llegando al diagnóstico de "**Síndrome de Dolor Regional Complejo" (SDRC/DSR)**, que se inicia en el lugar de la lesión (muñeca izquierda) extendiéndose a todo el hemicuerpo como se ha detallado en el presente informe. Cabe resaltar las distintas complicaciones: I- trastornos oftalmológicos, II- trastornos de la sensibilidad, III- disminución de fuerza en hemicuerpo izquierdo, IV- complicaciones neurológicas, V- complicaciones psicológicas compatibles con "RVA grado II. A todo esto, cabe agregar la incapacidad que corresponde por la limitación funcional de muñeca izquierda, lo cual es determinante de una incapacidad del **70.00%**, según se detalla más adelante.

En la determinación de la incapacidad del cuadro del SDRC/DSR no está consignado en los Baremos médicos, por lo que se toma en cuenta la **definición genérica referida específicamente al daño corporal,** diversas organizaciones de carácter eminentemente médico, como la American Medical Association, cuyo comité de expertos para la Evaluación Médica de Menoscabos Físico de esta asociación determinó en el año 1956, que la valoración del daño corporal es **"la apreciación de la naturaleza y alcance de la enfermedad o lesión del paciente en cuanto que ha afectado o alterado el estado anterior de la persona".**

Esta aplicación o alteración del lesionado debe consistir en **"una anormalidad anatómica con disminución funcional que permanezca después de una rehabilitación llevada a cabo al máximo y cuya anormalidad con disminución funcional considera el médico como estable o progresiva en el momento de la evaluación".**

INCAPACIDAD	
DIAGNÓSTICO	**PORCENTAJE**
Incapacidad de base (Limitación funcional de muñeca izquierda) **Incapacidad por reagravamiento** (Síndrome de Dolor Regional Complejo (SDRC/DSR) de inicioa nivel de la muñeca izquierda (fractura de radio), que luego compromete todo hemicuerpo homónimo como está descriptoen el presente informe. Según los puntos I, II III, IV, V. Además RVA grado II.)	**10.00%** **50.00%**
Subtotal	**60.00%**
FACTORES DE PONDERACIÓN Dificultad para tareas habituales (15 del 60%) Edad 1%	**9.00%** **1.00%**
Subtotal	**10.00%**
TOTAL DE INCAPACIDAD	**70.00%**

Por lo tanto, resulta que el paciente presenta una incapacidad total, permanente y definitiva del 70.00%, pero considerando que en Junta Médica de la SRT se le otorgó una incapacidad del 11.10%, lo que actualmente se reclama es la diferencia, vale decir, el 58.90% (Cincuenta y ocho con noventa por ciento).

Caso Nª 27

DIAGNOSTICO: SINDROME DE DOLOR REGIONAL COMPLEJO

Historia

Paciente masculino de 28 años de edad, quien se desempeña como Mecánico en el Área de Mantenimiento de un Supermercado. Refiere que el día **20/04/14** alrededor de las 15:30 hs, mientras ayudaba a un cliente que se encontraba en el taller, a sacar una cortina que se había enganchado con la puerta del vehículo bloqueándola, este cierra dicha puerta y de repente le aprieta los tres primeros dedos de la mano derecha.

Como consecuencia del accidente, la víctima sufre herida contuso-cortante en la mitad distal de los tres primeros dedos, con pérdida de la uña del segundo, presentando hematoma, intenso dolor y edema.

Acude al lugar del accidente Servicio de Emergencias, realizan primeros auxilios y trasladan en ambulancia a la Clínica prestadora de la **Aseguradora**, donde recibe atención médica. Realizan curaciones y solicitan Rx de mano derecha, diagnostican fisura de falange distal del 2° dedo, inmovilizan con férula y medican con aines.

El día **22/04/14,** asiste a control con traumatólogo, quien decide retirar la férula e indica KFT por 10 sesiones, luego deriva con terapista ocupacional, pero desde ART nunca se comunican para indicarle donde y cuando sería la consulta.

Otorgan ***alta médica por ART***, sin incapacidad, el día **30/05/14**.

Al continuar con molestias, realiza reclamo en SRT. Es citado a Junta Médica en Comisión, donde dictaminan reingreso para continuar con tratamiento médico. Indican 10 sesiones de KFT de las que solo completa 5, porque otorgan nueva alta médica el **05/08/14**. Al día siguiente vuelve a realizar reclamo en SRT, reingresan nuevamente, completan en esta ocasión 10 sesiones de KFT, luego otorgan alta médica con fecha **24/09/14**.

Durante el tratamiento realizado por la ART, su evolución no fue favorable y refiere que a partir del primer reingreso, comienza a notar que el dolor causado por el traumatismo, que al principio tenía las características propias del proceso inflamatorio, cambia gradualmente. Comienza a notar, por ejemplo, que las molestias se hacen permanentes, con respuesta dolorosa ante estímulos normalmente no dolorosos, como el roce con la ropa o los movimientos realizados en la KFT, acompañadas de franca reducción de movilidad tanto activa como pasiva y edema en toda la mano derecha, a predominio de los tres primeros dedos y cara palmar del 1° metacarpiano.

Ante tal situación, consulta de forma paralela al tratamiento por ART con el traumatólogo, por medio de su Obra Social. Este solicita en el mes de **octubre de 2014**, Rx y RMN de mano derecha, luego solicita Centellograma óseo de manos, EMG de MMSS. Luego, ante los sentimientos de angustia y preocupación, solicita Psicodiagnóstico.

En **noviembre** del mismo año, ante la persistencia del dolor y molestias, (para entonces ya ***presentaba compromiso de todo el MSD***, con aumento del volumen del mismo, paresia, parestesia y franca reducción de movilidad activa y pasiva), realiza el tercer reclamo en Superintendencia, con fecha de reingreso **27/11/14**, durante el cual completó aproximadamente 20 sesiones de KFT.

Al terminar el tratamiento de KFT, recibe ***alta médica*** por la ART el día **23/01/15 *con incapacidad***. Debido a la persistencia del cuadro, realiza reclamo en SRT para continuar tratamiento por ART. Aún no ha tenido respuesta favorable.

Exploración física (11/09/2015)

La patología que afecta al paciente, por las características de la misma, la cronicidad, lo invalidante para sus actividades laborales y cotidianas, aún para su higienizarse y vestirse, han determinado manifestaciones psico-orgánicas.

Las primeras, consisten en ansiedad y angustia, depresión, cambio de carácter e irritabilidad determinadas por las complicaciones detallas anteriormente. Con preocupación permanente por su salud y su futuro laboral, tanto en la empresa como particular.

Las segundas, consisten en las manifestaciones anátomo-funcionales a nivel de miembro superior derecho a predominio de la mano y en columna cervical.

En **Columna Cervical,** el paciente refiere cefalea y mareos asociados a dolor, que aumentan con los movimientos activos y pasivos, a la palpación de los músculos paravertebrales y presión digital de las apófisis espinosas, asimismo refiere dolor muscular supraescapular bilateral, con irradiación de las molestias a MMSS, con paresia y parestesias leves. La sensibilidad superficial al igual que la termoalgésica y la profunda, esta estimada mediante el diapasón, se encuentran levemente disminuidas. También se observa reducción de fuerza (paresia) al realizar movimientos mediante la oposición. Limitación funcional.

A nivel del **Miembro Superior Derecho**, el paciente manifiesta **dolor**, que ha ido cambiando con el paso del tiempo, en un primer momento fue el esperado por el traumatismo, con herida contusa y pérdida de la uña del dedo anular. Con el paso del tiempo (aproximadamente tres meses), ese dolor se transforma progresivamente, volviéndose mas intenso, permanente, acompañado de parestesia en la mano, progresiva disminución de fuerza que afecta a todo el MSD. Describe sensación de fatiga permanente que fusiona con el dolor, acompañada de calambres, siendo peor por la mañana, también post esfuerzo y no alivia en ninguna posición.

Refiere disminución de la fuerza (paresia) en los movimientos de todo el MSD a predominio de la mano. Durante los primeros meses posteriores al traumatismo, al cambiar el carácter del dolor, tal como se mencionó anteriormente, comienza a instalarse la sensación de paresia, acompañada frecuentemente de parestesia y aumento de la sudoración de la mano afectada. Describe que al aparecer dichas molestias (aproximadamente tres a cuatro meses post trauma) afectaban solamente la mano y muñeca, luego prácticamente todo el MSD a excepción del hombro y a partir del mes de **octubre de 2014** las molestias se extendían hasta el hombro y el pectoral homolateral, apareciendo también en el ***miembro inferior derecho***, en el cual comenzó a percibir dolor pulsátil en todo el miembro, acompañado de edema, parestesia, temblor, fatiga y sensación de hormigueo en la planta del pie.

Manifiesta que después de unos minutos de reposo, tras realizar movimientos activos con la mano y los dedos, aparece a nivel de la palma y de los tres primeros dedos sensación de hinchazón, "como si la mano fuese a estallar", también sensación pulsátil y de aumento de la temperatura "quemazón", esta última no siempre la confirma al tocar la piel de la zona afectada con su mano sana o por terceros, sino que suele ser en la profundidad de sus tejidos y no al tacto. Dichas sensaciones irradian hacia la región tenar y muñeca en su totalidad.

Por las mañanas, al levantarse percibe hormigueo en todo el MSD, aproximadamente durante 30 minutos.

Al abducir y llevar hacia atrás el MSD extendido (rotación externa del hombro), nota que a partir de un punto determinado, aparece una sensación de tironeo que se extiende desde la mano al hombro, como si fuera una cuerda elástica la cual al flexionar le produce una retracción de los cuatro primeros dedos. Al realizar la flexión del MSD contra un peso, nota que al intentar relajar nuevamente el brazo y extenderlo no puede hacerlo inmediatamente.

Control Cuadro Clínico del 10/07/15

Examen Oftalmológico: refiere el paciente que en el año 2013, le realizan control oftalmológico al tramitar el Carnet de Conducir, el cual resultó apto. Después del accidente, fue notando gradualmente, dificultad en la visión, como que al iniciar una lectura ve las letras desordenadas, después de unos segundos y haciendo un esfuerzo para leer, logra distinguir las palabras. Al cabo de unos 40 minutos de lectura, nota cansancio visual con malestar y dolor retro-ocular derecho, también le impresiona que las letras se mueven horizontalmente. Manifiesta que le molesta la luz solar, así como también la luz artificial intensa. Por estos motivos, consulta con médico oftalmólogo, quien determina una disminución de la Agudeza Visual (AV) en el ojo derecho e indica lentes, lo que mejora la visión.

Al examen físico

Se observa edema generalizado en MSD, a predominio de los tres primeros dedos y la cara palmar del primer metacarpiano. Permaneciendo dichos dedos en actitud de flexión. ***A la palpación*** se percibe la palma sudorosa, con leve aumento de la temperatura en el miembro superior afectado. Al realizar ***movimientos activos***, manifiesta dolor especialmente con los de la muñeca y mano. Se evidencia limitación funcional:

- **Codo Derecho:**

  Extensión: conservada — Flexión: 130º

- **Muñeca derecha**:

  .Flexión dorsal: 30º — Flexión palmar: 40º

  Desviación radial: 10º — Desviación cubital: 20º

- **Pulgar Derecho:**

  AMCF: Flexión: 30º — Extensión: 15º

  AIF: Flexión: 25º — Extensión: 10º

2º dedo mano derecha:

AMCF: Flexión: 30º — Extensión: 15º

AIFP: Flexión: 45º — Extensión: 10º

AIFD: Flexión: 20º — Extensión: conservada

3º dedo mano derecha:

AMCF: Flexión: 60º — Extensión: conservada

AIFP: Flexión: 70º — Extensión: conservada

AIFD: Flexión: 20° Extensión: conservada

4° dedo mano derecha:

AMCF: Flexión: 55° Extensión: conservada

AIFP: Flexión: 75° Extensión: conservada

AIFD: Flexión: 30° Extensión: conservada

Al realizar el ***examen de la sensibilidad***, tanto superficial como profunda se evidencia:

A la palpación superficial de los tres primeros dedos, mano y especialmente la palma del 1° metacarpiano, presenta intenso dolor, el cual es desproporcionado en intensidad y duración respecto del estimulo que lo originó (alodinia). En el resto del miembro superior derecho, la percepción de la palpación superficial se encuentra disminuida. La palpación profunda no puede evaluarse en la mano y dedos afectados a causa del intenso dolor que provoca. En muñeca y el resto del miembro superior se encuentra disminuida la sensación de presión que esta origina, pero perdura en el tiempo (aproximadamente 15 a 20 minutos) del lado afectado. Al pinchazo y raspado con aguja presenta, en todo el miembro superior derecho disminución de la nitidez y de la intensidad de la sensación, acentuado esto gradualmente cuanto más distal es la zona examinada. Dicha alteración afecta también el pectoral, zona superior del tórax, cuello, cuero cabelludo y miembro inferior del lado afectado.

La sensación de vibración, se encuentra alterada del lado afectado, percibiéndola solo en el lugar donde se apoya el diapasón. Es normal del lado sano.

Pruebas complementarias

- ***Rx mano derecha (07/10/14)***: No se observan lesiones óseas.
- ***RMN mano derecha (08/10/14)***: Todas las estructuras conservadas.
- ***EMG de MMSS con VCM y LSD (20/10/14)***: El presente estudio muestra un registro electromiográfico de características neurogénicas, sin signos de denervación y con topografía de lesión en raíz de nervio periférico, constituyendo una radiculopatía C5 bilateral, con compensación a través de reinervación colateral parcial y C6-C7-C8 derecha moderada, con compensación por reinervación en forma parcial.
- ***Centellograma Óseo de Manos (31/10/14)***: Gammagrafía ósea dentro de límites normales.
- ***Psicodiagnóstico (18/12/14)***: El patrón conductual (según el DSM-IV) se encuadra con un: F33.X Trastorno depresivo mayor, recidivante moderado, con síntomas ansiosos. Conforme a baremo (SRT), el caso se encuadra en una Reacción Vivencial Anormal con manifestación depresiva, con Grado III.

Análisis y comentarios

De acuerdo a los hechos descriptos, presenta como consecuencia del accidente laboral sufrido en abril de 2014, y basándose en el cuadro clínico ya mencionado:

1. **Distrofia Simpática Refleja o Síndrome del Dolor Regional Complejo:** de inicio en mano derecha, con extensión de las manifestaciones invalidantes, en los primeros meses, a todo el MSD. Vale decir que su evolución ha sido tórpida, crónica y actualmente, con extensión de la sintomatología a todo el hemicuerpo derecho. Donde los trastornos de la sensibilidad están presentes desde el pie hasta el cuero cabelludo, en lo que respecta a la sensibilidad superficial táctil y termoalgésica, al igual que paresia, esto último lo expresa el paciente al investigar la fuerza mediante la oposición a los movimientos.
2. **Reacción Vivencial Anormal, con manifestación depresiva. Sintetizando:** por todo lo detallado, se puede establecer que el paciente presenta un cuadro clínico compatible con Distrofia Simpática Refleja "DSR/SDRC", lo que explica la evolución crónica y tórpida de su patología y la escasa respuesta al tratamiento, al igual que las secuelas incapacitantes consignadas.

Conclusión

Por lo descripto, se considera que existe una **incapacidad parcial y permanente del 58.20%** según el siguiente detalle.

INCAPACIDAD	
DIAGNÓSTICO	**PORCENTAJE**
- Síndrome de Distrofia Simpática Refleja (SUDEK) - R.V.A.N. con manifestación depresiva. (20 del 60%) **Subtotal**	40.00% 12.00% **52.00%**
FACTORES DE PONDERACIÓN - Dificultad para tareas habituales (10 del 52.00%) - Edad (1%) **Subtotal**	 5.20% 1.00% **6.20%**
TOTAL DE INCAPACIDAD	**58.20%**

Caso Nª 28

DIAGNOSTICO: SINDROME DE DOLOR REGIONAL COMPLEJO

Paciente femenino de 38 años de edad, quien se desempeña como Suboficial Penitenciario. Según refiere, el día **29/05/13,** a las 09:30 hs aproximadamente, mientras realizaba sus tareas habituales en la Penitenciaria, se resbala y cae hacia adelante, golpeando la rodilla derecha contra el piso.

Como consecuencia del accidente, la victima sufrió traumatismo de la rodilla derecha, presentando intenso dolor, edema y limitación funcional.

Consultó el día del accidente de forma particular, en el Hospital Privado de la Ciudad de San Rafael, le indican reposo por 48 horas, realizan Rx de rodilla y medican con aines.

El día **30/05/13**, es evaluada en la **Aseguradora**, solicitan RMN e indican KFT por 5 sesiones.

Luego otorgan ***alta médica***, con fecha **22/06/13**, por rechazo de la patología.

Debido a la persistencia de las molestias, decide consultar nuevamente con médico particular, quien le indica fisioterapia. Permanece con dicho tratamiento por 3 meses aproximadamente, pero sin solicitar parte de enfermo.

Al completar dichas sesiones de KFT, continúa la sintomatología en rodilla derecha, especialmente el dolor, cuyo carácter cambió, siendo en un principio bien localizado y con las características esperadas por el traumatismo sufrido, se vuelve con el paso del tiempo, permanente, sordo, con sensación de presión en la articulación.

La paciente continuó con controles, tratamiento KFT por 20 sesiones más, sin presentar mejoría alguna, incluso empeorándose su cuadro, ya que cada vez la limitación funcional de la rodilla era más notable. Ante esta falta de respuesta al tratamiento decide realizar interconsulta con otro especialista, en busca de una segunda opinión.

Posteriormente, realiza consulta con médico traumatólogo, quien solicita Centellograma Óseo en el mes de septiembre de 2014. Además comienza a notar cambios en el estado de ánimo, con preocupación por su estado de salud, intranquilidad e irritabilidad permanente debido al dolor. Por esto último, la deriva en el mes de **octubre de 2014,** para realizar interconsulta psiquiátrica. Posteriormente, indica KFT y medica con aines.

Comienza tratamiento con médico psiquiatra, quien indica antidepresivos, ansiolíticos y solicita licencia laboral desde el día **17/10/14**.

Actualmente continúa en controles por el Síndrome de Distrofia Simpática Refleja y en tratamiento psiquiátrico, medicada al día de la fecha con fluvoxamina, paroxetina (antidepresivos) y eszopiclona (hipnótico). Se adjunta certificado psiquiátrico.

Exploración física (04/06/2017)

La patología que afecta a la paciente, por las características de la misma, la cronicidad, lo invalidante para sus actividades laborales y cotidianas, han determinado manifestaciones psico-orgánicas.

Las primeras, consisten en angustia, tristeza depresión y cambio de carácter determinadas por las complicaciones detallas anteriormente. Con preocupación permanente por su salud y su futuro laboral.

Las segundas, consisten en las manifestaciones anátomofuncionales a nivel de la **rodilla derecha**, con molestias y ***dolor***, que aumenta con los movimientos activos y pasivos y le dificulta realizar sus actividades habituales. Según refiere la paciente, las características del **dolor** han cambiado con el paso del tiempo, en un primer momento el dolor era de tipo inflamatorio, agudo y limitado a la zona afectada (rodilla derecha). Luego, se vuelve más intenso, permanente, acompañado de parestesias en la zona y los tejidos circundantes, con progresiva disminución de la fuerza que afecta a todo el MID, lo que produce trastornos en la marcha. También describe en esta etapa, sensación de pesadez, cansancio y fatiga, no solamente de el MID, sino que se extiende a todo el, hemicuerpo homónimo. Cabe referir que la paciente expresa la molestia en hemicuerpo derecho, pero principalmente en MID, la sensación de tener como aire debajo de la piel, que tiende a explotar hacia afuera. Manifiesta que al realizar tanto la flexión como la extensión completa de la rodilla, aparece sensación de presión, como si la rodilla fuese a estallar.

Al examen físico se observa

El miembro inferior derecho, en actitud de flexión parcial, descargando el peso del cuerpo en el miembro contralateral. Al examen de la sensibilidad superficial y profunda, se puede concluir:

La sensibilidad cutánea al examen táctil se encuentra exacerbada en la rodilla, donde refiere sensación de pinchazo y dolor (disestesia), en el resto del miembro inferior derecho, también describe las sensaciones de forma mas intensa aunque menos dolorosas que en la rodilla. Al examen con elemento punzante (alfiler) al presionar la piel o raspar, resulta mas molesto en el MID que en el contralateral sano. Igual situación le ocurre en prácticamente todo el hemicuerpo derecho, incluyendo el rostro, hemi-abdomen, dorso y miembro superior. A la presión digital con energía en la pierna y muslo derecho, la sensación es más dolorosa en comparación con el izquierdo, además dicha sensación persiste por más tiempo (unos 10 minutos), después de suprimir el estímulo (hiperpatía). La respuesta vibratoria con diapasón, en el hemicuerpo derecho, especialmente a nivel de la rodilla, le causa dolor, describiéndolo como sensación de electricidad.

En cuanto a la **esfera psíquica,** la paciente se nota ansiosa y en permanente estado de nerviosismo, tanto por la evolución tórpida de su cuadro, como su situación laboral ya que actualmente no ha podido retomar sus actividades. Esto le produce depresión y frustración, ya que siente que ha pasado por todas las sesiones de KFT, sin tener mejoría. También se siente inútil ya que no puede realizar sus tareas habituales, pasa mucho tiempo en su casa, nota falta de voluntad y deseo para realizar sus actividades.

Refiere que en el **año 2014**, sufrió episodios de Ataque de Pánico en varias ocasiones, siendo este el motivo principal de la interconsulta psiquiátrica recomendada por el médico tratante. También manifiesta que presentaba dificultad para conciliar el sueño, debido al miedo intenso que sentía y la angustia e intranquilidad, además del dolor que siente de forma permanente.

Pruebas complementarias

- ***RMN de Rodilla Derecha* (11/03/14)**: Degeneración hialina en ambos meniscos sin evidencia de rupturas. Ligamentos laterales y cruzados anterior y posterior de trayecto y morfología normal. Osteocondritis femoro rotuliana con compromiso del hueso subcortical y edema trabecular en la vertiente articular externa de la tróclea femoral. Moderada hidroartrosis. Los tendones extensores no presentan alteraciones.

- ***Centellograma óseo de ambas rodillas* (03/10/14)**: En las imágenes localizadas en rodillas se observa hipercaptación focal del radiotrazador, con leve incremento de pool vascular en las imágenes precoces, en relación al sector anterior del cóndilo femoral externo derecho que podría corresponder a foco de osteonecrosis. Rodilla izquierda dentro de limites normales.

Análisis y comentarios

Paciente que como consecuencia del accidente referido, por la magnitud y dinámica del mismo, presenta un Cuadro Clínico Actual con ***repercusiones psico-orgánicas***.

Las primeras, se deben a las manifestaciones de tristeza, ansiedad y depresión, además de síntomas ya consignados, compatibles con **trastorno Depresivo Mayor y Trastorno de Ansiedad Generalizada.**

Las segundas, comprenden las secuelas anátomo-funcionales a nivel de: **rodilla derecha**: presentando paresia del MID, además de parestesias y alteración de la sensibilidad superficial y profunda, que se extiende a todo el miembro inferior y hemicuerpo homolateral, lo cual resulta compatible con el diagnóstico de **Distrofia Simpática Refleja o SUDECK.**

Sintetizando: por todo lo detallado se puede establecer que presenta un cuadro clínico compatible con Distrofia Simpática Refleja "DSR/SDRC", lo que explica la evolución crónica y tórpida de su patología y la escasa respuesta al tratamiento, al igual que las secuelas incapacitantes consignadas.

Conclusión

Por todo lo descripto, se considera que existe una **incapacidad parcial y permanente del 41.70%** según el siguiente detalle.

INCAPACIDAD	
DIAGNÓSTICO	PORCENTAJE
DIAGNOSTICO PORCENTAJE	
- Síndrome de Distrofia Simpática Refleja.	30.00%
- R.V.A.N. Depresiva Grado II (10 del 70%)	7.00%
Subtotal	**37.00%**
FACTORES DE PONDERACION	
- Dificultad para tareas habituales(10 del 37.00%)	3.70%
- Edad 1%	1.00%
Subtotal	**4.70%**
TOTAL DE INCAPACIDAD	**41.70%**

Caso Nª 29

DIAGNOSTICO: SINDROME DE DOLOR REGIONAL COMPLEJO

Paciente femenino de 34 años de edad, quien desempeñaba sus funciones como Auxiliar en una dependencia Policial del departamento de Malargüe. Según refiere, el día **09/11/2014** siendo las 11:00 horas aproximadamente, se encontraba en el baño de la sede policial cuando resbala y cae al piso, quedando su mano derecha bajo el peso de su cuerpo.

Como consecuencia del hecho: sufre intenso dolor, seguido de hinchazón y limitación funcional de la mano y muñeca derechas.

Es atendida en la guardia del Hospital Regional de Malargüe, donde se le solicitan Radiografías y le indican analgésicos-antiinflamatorios y reposo. Luego efectúa controles con traumatólogo, a través de ***ART***, se le indican sesiones de Fisioterapia.

Le otorgan el ***Alta Médica*** el día **13/03/2015** con diagnóstico "Atrición de mano derecha".

Posteriormente, ante la persistencia de sintomatología, consulta con médico particular por medio de su ***Obra Social***, quien le solicita RMI, EMG de miembros superiores e indica fisioterapia.

Exploración física (28/09/2015)

La paciente refiere tener dolor en mano y muñeca derechas, que aumenta con movimientos activos y pasivos, que cede parcialmente con analgésicos. Además manifiesta tener adormecimiento (parestesia) y disminución de fuerza (paresia).

Al ***Examen Físico***: manifiesta dolor con la palpación de mano y muñeca, a predominio de la región dorsal interna, con limitación funcional. Presenta alteración franca de la Sensibilidad Táctil y Dolorosa.

Limitación funcional de muñeca:

- Flexión Dorsal: 50° -Flexión Palmar: 50°

- Desviación Radial: 10° -Desviación Cubital: 10°

Miembro Superior derecho: Refiere dolor que comprende desde la mano a región escapular. Que lo manifiesta como profundo y difuso, que se exacerba con los movimientos activos y pasivos al igual que con esfuerzo físico, mientras que otras veces se agrava espontáneamente. Dice tener repetidamente sensación de adormecimiento (Parestesias)en miembro superior con predominio de mano y antebrazo. En dorso de mano es frecuente la sensación de calor, que empieza suave y va en aumento, pero que no se refleja con igual intensidad cuando se toca dicha zona con la mano sana. Sudoración aumentada en axila.

Trastorno de la Sensibilidad Superficial y Profunda: en miembro superior derecho relata disminución de la sensibilidad táctil y termoalgésica. Al examen con elemento punzante (alfiler), al raspar la piel y presionar, refiere menos dolor del lado derecho en comparación con el contralateral, igual situación se da al examen de hemicuerpo derecho (abdomen y Tórax).

Al examen de la motilidad: la paciente dice tener disminución de fuerza, que se pone de manifiesto a los movimientos con oposición y que la expresa en dedos, mano, codo y hombro.

Neuropatía periférica de MSD:

Nervio Mediano

Componente sensitivo:	25 x 0.60= 15 x 0.40 (S3)
Componente motor:	25 x 0.40= 10 x 0.30 (M4)

Nervio Radial

Componente sensitivo:	25 x 0.10= 2.5 x 0.40 (S3)
Componente motor:	25 x 0.90= 22.5 x 0.30 (M4)

Nervio Cubital

Componente sensitivo:	25 x 0.30= 7.5 x 0.40 (S3)
Componente motor:	25 x 0.70= 17.5 x 0.30 (M4)

Sintomatología Oftalmológica

Dificultad para leer de lejos y de cerca. Cansancio visual y ardor conjuntival. Esto motivó consulta con oftalmólogo, quien le hace diagnóstico de irritación conjuntival y medica con gotas oftálmicas. Un segundo oculista le diagnostica astigmatismo e indica gotas de solución fisiológica y prescribe anteojos. La medicación indicada, no mejoró el ardor ni la sequedad conjuntival. El malestar de ojos con sequedad y ardor le llevan a la paciente a refregarse los párpados, lo que se interpreta que mediante esa acción le lubrica la córnea y tejido conjuntival con reducción transitoria de las molestias. El uso de anteojos mejoró la nitidez de las letras, no así la sequedad de conjuntivas ni la sensación de arenillas. Algunas de las molestias del aparato visual consisten en visión borrosa y sensación que las letras se le mueven durante unos segundos, hasta que logra visualizarlas con más nitidez.

Cuando la lectura se prolonga, suele aparecer cansancio visual (astenopia) cefalea a nivel frontal del lado del ojo más afectado y región parietal bilateral, además de dolor retro ocular.

Otras manifestaciones Clínicas

En todo hemicuerpo derecho refiere sensación de cansancio al permanecer parada y con la marcha. También llama la atención que la paciente manifiesta cierta inseguridad al caminar, como que tiene tendencia a desviarse a su lado derecho, lo que la lleva a caminar próximo a las paredes. Además dice tener sensación de caminar sobre superficie irregular u ondulada, igualmente no intenta cruzar una acequia porque pareciera perder la noción de distancia.

Sintomatología Psicológica

La paciente describe: Aumento de nerviosidad, cambios bruscos del carácter, irritabilidad, ansiedad, angustia y depresión. Nota disminución de memoria y desgano psíquico, todas estas manifestaciones surgen como consecuencia del dolor y molestias que sufre en forma permanente.

Sintetizando: haciendo un análisis del cuadro clínico que afecta a la paciente, se puede concluir que desde ocurrido el accidente ha tenido una evolución desfavorable, crónica y tórpida. Debido a que la sintomatología en mano y muñeca derecha se fue extendiendo a todo el Miembro Superior homónimo hasta llegar al hombro y cintura escapular, y luego a todo hemicuerpo. En miembro inferior del mismo lado, se repiten los trastornos de la sensibilidad Superficial y Profunda como también de la fuerza (paresia), vale decir que el compromiso no solo se refiere al sistema nervioso neurovegetativo sino al somático tanto central como periférico y por último, se deben mencionar las complicaciones oftalmológicas que en el caso que nos ocupa ya se han detallado.

Nota: a la Paciente acompañé al médico oftalmólogo, debido a la sintomatología existente, en la consulta se confirma la patología oftalmológica. El especialista le realizó la **Prueba de Schirmer** que resultó positiva, con la que se confirma el diagnóstico de ojo seco, cuya sintomatología era compatible con tal patología.

También hizo la **Prueba de Tiempo de Rotura de la Película lagrimal (TRPL)**. El tiempo de rotura de la película es anormal en la deficiencia de lágrimas acuosas y los trastornos de las glándulas de Meibomio: Se mide de la siguiente forma:

1- Se instila Fluoresceína al 2% o una tira impregnada de fluoresceína humedecida con suero salino sin conservantes en el fondo del saco inferior.

2- Se pide al paciente que parpadee varias veces.

3- Se examina la película de lágrimas con un haz de luz amplio y un filtro azul cobalto. Después de un intervalo, aparecerán zonas o líneas negras en la película teñida con fluoresceína, que indican la formación de áreas secas.

4- El TRPL es el intervalo entre el último parpadeo y la aparición de la primera área seca distribuida al azar. Un TRPL inferior a 10 segundos es anormal.

Prueba de Schirmer: es una evaluación de la producción de lágrimas acuosas. La prueba se realiza midiendo la cantidad de humedad en un papel de filtro especial (Whatman nº4) de 5mm de ancho y 35 mm de largo. La prueba puede practicarse con o sin la instalación previa de anestésico tópico. En teoría, cuando se realiza con anestésico (Schirmer 1) mide la secreción basal, mientras que sin anestésico pero con estimulación nasal (Schirmer 2), mide las secreciones basal y refleja máximas. Sin embargo, en la práctica, la anestesia tópica no puede anular todos los estímulos sensoriales y psicológicos de la secreción refleja. La prueba se realiza de la siguiente forma:

1- Se secan suavemente las lágrimas excesivas del ojo. Si se aplica anestesia tópica, el exceso debe eliminarse del fondo de saco inferior con papel de filtro.

2- El papel de filtro se dobla 5mm en un extremo se inserta en la unión entre los tercios medio y externo del párpado inferior, procurando no tocar la córnea ni las pestañas.

3- Se pide al paciente que mantenga los ojos suavemente cerrados aunque puede parpadear.

4- Después de 5 minutos, el papel de filtro se retira y se mide la cantidad de papel humedecido.

5- Se considera anormal menos de 10 mm de papel humedecido después de 5 minutos sin anestesia y menos de 6 mm con anestesia.

Para mejor interpretación de las manifestaciones oftalmológicas en el SDRC, cabe hacer una descripción de las complicaciones en el aparato visual. Aquí existe participación del sistema nervioso autónomo o neurovegetativo.

Las complicaciones oftalmológicas del SDRC radican principalmente en trastornos de la ***Visión de Cerca*** por dificultad en la ***acomodación***.

Dicha afección una vez sospechada, se diagnostica mediante el examen clínico oftalmológico y el interrogatorio del paciente.

También existen otras complicaciones como: ***Trastornos Funcionales*** de ***glándulas lacrimales y salivales***.

Funcionalmente el sistema nervioso autónomo (SNA) actúa en los ojos y glándulas lacrimales por medio del sistema nervioso parasimpático y el simpático, pero también lo hace sobre las glándulas salivales.

- ***El Parasimpático***: produce constricción pupilar (miosis), estimulando el músculo ciliar y contrayendo las fibras circulares, produciendo relajación de la zónula ciliar con disminución de la tensión de la capsula del lente, con aumento de la convexidad del cristalino que se ajusta a la visión de cerca.

Respecto a la función sobre las glándulas, su acción es secretora y vasodilatadora.

- ***El Simpático***: es determinante de la dilatación de la pupila (midriasis), aumento de apertura palpebral, pérdida de la acomodación y tensión del músculo de Müller (exoftalmos).

En las glándulas lagrimales, existe disminución de la secreción.

A nivel de las glándulas salivales produce vasoconstricción y la saliva es gruesa, viscosa y escasa.

Tratamiento: después del accidente consultó a Oftalmólogo, le indicó anteojos y prescribieron gotas de solución fisiológica, la mejoría fue parcial en la nitidez de las letras en la lectura.

El día **03/09/2015** se hace la última consulta con médico oculista, Dr. Alejandro Mayorga, donde acompañé a la paciente, pero ya con diagnóstico presuntivo de la patología del aparato visual, producto del SDRC. Dicho profesional le hizo los siguientes estudios:

La ***Prueba de Schirmer***, al igual que la ***Prueba del Tiempo de Rotura de la Película Lagrimal***, ***"resultaron positivas"***, con lo que se confirmó el cuadro clínico de Querato conjuntivitis seca (QCSL - ojo seco). Se le prescribió: Gotas oftálmicas Refresh Tears (carboximetil celulosa sódica al 0.5%)

Pruebas complementarias

- *RMI de Muñeca derecha (29/01/2015)*: Ligeros cambios inflamatorios en las fibras del músculo pronador cuadrado.
- *EMG de Miembros Superiores (17/03/2015)*: El estudio de conducción muestra un compromiso del mediano, radial y cubital en cuanto al tiempo de conducción a nivel del carpo, mostrando desmielinización a dicho nivel, con alteración en la VCM del mediano y del radial a derecha.

Análisis y comentarios

De acuerdo a los hechos descriptos, la evolución crónica y tórpida han sido determinantes de un cuadro clínico compatible con **SDRC/DSR** donde se destacan complicaciones importantes:

A- ***Sintomatología descripta de SDRC***, aún las Oftalmológicas.

B- *Neuropatía periférica* de MSD: **1. Neuropatía N. Mediano derecho. 2. Neuropatía N. Radial derecho. 3. Neuropatía N. Cubital derecho.**

Conclusión

Por todo lo descripto, se considera que existe una **incapacidad parcial y permanente del 56.00%,** según el siguiente detalle:

INCAPACIDAD	
DIAGNÓSTICO	**PORCENTAJE**
Síndrome de Dolor Regional Complejo con importante ***Neuropatía*** Periférica de Miembro superior derecho y extensión de toda la patología a Hemicuerpo derecho, aún complicaciones oftalmológicas.	**50.00%**
Subtotal	**50.00%**
FACTORES DE PONDERACIÓN	
Dificultad para tareas habituales (10 del 50%)	**5.00%**
Edad (1%)	**1.00%**
Subtotal	**6.00%**
TOTAL DE INCAPACIDAD	**56.00%**

Caso Nª 30

DIAGNOSTICO: SINDROME DE DOLOR REGIONAL COMPLEJO

Paciente de sexo femenino de 54 años de edad, quien se desempeñaba como Maestranza en un Instituto Privado de la Ciudad de San Rafael. Refiere que el día **25/09/14**, siendo las 8:30 horas aproximadamente, se dirigía con los elementos de limpieza hacia el patio de la escuela, cuando de repente, tropieza y cae con todo el peso de su cuerpo sobre su mano izquierda.

Como consecuencia del accidente, la víctima sufrió traumatismo de mano izquierda con fractura distal del radio, seguido de intenso dolor.

Una vez ocurrido el accidente, es asistida en consultorio de la ***ART***, le solicitan RX de mano izquierda y corroboran la ***Fractura de Muñeca izquierda***. El médico traumatólogo, le realiza la inmovilización de la misma con yeso antibraquiopalmar, el cual es retirado a los dos días y reemplazado por una férula de tela y plástico. A los pocos días, al presentar gran edematización en la zona, le retiran la férula y colocan nuevamente el yeso. Pasados los 30 días le retira el yeso, le solicita RNM de muñeca izquierda y le indica sesiones de KFT, que se prolongaron durante 9 meses (aproximadamente realizó 80 sesiones).

Teniendo en cuenta su evolución desfavorable, el traumatólogo la deriva a médico especialista en patología de mano, quien le solicita Rx de mano y le dice que la fisura no había consolidado correctamente, por lo que le indica sesiones de KFT.

El día **08/07/15**, en la ***ART,*** le otorga ***alta médica***.

Si bien presentó mejoría del dolor agudo postraumático, su evolución no fue totalmente favorable, ya que al momento del ***alta médica*** con fecha **08/07/15,** persistía el dolor y la limitación funcional de la mano.

En Junta Médica en la SRT, se le otorgó una **incapacidad del 2.50%**, con diagnóstico de ***limitación funcional de muñeca izquierda***, según Dictamen Médico con fecha **22/10/15**, que fue aceptada por la paciente.

Después de esta fecha, continuó con las molestias ya consignadas. Pero además y gradualmente se fue agravando y extendiendo el dolor, además de paresia y parestesia a hombro, dorso de hemitórax izquierdo, comprendiendo región supraescapular hasta el reborde costal y cara anterior del mismo lado, como también cara lateral del cuello, rostro y cuero cabelludo.

Cabe establecer, que en todas las zonas referidas, existen trastornos de la sensibilidad superficial táctil y algésica (disminución de las mismas), al examinar mediante la estimulación digital suave y por medio de alfiler.

En lo que se refiere a la sensibilidad vibratoria, mediante el uso de diapasón, está disminuida en lado izquierdo, mientras que a la presión digital con intensidad en miembros superiores y comparativamente, tiene más dolor en lado izquierdo, donde además va acompañado con fuerte ardor, observando además que al suspender el estímulo, persiste la sensación de ardor en lado izquierdo (hiperpatía). Dice tener además sensación de pesadez y fatiga en miembro superior izquierdo.

Al reintegrarse a sus funciones, la sintomatología se incrementó por el esfuerzo físico provocado por su trabajo. Por dicho motivo, después del ***alta médica por la ART***, trabajó durante unos diez días y debió consultar con un médico por medio de su ***Obra Social***, quien le indicó reposo laboral durante cuatro meses, a partir del mes de febrero del 2016. Desde esa fecha se encuentra en tratamiento con AINES.

De acuerdo al cuadro clínico de la paciente, cuya evolución ha sido crónica, tórpida y desfavorable, se interpreta que la sintomatología es compatible con el **Síndrome de Dolor Regional Complejo (SDRC/DSR),** que justifica la existencia de síntomas y signos que se detallan más adelante.

Exploración física (26/04/2016)

Según la paciente, la sintomatología es persistente y permanente, es decir, las 24 horas del día, aumentando con los movimientos y por el esfuerzo físico que requiere su trabajo, por lo que se encuentra en reposo laboral desde el mes de **febrero de 2016,** certificado por médico particular. Estando en reposo, las molestias disminuyen, pero no ceden totalmente, ni con analgésicos- desinflamatorios.

Al examen físico: la sensibilidad superficial se encuentra alterada, donde la táctil es más evidente del lado sano, al igual que al dolor, mediante estímulo con alfiler. Lo dicho parece contradictorio, si tenemos en cuenta que los pacientes refieren dolor en lado lesionado, pero ocurre que en la mayoría de los casos, pasado un año del inicio del cuadro clínico, la sensibilidad superficial disminuye en el lado enfermo, pero este se detecta mediante el examen con alfiler y a través del tacto superficial, para la táctil. Lo dicho requiere de esta prueba, porque si se le pregunta al paciente donde tiene dolor, siempre lo refiere del lado enfermo. Lo dicho se debe a la persistencia de la sensibilidad de receptores profundos y disminución en superficiales. A la presión profunda digital comparativamente, en ambos miembros superiores, el dolor es más intenso del lado izquierdo. Cabe también resaltar que la alteración de la sensibilidad se extiende hasta el hombro, región supraescapular, escapular y demás zonas detalladas. Manifiesta tener la mano y muñeca izquierda más caliente que la derecha, pero cuando la temperatura ambiente es baja, le molesta más el frio en su mano y muñeca izquierda.

Limitación funcional:

Flexión dorsal: 40°	Flexión palmar: 40°
Desviación cubital: 20°	Desviación radial: 10°

Además, refiere que suele caerse en algunas ocasiones al caminar, y con sensación que el terreno es irregular. Durante la marcha tiene que hacer esfuerzo para mantener la dirección correcta, porque nota que se desvía hacia el lado izquierdo, lo que se interpreta por la paresia existente en miembros inferiores.

Examen oftalmológico: según la paciente, después del accidente ha notado dificultad para la visión de cerca, le cuesta la lectura de palabras con letras chicas, además con sensación de tener disminución lagrimal en ojo izquierdo y molestias como ardor.

Los reflejos fotomotor y consensual son normales, al igual que los movimientos oculares.

Cuadro Psicológico: después de ocurrido el accidente, dice que se encuentra con cambios de carácter, irritabilidad, ansiedad y depresión, que lo atribuye a la sintomatología existente, donde el dolor en miembro superior izquierdo es permanente y se alivia parcialmente con analgésicos, además las molestias aumentan con los movimientos y esfuerzos físicos, lo que no le permite continuar trabajando en la empresa donde sufrió el accidente, tareas que realizó hasta ocurrido el accidente. Igualmente le cuesta realizar las actividades propias de su hogar.

Pruebas complementarias

- ***Rx de mano y muñeca izquierda* (06/01/15:** a nivel de estiloides radial, se observa imagen radiolúcida que podría corresponder a trazo de fractura.
- ***RNM de muñeca izquierda* (07/04/15:** se observan trazos de fractura transversos comprometiendo la epífisis distal del radio con solución de continuidad hacia la cortical articular y edema trabecular que se extiende a la diáfisis. Hidrartrosis radio escafoidea.
- ***Centellograma óseo de manos* (18/03/16)**: En el análisis de las imágenes localizadas en ambas manos se observa hipercaptación del radiotrazador en ambas articulaciones metacarpo radial, sin incremento de flujo sanguíneo y pool vascular, sugestivo de patología osteoarticular degenerativa.
- ***Rx de ambas manos* (16/12/16):** diminución de la interlinea articular interfalángica, metacarpo falángica.
- ***Psicodiagnóstico* (23/01/17):** El patrón conductual (según DSM-IV), se encuadra con un: F41.1 Trastorno de ansiedad generalizada (300.02), con síntomas somáticos.

Incapacidad: conforme a BAREMO (S.R.T). Decreto 659/96, el caso se encuadra en una Reacción Vivencial Anormal con manifestación ansiosa-psicosomática, con Grado II (incapacidad del 10%).

Análisis y comentarios

Paciente que el día **25/09/14** sufrió accidente laboral traumático de su muñeca izquierda.

Fue asistida por ***ART*** hasta el día **08/07/15,** que se le otorgó el ***alta médica***.

Desde el inicio del tratamiento hasta el alta médica por la ART, su evolución no fue favorable, debido a la persistencia de la sintomatología detallada anteriormente. Por el contrario, su cuadro fue agravándose, con intensificación de las molestias en todo el miembro superior izquierdo, además de región supraescapular, refiriendo aumento del dolor, sensación de adormecimiento (parestesia) en la zona referida. Lo dicho, motivó que a partir del mes de **febrero de 2016** se encuentre con licencia por enfermedad y continúe con tratamiento médico en forma particular.

Se le solicitó estudios complementarios como: RNM, Centellograma, resultando ambos patológicos.

El cuadro clínico que presenta es compatible con el diagnóstico de SDRC (Síndrome de Dolor Regional Complejo). Lo dicho, surge de las distintas observaciones:

1) Cronicidad de la sintomatología sin cambios favorables al tratamiento, 25 meses a la fecha.

2) Persistencia de dolor y parestesia las 24 horas del día, es decir que ceden parcialmente con analgésicos.
3) Es característico de dicha enfermedad, que el dolor no cede ni con reposo absoluto. Dicha característica, lo diferencia del dolor originado por un traumatismo o fractura, donde el reposo alivia los síntomas.
4) Las molestias aumentan con todos los movimientos de su muñeca, mano, codo y hombro, exacerbándose aún más al esfuerzo físico.
5) La extensión del dolor y cambios de la sensibilidad por continuidad o contigüidad desde el foco de la lesión, es habitual, donde el cambio de la sensibilidad superficial se extiende a hombro, zona supraescapular y escapular del mismo lado. También tiene la sensación de pesadez, cansancio y fatiga en la región comprometida.
6) Otra de las observaciones en los pacientes que presentan el ***Síndrome de Dolor Regional Complejo (SDRC)***, es el trastorno de la sensibilidad superficial, tanto táctil como al dolor y que se extiende más allá de la zona lesionada originalmente.

Respecto a los estudios complementarios, ninguno es patognomónico del SDRC/DSR, vale decir, que no tienen que ser anormales para justificar el diagnóstico de dicho cuadro clínico.

La RNM puede, en algunos casos, dar procesos inflamatorios, pero son transitorios.

La RX de la mano, puede no describir descalcificación ósea.

El Centellograma óseo, puede dar positivo en un 70%, en los casos del cuadro de SDRC.

El estudio de la sintomatología neurológica en el SDRC/DSR requiere un capítulo especial:

1) Al referirme a disminución de la sensibilidad superficial del lado donde se inició la sintomatología, esto ocurre cerca del año de iniciado el cuadro clínico, mientras que el dolor profundo persiste en el mismo y es precisamente donde el paciente refiere dicho síntoma.
2) Ese cambio de la sensibilidad superficial, cuando su evolución llegó a la cronicidad, es habitual que el paciente no lo haya percibido.
3) Dicho diagnóstico se logra mediante el examen físico a través del estímulo con la yema de los dedos sobre la piel, suavemente y en forma comparativa de ambos lados, mientras que el uso del alfiler es para detectar el dolor.
4) En lo que respecta al dolor profundo, se hace mediante la presión digital con fuerza y comparativamente, y es habitual que tenga más dolor del lado enfermo, a diferencia de la sensibilidad superficial.
5) El examen físico conviene realizarlo en la forma ya detallada y de manera comparativa, para poder determinar la diferencia de sensibilidad de uno y otro lado.
6) Se observa que al hacer el examen como suele practicarse habitualmente, pidiendo previamente cerrar los ojos y preguntar al paciente si lo está tocando o pinchando, no resulta convincente. Por el contrario, se debe buscar la diferencia de la sensibilidad de uno y otro lado, con los ojos abiertos, para observar la expresión

del paciente, donde muchos de ellos se sorprenden cuando al examen se detecta menos sensibilidad, según lo expresa el paciente, por ejemplo, en el rostro y donde la lesión inicial pudo ser en el pie del mismo lado.

En la primera metodología, la única forma que el paciente no pueda detectar la diferencia, resulta en lesiones groseras y graves del Sistema Nervioso Central (SNC) o Periférico (SNP).

Finalmente: por todo lo analizado, se considera que estamos en presencia de un Cuadro Clínico compatible con SDRC/DSR y se caracteriza por: I)***Trastornos oftalmológicos***

La paciente tiene sensación de arenilla en conjuntivas de ojo izquierdo y enrojecimiento de la misma, la visión borrosa al mirar de cerca, sensación de movimiento de las letras al mirar un texto, como que se deslizan de forma horizontal.

La visión con el ojo derecho es aisladamente mejor que la del ojo izquierdo y que la visión binocular.

El subir y bajar escaleras lo hace con dificultad, como que no puede calcular la distancia entre escalones.

Siente molestias a la luz solar. Se observa además alteración en la secreción lagrimal, con sensación de ojo seco.

Llama la atención la sintomatología oftalmológica en el cuadro de SDRC/DSR, dicha sintomatología es observada en la mayoría de los pacientes examinados, donde suelen presentar además, paresia de músculos oculares extrínsecos. Aunque en menor proporción.

Lo dicho se interpreta por disfunción del sistema neurovegetativo (parasimpático) con repercusión en la acomodación, y en menor proporción, de paresia de los músculos extrínsecos cuya inervación llega a la cavidad orbitaria por el tercer par craneal.

II) Trastornos de la sensibilidad

La sensibilidad superficial (táctil y termoalgésica), se encuentran disminuida en hemicuerpo izquierdo, a predominio del miembro superior. Según la paciente, se ha quemado con algún objeto caliente y no lo ha percibido, también dice tener sensación de adormecimiento en el rostro.

III) Disminución de fuerza en hemicuerpo izquierdo

Dice que, suele caerse en algunas ocasiones al caminar, y con sensación que el terreno es irregular. Además, durante la marcha tiene que hacer esfuerzo para mantener la dirección correcta, porque nota que se desvía hacia el lado izquierdo, lo que se interpreta por la paresia existente.

IV) Complicaciones neurológicas

En el cuadro de SDRC/DSR, según surge del examen clínico, la sintomatología, la evolución crónica de la patología, la presencia de dolor y alteración de la sensibilidad, tanto superficial como profunda, además de lo descripto en las complicaciones oftalmológicas, que existe compromiso de:

A) Sistema Nervioso Periferico (SNP): la paciente manifiesta la alteración de la visión, donde se observa en algunos pacientes paresia de músculos extrínsecos del ojo (tercer par craneal), en este caso del izquierdo. Ademas, afecta tanto la transmisión sensitiva como motora, lo cual se manifiesta con los síntomas de parestesia y paresia antes descriptos, que afecta a todo el hemicuerpo izquierdo por compromiso del plexo cervical y braquial.

B) Sistema Nervioso Autónomo (SNA): con alteración en la división simpática: con trastornos vasomotores, lo cual para algunos autores sería el comienzo de la complicación de una lesión que da origen al síndrome de SDRC/DSR y el motivo de la cronicidad de la misma. En cuanto a la división parasimpática, se manifiesta en el cuadro oftalmológico, con alteración de la acomodación y ojo seco.

V) Complicaciones psicológicas

Como consecuencia del accidente y su evolución desfavorable, ha desarrollado un cuadro de Reacción Vivencial Anormal "R.V.A."

Conclusión

Aquí cabe tener en cuenta dos aspectos:

Primero: se hace constar que en **Junta Médica de SRT,** se le consideró una incapacidad del **2.50%, por limitación funcional de muñeca izquierda**, según Dictamen Médico con fecha **22/10/15,** que fue aceptada por la paciente.

Segundo: teniendo en cuenta la evolución crónica y tórpida de su patología, que deriva en un ***Reagravamiento*** de la misma, se llega al diagnóstico de "**Síndrome de Dolor Regional Complejo SDRC/DSR**", que se inicia en el lugar de la lesión, **muñeca izquierda**, extendiéndose a todo el hemicuerpo como se ha detallado en el presente informe, cabe resaltar las distintas complicaciones: I- trastornos oftalmológicos, II- trastornos de la sensibilidad, III- disminución de fuerza en hemicuerpo izquierdo, IV- complicaciones neurológicas, V- complicaciones psicológicas compatibles con "RVA grado II".

Por lo tanto, el **REAGRAVAMIENTO DEL CUADRO CLÍNICO**, es determinante de una **incapacidad parcial, permanente y definitiva del 60.11%.**

La determinación de la incapacidad del cuadro del SDRC/DSR no está consignado en los Baremos médicos, por lo que se toma en cuenta la **definición genérica referida específicamente al daño corporal.** Diversas organizaciones de carácter eminentemente médico, como la American Medical Association, cuyo comité de expertos para la Evaluación Médica de Menoscabos Físico de esta asociación determinó en el año 1956, que la valoración del daño corporal es **"la apreciación de la naturaleza y alcance de la enfermedad o lesión del paciente en cuanto que ha afectado o alterado el estado anterior de la persona".**

Esta alteración del lesionado debe consistir en **"una anormalidad anatómica con disminución funcional que permanezca después de una rehabilitación llevada a cabo al máximo y cuya anormalidad con disminución funcional considera el médico como estable o progresiva en el momento de la evaluación".**

INCAPACIDAD	
DIAGNÓSTICO	**PORCENTAJE**
- Incapacidad por reagravamiento (Distrofia Simpática Refleja de inicio en muñeca izquierda con fractura de epífisis distal del radio. Que luego compromete todo el hemicuerpo homónimo, como está descripto en el presente informe. Según los puntos I-II-III-IV y V). RVA grado II. (10 del 54.00%)	**46.00%** **5.40%**
FACTORES DE PONDERACIÓN	**8.71%**
TOTAL DE INCAPACIDAD	**60.11%**

Caso Nª 31

DIAGNOSTICO: SINDROME DE DOLOR REGIONAL COMPLEJO

Paciente de sexo femenino de 39 años, quien se desempeñaba como Cajera en una empresa de distribución. Según refiere, el día **25/06/13** siendo las 19:45 hs, al bajar los escalones de un colectivo sufre entorsis del tobillo derecho, como consecuencia de esto cae de rodillas al piso.

Como consecuencia de los hechos: la paciente sufre traumatismo de pie y tobillo derechos, seguido de intenso dolor y edema en la zona. Además de contusión en ambas rodillas.

Realiza la denuncia en **la aseguradora,** derivan a una Clínica para su atención, allí realizan Rx de pie y tobillo, diagnostican fractura del 2° y 4° metatarsianos, medican con aines, indican bota Walker para inmovilizar y derivan con traumatólogo. Dicho especialista la evalúa el día **01/07/13**, indica continuar con el tratamiento establecido, solicita RMN de pie y tobillo derechos.

En el mes de **agosto,** deriva con especialista en pie, quien evalúa en consultorio de la misma ART, solicita TAC de pie derecho, diagnostica fractura de Lis-Frank, por lo que decide realizar cirugía.

El día **05/09/13,** ***fue operada***, otorgan alta hospitalaria al día siguiente, indica bota Walker por 15 días, reposo y aines. Luego de esto comienza con KFT, hidroterapia y medicación antiinflamatoria, refiere que después de la cirugía el dolor aumentó considerablemente.

En el mes de **enero de 2014**, el médico tratante solicita Ecografía de partes blandas y TAC de tobillo.

Debido a que el cuadro de dolor e inflamación no mejora, realizan segunda intervención el día **27/02/14**, donde retiraron elementos de osteosíntesis. Después de la cirugía mejoró parcialmente la inflamación pero no así el dolor. Posteriormente reinicia fisio e hidroterapia, con lo cual el dolor se alivia parcialmente durante un tiempo, pero en los siguientes 2 meses aproximadamente, se intensifica nuevamente.

En el mes de **abril**, comienza a notar múltiples manchas claras en la pierna afectada (derecha) que se extienden en sentido distal desde el borde inferior de la rodilla. Consulta con dermatólogo por medio de su Obra Social, quien deriva a ART para atención.

Acude a control con el médico tratante, que basándose en la evolución del cuadro, el dolor y las lesiones en la piel, hace diagnóstico de Sudeck, por lo que deriva con especialista en neurología, quien la evalúa el día **08/05/14**, en los consultorios de ART y solicita: gammagrafía y RMN con contraste EV, medica con tramal para el manejo del dolor y antidepresivo. También deriva con dermatólogo. Este último especialista diagnostica vitíligo e indica una crema.

En el mes de **julio de 2014,** presenta de forma súbita hematemesis y melena, consulta por su ***Obra Social*** en Hospital Privado, donde permanece internada por 5 días, solicitan video endoscopía, diagnosticando Síndrome de Mallory Weiss por uso continuo de aines sin protector gástrico. Suspenden toda la medicación indicada hasta el momento. Posteriormente, continúa en control y tratamiento de esta complicación por ART.

Continúa con KFT hasta el **04/09/14**, cuando otorgan el ***alta médica porART***.

A través de ***Junta Médica en ART***, se le fijó una incapacidad parcial y permanente del **22.87%,** con diagnóstico de **Luxo fractura de Lisfrank con neurodistrofia (síndrome de Sudeck),** confirmada posteriormente según Dictamen de Homologación con fecha **14/10/14,** no reconociéndose: **la extensión real del síndrome ni el cuadro psicológico.**

Paralelamente al tratamiento por ART, consultó con médico particular, quien solicitó psicodiagnóstico, derivó con psicólogo para iniciar tratamiento.

Exploración física (29/09/2015)

La patología que afecta a la paciente, por las características de la misma, la cronicidad, lo invalidante para sus actividades laborales y cotidianas, especialmente para la marcha, han determinado manifestaciones ***psico- orgánicas***.

Las primeras, consisten en angustia, tristeza, depresión, cambio de carácter y nerviosismo, originadas por las complicaciones detallas anteriormente. Con preocupación permanente por su salud y su futuro laboral.

Las segundas, consisten en las manifestaciones anátomofuncionales a nivel de miembro inferior derecho a predominio del pie, que se extiende actualmente a todo el hemicuerpo homolateral

La paciente refiere dolor intenso, permanente en **pie y tobillo derechos**, que se irradia desde el tarso, a la altura de 2° metacarpiano hacia el tobillo y tercio distal de la pierna y con menos intensidad hasta la cadera. También paresia del MID con sensación de cansancio y agotamiento muscular permanentes. Frecuentemente experimenta dos conjuntos diferentes de sensaciones; por un lado, frio intenso, urente y por otro lado calor intenso, con sensación de hinchazón severa con tirantez en la piel "como si fuera a estallar" el cual se extiende hacia el tercio distal de la pierna; al momento del examen físico del pie no presenta ninguna de estas alteraciones.

La marcha es disbásica, durante esta la paciente nota frecuentemente que el MID se "afloja", pierde fuerza y en consecuencia pierde el equilibrio, en numerosas ocasiones le ha provocado caídas y tropezones.

Al ***examen físico***, se evidencia hipotrofia, que afecta a todo el MID, en comparación con el lado izquierdo. En la piel, por debajo de la rodilla presenta múltiples maculas hipopigmentadas de bordes y formas irregulares, a predominio de cara anterior presenta numerosos vasos varicosos. En el dorso del pie derecho, cicatriz queloide color pardo oscuro siguiendo la línea del tarso, de aproximadamente 5,5 cm de largo.

Al explorar la sensibilidad, manifiesta dolor al tacto superficial de la cicatriz y el área circundante, acompañado de sensación fulgurante que se extiende hacia el Halux. A la mínima presión de la zona, el dolor se intensifica especialmente en el dorso, en la región distal siguiendo la línea del segundo metatarsiano hacia proximal y se extiende a la articulación tibioastragalina. En el resto de MID, la nitidez de la sensación superficial es menor que en el miembro sano. Presenta aumento de la sudoración en el pie afectado. A la palpación profunda de la articulación del tobillo y zona distal de la pierna presenta dolor tipo sordo, del mismo modo en borde externo de la planta del pie. En el resto de MID la palpación profunda provoca molestias y es asimétrica con el miembro sano donde es más nítida, intensa y no causa dolor, esta discriminación es más evidente en la pierna y pie que en el resto del miembro afectado, también nota que del lado derecho la sensación de presión perdura por más tiempo (hiperpatía). Tanto el pinchado como el raspado son mejor distinguidos en lado sano. Al igual que la sensación vibratoria. Esta diferencia en la percepción de los estímulos se extiende al resto del hemicuerpo derecho.

También el dolor se exacerba durante la extensión e inversión del tobillo tanto activa como pasiva, las cuales están limitadas funcionalmente.

La fuerza se encuentra disminuida tanto en la flexión como en la extensión del pie y los dedos. No puede colocarse en puntas de pie con el lado afectado. El resto de las articulaciones de MID no presentan paresia evidente ni limitación funcional.

Manifiesta que durante el tratamiento con electro estimulación, cuando colocaban los electrodos en tobillo no sentía la electricidad, incluso cuando estaba programado a alta intensidad. Prácticamente no tolera ningún calzado, excepto zapatillas holgadas, en ART indicaron uso de plantillas pero no las resiste.

Esto requiere un análisis profundo de dicha sintomatología, por entrar en juego: trastornos de la sensibilidad somática, existiendo compromiso de los distintos tipos de receptores, que incluyan el tacto, propiocepción, nocicepción y sensibilidad térmica.

Respecto al tacto (mecanoreceptores): En las primeras etapas del cuadro clínico del SDRC la sensibilidad táctil está exacerbada, pero en etapas posteriores disminuye.

En lo que hace a la propiocepción (receptores del huso muscular, órgano del tendón de Golgi, receptores de la capsula articular): frecuentemente los pacientes manifiestan sensación de posición extraña de un segmento, lo que estaría más ligado a un fenómeno disestésico.

En cuanto a la nocicepción (nociceptores): es la percepción más importante al referirse a la sintomatología del SDRC, pues es el síntoma más sobresaliente y persistente que acompaña toda la evolución del cuadro. Puede ser desencadenado por estímulos: mecánicos, térmicos y polimodales, donde existiría liberación de histamina, potasio y sustancia P.

En cuanto a la **esfera psíquica,** la paciente se nota afligida, ansiosa y nerviosa por la situación en la que se encuentra, ya que desde el accidente hasta la fecha, continúa con un cuadro tórpido y mejoría relativa. Esto le produce depresión y frustración, ya que siente que ha pasado por todas las sesiones de KFT, día tras día, sin tener mejoría, además de mucho cansancio psicofísico, desilusión e incertidumbre al no saber si se va a reponer de sus dolencias, y sobre todo con mucho dolor físico. También se siente inútil ya que no puede realizar sus actividades habituales, pasa mucho tiempo en su casa, donde tampoco puede realizar todas las tareas del hogar.

Pruebas complementarias

- ***RMN de pie y tobillo derechos* (02/07/13):** Se observa fractura evolutiva a nivel de la región metáfiso-epifisiaria proximal del 4° metatarsiano con signos de edema óseo en médula ósea subyacente y cambios edematosos en tejidos blandos periarticulares. Se observan signos de derrame articular a nivel cuneo metatarsiano. Impresionan leves cambios edematosos en médula ósea de la región proximal dorsal del 2° metatarsiano. Impresiona leve desviación en valgo del eje metatarsofalángico del 2°, 3° y 4° dedo. Moderados cambios edematosos en tejidos blandos periarticulares de la región dorsal y plantar del retro- medio pie con extensión a la región bimaleolar sin evidencia de colecciones. Mínima presencia de líquido a nivel de la vaina del tendón tibial posterior, próximo a la inserción escafoidea compatible con incipiente tenosinovitis. Cambio hipointenso focal en tejido celular subcutáneo dorsal a la región distal del 1° dedo.
- ***TAC de pie derecho* (06/08/13):** Se identifican signos de fractura conminuta afectando la base del 2° y 4° metatarsiano, que involucra parcialmente la superficie articular en relación al 2° metatarsiano. Tumefacción de tejidos blandos adyacentes a la articulación tarso-metatarsiana.
- ***ECO de partes blandas de pie y tendones del Hallux* (10/01/14):** Visualizándose, a nivel del tendón flexor del Hallux, en su porción plantar, hipoecogénico con discreto aumento de su espesor, siendo estos hallazgos compatibles con tendinosis, no evidenciándose líquido peritendinoso.
- ***TAC de pie derecho* (11/01/14):** Disminución generalizada de la densidad ósea. Control de fractura de 2° metatarsiano reducida con tornillos metálicos de osteosíntesis. Hay tumefacción y edema de los tejidos blandos vecinos al área quirúrgica. Adecuada resolución de la fractura que comprometía la base del 4° metatarsiano.
- ***RMN de pie derecho con contraste* (12/05/14):** Artefacto magnético a nivel tarso- metatarsiana del 1° dedo en relación al antecedente de instrumentación. Leve hiperintensidad del TCS a nivel de la cara plantar de la articulación metatarsofalángica del 3°, 4° y 5° dedo compatible con cambios edematos.

- ***GAMMAGRAFIA OSEA* (12/05/14):** Importante hipercaptación del rediofármaco a nivel de huesos de antepié derecho. Conclusión: gammagrafía ósea de baja probabilidad para síndrome de SUDEK de pie derecho. Gammagrafía positiva para la citada área de anormal captación del radiofármaco anteriormente descripta.

- Psicodiagnóstico (12/02/15)

El patrón conductual (según el DSM-IV) se encuadra con un: F33.X Trastorno depresivo mayor, recidivante moderado, con síntomas ansiosos. Conforme a baremo (SRT), el caso se encuadra en una Reacción Vivencial Anormal con manifestación depresiva, con Grado III. Análisis y comentarios

De acuerdo a los hechos descriptos, presenta como consecuencia directa del accidente sufrido y basándose en el cuadro clínico ya mencionado: **1-**

"SDRC" de inicio en pie derecho, con extensión de las manifestaciones invalidantes en MID y hemicuerpo homolateral. Vale decir que su evolución ha sido tórpida, crónica y con extensión de la sintomatología en todo el hemicuerpo derecho, donde los trastornos de la sensibilidad están presentes desde el pie hasta el cuero cabelludo, en lo que respecta a la sensibilidad superficial táctil y termoalgésica, al igual que paresia, esto último lo expresa el paciente al investigar la fuerza mediante la oposición a los movimientos. 2-Reaccion Vivencial Anormal, con manifestación depresiva.

Conclusión

Se hace constar, que en la Junta Médica de ***la aseguradora*** se le otorgó una incapacidad parcial y permanente del **22.87%,** por cuadro clínico de **Luxo fractura de Lisfrank con neurodistrofia (síndrome de Sudeck),** confirmada según Dictamen de Homologación con fecha **14/10/14** y aceptada por la paciente.

Teniendo en cuenta la evolución crónica y tórpida de su patología, que deriva en un **Reagravamiento** de la misma, donde la sintomatología se extendió a todo hemicuerpo derecho, resulta determinante de una incapacidad parcial y permanente del 40.00%, a esta se debe agregar la complicación en la esfera psíquica que corresponde a la RVA con un 20.00%

INCAPACIDAD	
DIAGNÓSTICO	**PORCENTAJE**
- Síndrome de Distrofia Simpática Refleja (SUDEK)	40.00%
- R.V.A.N. con manifestación depresiva.(20 del 60.00%)	12.00%
FACTORES DE PONDERACIÓN	**6.20%**
TOTAL DE INCAPACIDAD	**58.20%**

Teniendo en cuenta el cuadro clínico de SDRC y la RVA, le corresponde una incapacidad parcial y permanente del 58.20%, pero considerando que se le adjudicó en Junta Médica de la ART una incapacidad del 22.87%, se reclama la diferencia, que es del 35.33%.

Caso Nª 32

DIAGNOSTICO: SINDROME DE DOLOR REGIONAL COMPLEJO

Paciente de sexo femenino de 34 años de edad, quien se desempeña como Enfermera. Refiere que el día **27/04/16**, siendo las 23:00 horas, se encontraba higienizando una paciente, cuando de repente esta gira y aprieta su mano izquierda contra la cama.

Como consecuencia del accidente, la víctima sufrió traumatismo a nivel de mano izquierda, a predominio de 5to dedo.

Ocurrido el accidente, es asistida por médico clínico, quien le solicita Rx de mano y muñeca izquierda e indica antiinflamatorios.

Al día siguiente realiza la denuncia ante la ***ART***, y la derivan a hospital prestador. En dicho nosocomio, la asiste médico traumatólogo, quien le indica antiinflamatorios y la colocación de férula durante 10 días.

El día **29/04/16** la llaman de la ART, informándole el turno con el médico auditor de la misma.

Posteriormente, es evaluada por el médico auditor, quien le retira la férula y solicita ecografía de partes blandas e indica reposo laboral, 5 sesiones de KFT y medicación analgésica.

El día **16/05/16** la ART le otorga ***Alta Médica***, sin incapacidad.

Después del alta y ante la persistencia de la sintomatología, continuó en tratamiento médico, por medio de su ***Obra Social.***

Si bien presentó leve mejoría post-tratamiento inmediata, su evolución fue totalmente desfavorable, ya que al momento del ***alta médica*** por la ***ART*** con fecha **16/05/16,** persiste el dolor y limitación funcional de la mano y dedo mencionado anteriormente, así como también dolor y sensación de adormecimiento en todo el miembro superior izquierdo.

Después de esta fecha, continuó con las molestias ya consignadas. Pero además, gradualmente se fue agravando y extendiendo a todo el hemicuerpo izquierdo, comprendiendo dorso, desde región supraescapular hasta el reborde costal y cara anterior del mismo lado.

Cabe establecer, que en todas las zonas referidas, existen trastornos de la sensibilidad superficial táctil y algésica (disminución de las mismas), al examinar mediante la estimulación digital suave y por medio de alfiler.

En lo que se refiere a la sensibilidad vibratoria, mediante el uso de diapasón, está disminuida en lado izquierdo, y a la presión digital con intensidad en miembros superiores e inferiores comparativamente tiene más dolor en lado izquierdo, donde va acompañado con fuerte ardor, observando además que al suspender el estímulo, persiste la sensación de ardor en lado izquierdo (hiperpatía). Dice tener además, sensación de pesadez y fatiga en miembro superior izquierdo.

Al integrarse a sus funciones, la sintomatología se incrementa por el esfuerzo físico provocado por su trabajo, al ir higienizando a los pacientes que se encuentran en el área de cuidados intensivos, lo cual exige movimientos permanentes de ambos miembros superiores a predominio de manos, esto le dificulta cumplir con sus tareas. Por dicho motivo, cuando se reintegró al trabajo, otorgada el ***alta médica por la ART***, después de unos días debió consultar con un médico por medio de su ***Obra Social***, quien le indicó tratamiento con AINE, a partir del mes de junio de 2016. Desde entonces continua en asistencia médica sin cambios favorables.

Exploración física (18/04/2017)

Según la paciente, la sintomatología es persistente y permanente, es decir, las 24 horas del día, aumentando con los movimientos y por el esfuerzo físico que requiere su trabajo. Estando en reposo, las molestias disminuyen, pero no ceden totalmente ni con analgésicos-desinflamatorios.

Al examen físico: la sensibilidad superficial se encuentra alterada, donde la táctil es más evidente del lado sano, al igual que al dolor, mediante estímulo con alfiler. Lo dicho parece contradictorio, si tenemos en cuenta que los pacientes refieren dolor en lado lesionado, pero ocurre que en la mayoría de los casos, pasado los seis meses del inicio del cuadro clínico, la sensibilidad superficial disminuye en el lado enfermo, pero este se detecta mediante el examen con alfiler y a través del tacto superficial. Para la táctil, lo dicho requiere de esta prueba, porque si se le pregunta al paciente donde tiene dolor, siempre lo refiere del lado enfermo. Lo dicho se debe a la persistencia de la sensibilidad de receptores profundos y disminución en superficiales. A la presión profunda digital comparativamente, en ambos miembros superiores e inferiores, el dolor es más intenso del lado izquierdo. Cabe también resaltar que la alteración de la sensibilidad se extiende hasta el hombro, región supraescapular, escapular y demás zonas detalladas. Manifiesta tener la mano izquierda más caliente que la derecha, pero cuando la temperatura ambiente es baja, le molesta más el frío en su mano izquierda.

A nivel de MSI, la paciente presenta menor fuerza a la oposición, durante la flexión y extensión del miembro. Los reflejos osteotendinosos, en todo el hemicuerpo izquierdo se encuentran aumentados (hiperreflexia).

Limitación funcional de Dedo meñique: AMCF F 80° E 5°

AIFP F 65° E 10° AIFD F 70° E 0°

La paciente manifiesta que después de ocurrido el accidente, en forma gradual ha notado disminución de memoria, al igual que la capacidad de concentración y de atención.

Al retomar sus labores como enfermera, le dificulta cumplir con las tareas propias de esa función, por tener importante disminución de la memoria, lo que no le permite recordar los datos que toma al realizar el control de signos vitales de los pacientes, debiendo repetir en varias ocasiones dichos controles.

Examen neurológico

- La agudeza visual (AV) de ambos ojos, al examen por confrontación manual, resulta ser dificultoso en su ojo izquierdo, refiriendo ver borroso.
- Los movimientos oculares son normales, al igual que se encuentran presentes los reflejos fotomotor y consensual.
- Sensibilidad táctil y termoalgésica en el rostro conservada. Igualmente que la función de músculos masticatorios, y presente reflejos corneales.
- La función de músculos faciales conservada, como fruncir entrecejo, inflar mejillas y fruncir los labios.
- Los movimientos de la cabeza a la izquierda y derecha conservados, al igual que encoger los hombros.
- En la lengua, no se observa hipotrofia, ni movimientos fasciculares, tampoco disminución de fuerza.

Examen oftalmológico: según la paciente, después del accidente ha notado dificultad para la visión de cerca, le cuesta la lectura de palabras con letras chicas, además con sensación de tener disminución lagrimal en ojo izquierdo y molestias como ardor, las cuales aumentan con la exposición al sol y la luz artificial intensa.

Los reflejos fotomotor y consensual son normales, al igual que los movimientos oculares.

El ***Test de Schimer***, con papel secante, resultó positiva en el ojo izquierdo, dando como resultado ojo seco.

Cuadro Psicológico: después de ocurrido el accidente, dice que se encuentra con cambios de carácter, irritabilidad, ansiedad y depresión que lo atribuye a la sintomatología existente, donde el dolor en miembro superior izquierdo es permanente y se alivia parcialmente con analgésicos, además las molestias aumentan con los movimientos y esfuerzos físicos, lo que le dificulta realizar sus labores en el hospital. Igualmente le cuesta realizar las actividades propias de su hogar.

Pruebas complementarias

- ***RNM de mano y muñeca izquierdas* (10/08/16):** el ligamento colateral radial a nivel interfalángico proximal del dedo meñique (quinto dedo), se observa levemente engrosado y con incremento de señal, lo que podría estar en relación al evento de distensión/ruptura intersticial de sus fibras. Discreta cantidad de líquido intraarticular rodeando a la primera y segunda filas del carpo, mayormente alrededor del escafoides y discreto liquido intraarticular a nivel radio-cubital distal.
- ***Rx de ambas manos* (10/12/16):** impresiona disminución de densidad ósea en la mano y muñeca izquierdas, lo que podría corresponder a descalcificación ósea.
- ***Psicodiagnóstico* (26/01/17):** el patrón conductual (según DSM-IV) de la paciente, vinculado con el accidente, se encuadra con un F33.x Trastorno depresivo mayor, recidivante (moderado), con síntomas psicosomáticos.

Incapacidad: conforme a Baremo (S.R.T). Decreto 659/96, el caso se encuadra en una Reacción Vivencial Anormal con manifestación depresiva-psicosomática, con Grado III (incapacidad del 20%).

- ***PESS* (20/02/17):** miembros superiores y miembros inferiores: estos hallazgos son compatibles con la normalidad.
- ***Centellograma Óseo Total* (07/03/17):** gammagrafía ósea total dentro de límites normales.

Análisis y comentarios

Paciente que el día **27/04/16** sufrió accidente laboral traumático (traumatismo de su mano izquierda).

Fue asistida por ***ART*** hasta el día **16/05/16,** que se le otorgó el ***alta médica***.

Desde el inicio del tratamiento hasta el alta médica por la ART, su evolución no fue favorable, debido a la persistencia de la sintomatología detallada anteriormente. Por el contrario, su cuadro fue agravándose, con intensificación de las molestias en todo el miembro superior izquierdo, además de región supraescapular, refiriendo aumento del dolor, sensación de adormecimiento (parestesia) en la zona referida.

El cuadro clínico que presenta la paciente es compatible con el diagnóstico de SDRC (Síndrome de Dolor Regional Complejo). Lo dicho, surge de las distintas observaciones:

1) Cronicidad de la sintomatología sin cambios favorables al tratamiento, 12 meses a la fecha.
2) Persistencia de dolor y parestesia las 24 horas del día, es decir que no ceden con analgésicos.
3) Es característico de dicha enfermedad, que el dolor no ceda ni con reposo absoluto. Dicha característica, lo diferencia del dolor originado por un traumatismo o fractura, donde el reposo alivia los síntomas.
4) Las molestias aumentan con todos los movimientos de su mano, codo y hombro, exacerbándose aún más al esfuerzo físico.
5) La extensión del dolor y cambios de la sensibilidad por continuidad o contigüidad desde el foco de la lesión, es habitual, donde el cambio de la sensibilidad superficial se extiende a todo el hemicuerpo izquierdo. También tiene la sensación de pesadez, cansancio y fatiga en la región comprometida.
6) Otra de las observaciones en los pacientes que presentan el ***Síndrome de Dolor Regional Complejo (SDRC)***, es el trastorno de la sensibilidad superficial, tanto táctil como al dolor y que se extiende más allá de la zona lesionada originalmente. También se compromete la sensibilidad profunda, tanto el dolor como las vibraciones mediante el uso del diapasón.

Respecto a los estudios complementarios, ninguno es patognomónico del SDRC/DSR, vale decir, que no tienen que ser anormales para justificar el diagnóstico de dicho cuadro clínico.

La RNM puede, en algunos casos, dar procesos inflamatorios, pero son transitorios.

El Centellograma óseo, puede dar positivo en un 90%, en pacientes cuyo cuadro clínico ya es compatible con el cuadro de SDRC.

El EMG puede dar resultado patológico o no, aunque clínicamente siempre hay compromiso, tanto sensitivo como motor.

El estudio de la sintomatología neurológica en el SDRC/DSR requiere un capítulo especial:

1) Al referirme a disminución de la sensibilidad superficial del lado donde se inició la sintomatología, esto ocurre cerca de los seis meses de iniciado el cuadro clínico, mientras que el dolor profundo persiste en el mismo y es precisamente donde el paciente refiere dicho síntoma.
2) Ese cambio de la sensibilidad superficial en el lado afectado, cuando su evolución llegó a la cronicidad, es habitual que el paciente no lo haya percibido.
3) Dicho diagnóstico se logra mediante el examen físico a través del estímulo con la yema de los dedos sobre la piel, suavemente y en forma comparativa de ambos lados, mientras que el uso del alfiler es para detectar el dolor.
4) En lo que respecta al dolor profundo, se hace mediante la presión digital con fuerza y comparativamente, y es habitual que tenga más dolor del lado enfermo, a diferencia de la sensibilidad superficial.
5) El examen físico debe realizarse en la forma ya detallada y de manera comparativa, para poder determinar la diferencia de sensibilidad de uno y otro lado.
6) He observado que no es oportuno hacer el examen como suele practicarse habitualmente, pidiendo previamente cerrar los ojos y preguntar al paciente si lo está tocando o pinchando. Por el contrario, se debe buscar la diferencia de la sensibilidad de uno y otro lado, con los ojos abiertos, para observar la expresión del paciente, donde muchos de ellos se sorprenden cuando al examen se detecta menos sensibilidad, según lo expresa el paciente, por ejemplo, en el rostro y donde la lesión inicial pudo ser en el pie del mismo lado.

En la primera metodología, la única forma que el paciente pueda detectar la diferencia, resulta en lesiones groseras y graves del Sistema Nervioso Central (SNC) o Periférico (SNP).

Finalmente: por todo lo analizado, se considera que estamos en presencia de un Cuadro Clínico compatible con SDRC/DSR y se caracteriza por: I) ***Trastornos oftalmológicos***

La paciente tiene sensación de arenilla en conjuntivas de ojo izquierdo y enrojecimiento de la misma, la visión borrosa al mirar de cerca, sensación de movimiento de las letras al mirar un texto, como que se deslizan de forma horizontal.

La visión con el ojo derecho es aisladamente mejor que la del ojo izquierdo y que la visión binocular.

El subir y bajar escaleras lo hace con dificultad, como que no puede calcular la distancia entre escalones.

Siente molestias a la luz solar. Se observa además alteración en la secreción lagrimal, con sensación de ojo seco.

Llama la atención la sintomatología oftalmológica en el cuadro de SDRC/DSR, dicha sintomatología es observada en 25 de 35 pacientes examinados, donde suelen presentar además paresia de músculos oculares extrínsecos. Aunque en menor proporción.

Lo dicho se interpreta por disfunción del sistema neurovegetativo (parasimpático) con repercusión en la acomodación, y en menor proporción, de paresia de los músculos extrínsecos cuya inervación llega a la cavidad orbitaria por el tercer par craneal.

II) Trastornos de la sensibilidad

La sensibilidad superficial (táctil y termoalgésica), se encuentra disminuida en hemicuerpo izquierdo, a predominio del miembro superior. Según la paciente, se ha quemado con algún objeto caliente y no lo ha percibido, también dice tener sensación de adormecimiento en el rostro.

III) Disminución de fuerza en hemicuerpo izquierdo

La paciente dice que, suele caerse en algunas ocasiones al caminar, y tiene la sensación que el terreno es irregular. Además, durante la marcha tiene que hacer esfuerzo para mantener la dirección correcta, porque nota que se desvía hacia el lado izquierdo, lo que se interpreta por la paresia existente.

IV) Complicaciones neurológicas

En el cuadro del SDRC, según surge del examen clínico, la sintomatología, la evolución crónica de la patología, la presencia de dolor y alteración de la sensibilidad, tanto superficial como profunda, además de lo descripto en las complicaciones oftalmológicas; surge que existe compromiso de:

1) Sistema Nervioso Periférico (SNP): la paciente manifiesta la alteración de la visión, donde se observa en algunos pacientes paresia de músculos extrínsecos del ojo (tercer par craneal), en este caso del izquierdo. Afectando ademas tanto la transmisión sensitiva como motora, lo cual se manifiesta con los síntomas de parestesia y paresia antes descriptos, que afecta a todo el hemicuerpo izquierdo por compromiso del plexo cervical y braquial.
2) Sistema Nervioso Autónomo (SNA): con alteración tanto en la división simpática: con trastornos vasomotores, lo cual para algunos autores sería el comienzo de la complicación de una lesión que da origen al síndrome de dolor regional complejo (SDRC) y el motivo de la cronicidad de la misma. En cuanto a la división parasimpática, se manifiesta en el cuadro oftalmológico, con alteración de la acomodación y ojo seco.

V) Complicaciones psicológicas

Como consecuencia del accidente y su evolución desfavorable, ha desarrollado un cuadro de Reacción Vivencial Anormal "R.V.A."

Conclusión

La paciente después del accidente laboral que sufrió, ha tenido una evolución crónica y tórpida de su cuadro clínico. Se le otorgó el alta médica en la ART el día **16/05/16**, es decir, a los 20 días de ocurrido el siniestro, sin haber hecho diagnóstico de su afección. Después de dicha fecha y ante la persistencia de la sintomatología, debió continuar en asistencia y tratamiento con médico a través de su Obra Social, pero no experimentó mejoría.

El día **11/04/17**, es examinada y se hace una evaluación de sus antecedentes clínicos, tratamiento y evolución desfavorable con progresión de la sintomatología como se ha detallado anteriormente, se llega al diagnóstico, el cual es compatible con **Síndrome de Dolor Regional Complejo (SDRC)**, que si bien en el resultado del Centellograma oseo total, fue negativo, no contradice con el diagnóstico referido, por el hecho que el mismo puede ser negativo en un 10% de los casos.

Vale decir, que estamos en presencia del "**Síndrome de Dolor Regional Complejo SDRC/ DSR**", que se inicia en el lugar de la lesión (5° dedo mano izquierda) extendiéndose a todo el hemicuerpo homónimo, como se ha detallado en el presente informe, cabe resaltar las distintas complicaciones: I- trastornos oftalmológicos, II- trastornos de la sensibilidad, III- disminución de fuerza en hemicuerpo izquierdo, IV- complicaciones neurológicas, V- complicaciones psicológicas compatibles con "RVA grado III". Los cinco puntos referidos son determinantes de una **INCAPACIDAD TOTAL, PERMANENTE Y DEFINITIVA DEL 66.32%.**

La determinación de la incapacidad del cuadro del SDRC/DSR no está consignado en los Baremos médicos, por lo que se toma en cuenta la **definición genérica referida específicamente al daño corporal.** Diversas organizaciones de carácter eminentemente médico, como la American Medical Association, cuyo comité de expertos para la Evaluación Médica de Menoscabos Físicos de esta asociación determinó en el año 1956, que la valoración del daño corporal es **"la apreciación de la naturaleza y alcance de la enfermedad o lesión del paciente en cuanto que ha afectado o alterado el estado anterior de la persona".**

Esta alteración del lesionado debe consistir en **"una anormalidad anatómica con disminución funcional que permanezca después de una rehabilitación llevada a cabo al máximo y cuya anormalidad con disminución funcional considere el médico como estable o progresiva en el momento de la evaluación".**

INCAPACIDAD	
DIAGNÓSTICO	**PORCENTAJE**
- Incapacidad por reagravamiento(Distrofia Simpática Refleja de inicio en 5to dedo de la mano izquierda. Que luego compromete todo el hemicuerpo homónimo, como está descripto en el presente informe. Según los puntos I-II-III y IV.) RVA grado III. (20 del 54%)	**46.00%** **10.80%**
Subtotal	**56.80%**
FACTORES DE PONDERACIÓ **N**- Dificultad para tareas habituales (15 del 56.80%) - Edad 1%	 8.52% 1.00%
Subtotal	**9.52%**
TOTAL DE INCAPACIDAD	**66.32 %**

Caso Nª 33

DIAGNOSTICO: SINDROME DE DOLOR REGIONAL COMPLEJO

Paciente se sexo masculino de 47 años de edad, quien se desempeña como Sargento en una Subcomisaria ubicada en el Dto. de Luján de Cuyo. Refiere que el día **08/01/17**, siendo las 08:30 horas aproximadamente, durante un procedimiento en Ruta 82 Km 22, al realizar la aprehensión de un sujeto, este último se resiste y en el forcejeo, cae golpeando fuertemente contra el piso.

Como consecuencia del accidente, la víctima sufrió traumatismo de columna lumbar, hombro derecho y mano homónima.

Una vez ocurrido el accidente, es trasladado en móvil policial a la Clínica de Luján de Cuyo, le colocan analgésicos por vía intramuscular y lo derivan a la Clínica prestadora de la **ART.** En dicho nosocomio le realizan Rx de CLS, hombro derecho y mano del mismo lado, e indican antiinflamatorios y reposo laboral.

Luego, le solicitan RNM de hombro, le diagnostican lesión del ligamento gleno-humeral inferior e indican 20 sesiones de KFT.

Después del tratamiento realizado, se da ***alta médica*** en la ART, pero al reintegrarse a sus funciones, la sintomatología se incrementó por el esfuerzo físico realizado en su trabajo (al utilizar el chaleco antibalas y manipular el arma reglamentaria, lo cual exige movimientos permanentes de ambos miembros superiores a predominio de manos), esto le dificultó cumplir con sus tareas. Por dicho motivo, cuando se reintegró al trabajo, después de unos días, debió consultar con un médico por medio de su ***Obra Social***, quien le solicitó: ecografía de hombro derecho, Centellograma óseo total y RNM de CLS, estudios que resultaron patológicos, e indicó tratamiento con AINE a partir de **febrero de 2017.**

Después de esta fecha, continuó con las molestias ya consignadas en MSD, y gradualmente se fue agravando el dolor que se inició en hombro y se fue extendiendo por todo el MSD, hasta la mano, con edema y aumento de la limitación funcional.

Cabe establecer, que en todas las zonas referidas, existen trastornos de la sensibilidad superficial táctil y algésica (disminución de las mismas), al examinar mediante la estimulación digital suave y por medio de alfiler.

En lo que se refiere a la sensibilidad vibratoria, mediante el uso de diapasón, está disminuida en lado derecho. A la presión digital con intensidad en miembros superiores y comparativamente, tiene más dolor en lado derecho, donde va acompañado con fuerte ardor, observando además que al suspender el estímulo, persiste la sensación de ardor en lado derecho (hiperpatía). Dice tener además, sensación de pesadez y fatiga.

Exploración física (13/02/2018)

Según el paciente, la sintomatología en **Miembro Superior Derecho**, es persistente y permanente, es decir, las 24 horas del día, aumentando con los movimientos y el esfuerzo físico que requiere su trabajo. Estando en reposo, las molestias disminuyen, pero no ceden totalmente ni con analgésicos- desinflamatorios.

Al examen físico: la sensibilidad superficial se encuentra alterada, donde la táctil es más evidente del lado sano, al igual que al dolor, mediante estímulo con alfiler. Lo dicho parece contradictorio, si tenemos en cuenta que los pacientes refieren dolor en lado lesionado, pero ocurre que en la mayoría de los casos con el cuadro de SDRC, pasado de seis meses a un año del inicio del cuadro clínico, la sensibilidad superficial disminuye en el lado enfermo, pero este se detecta mediante el examen con alfiler y a través del tacto superficial. Lo dicho requiere de esta prueba, porque si se le pregunta al paciente donde tiene dolor, siempre lo refiere del lado enfermo. Esto se debe posiblemente a la persistencia de la sensibilidad de receptores profundos y disminución en superficiales. A la presión profunda digital comparativamente, en ambos miembros superiores, el dolor es más intenso del lado derecho.

Manifiesta tener el miembro superior derecho más caliente que el izquierdo, pero cuando la temperatura ambiente es baja, le molesta más el frío en su hombro derecho. El paciente presenta menos fuerza a la oposición, durante los movimientos de su hombro.

Limitación Funcional:

Abdo-elevación: 70°	Aducción: 80°
E. Anterior: 80°	E. Posterior: 30º
R. Externa : 50°	R. Interna: 30°

En **región lumbar** refiere dolor, de carácter punzante, persistente, con irradiación del mismo a ambos miembros inferiores, a predominio derecho. Aumenta con bipedestación prolongada, deambulación y esfuerzo físico, cede parcialmente con analgésicos y reposo.

Examen físico: presenta contractura de músculos dorsolumbares, con dolor a la palpación, al igual que con la presión digital sobre apófisis espinosas, limitación funcional, la maniobra de Lasègue es positiva a los 60° de manera bilateral. Además, presenta paresia y parestesias en miembros inferiores.

Cuadro Psicológico: después de ocurrido el accidente, dice que se encuentra con cambios de carácter, irritabilidad, ansiedad y depresión, que lo atribuye a la sintomatología existente, donde el dolor en miembro superior derecho es permanente y se alivia parcialmente con analgésicos. Además, las molestias aumentan con los movimientos y esfuerzos físicos, lo que no le permite continuar trabajando en forma normal, vale decir, que le cuesta realizar las actividades laborales habituales.

Pruebas complementarias

- ***Ecografía de hombro derecho* (27/01/17):** se evaluaron los elementos del manguito rotador, observándose: - a nivel del tendón del supraespinoso, hacia la inserción medial se observan 2 pequeñas áreas de solución de continuidad lineales, intrasustancia. 2,9 x 0,9 mm. 2 x 0,7 mm. Se observa además, disminución difusa de la ecogenicidad de las fibras particularmente del tendón supraespinoso. Se observa muy escasa colección peritendinosa y muy delgada colección en la bursa subacromio-subdeltoidea.

- ***RNM de Columna Lumbar* (31/03/17):** los cuerpos vertebrales se encuentran alineados y presentan altura y señal normal, a excepción de los platillos limitantes al 5to disco, que presentan leves cambios degenerativos inflamatorios. Deshidratación del 5to disco. Protrusión discal posteromedial y bilateral L5-S1.
- ***Ecografía de brazo derecho* (06/04/17):** Discreto engrosamiento con aumento de la ecogenicidad del tendón del musculo supraespinoso, compatible con tendinosis. Líquido a nivel de la bursa subacromial-subdeltoidea.
- ***Gammagrafía Ósea Total* (05/04/17):** importante hipercaptacion del radiofármaco a nivel de articulación de hombro derecho con respecto a su contralateral.

  Conclusión: Gammagrafia ósea positiva para la citada área de anormal captación del radiofármaco a nivel de hombro derecho
- ***Psicodiagnóstico* (08/05/17):** se observan síntomas depresivos leves o moderados. ***Incapacidad:*** Conforme a Baremo (S.R.T). Decreto 659/96, el caso se encuadra en una Reacción Vivencial Anormal con manifestación depresiva, con Grado II (incapacidad del 10%).

Análisis y comentarios

El paciente el día **08/01/17**, sufrió ***accidente laboral*** con traumatismo en hombro derecho.

Desde el inicio del tratamiento, su evolución no fue favorable, debido a la persistencia de la sintomatología detallada anteriormente. Por el contrario, su cuadro fue agravándose, con intensificación de las molestias en MSD, que se extiende desde el hombro a la mano, refiriendo aumento del dolor y sensación de adormecimiento (parestesia) en la zona referida.

El cuadro clínico que presenta es compatible con el diagnóstico de SDRC (Síndrome de Dolor Regional Complejo). Lo dicho, surge de las distintas observaciones:

1) Cronicidad de la sintomatología sin cambios favorables al tratamiento, desde el día **08/01/17** a la fecha.
2) Persistencia de dolor y parestesias las 24 horas del día, es decir, que no ceden con analgésicos.
3) Es característico de dicha enfermedad, que el dolor no ceda ni con reposo absoluto. Dicha característica, lo diferencia del dolor originado por un traumatismo o fractura, donde el reposo alivia los síntomas.
4) Las molestias aumentan con todos los movimientos de su miembro superior derecho, exacerbándose aún más al esfuerzo físico.
5) La extensión del dolor y cambios de la sensibilidad por continuidad o contigüidad desde el foco de la lesión, es habitual, donde el cambio de la sensibilidad superficial se extiende en este caso, desde el hombro a la mano.

6) También tiene la sensación de pesadez, cansancio y fatiga en la región comprometida.

Respecto a los estudios complementarios, ninguno es patognomónico del SDRC, vale decir, que no tienen que ser anormales para justificar el diagnóstico de dicho cuadro clínico.

El Centellograma óseo, estadísticamente es positivo en un 70%, en los casos del cuadro de SDRC.

En la ***Gammagrafía Ósea Total*** del ***05/04/17***, se describe importante hipercaptación del radiofármaco a nivel de articulación de hombro derecho con respecto a su contralateral. En la conclusión describe: ***Gammagrafía ósea positiva para las citadas áreas de anormal captación del radiofármaco a nivel de hombro derecho***.

El estudio de la sintomatología neurológica en el SDRC requiere un capítulo especial:

1) Al referirme a disminución de la sensibilidad superficial del lado donde se inició la sintomatología, esto ocurre entre los seis meses y el año de iniciado el cuadro clínico, mientras que el dolor profundo persiste en el mismo y es precisamente donde el paciente refiere dicho síntoma.
2) Ese cambio de la sensibilidad superficial en el lado afectado, cuando su evolución llegó a la cronicidad, es habitual que el paciente no lo haya percibido.
3) Dicho diagnóstico se logra mediante el examen físico a través del estímulo con la yema de los dedos sobre la piel, suavemente y en forma comparativa de ambos lados, mientras que el uso del alfiler es para detectar el dolor.
4) En lo que respecta al dolor profundo, se hace mediante la presión digital con fuerza y comparativamente, y es habitual que tenga más dolor del lado enfermo, a diferencia de la sensibilidad superficial.
5) El examen físico debe realizarse en la forma ya detallada y de manera comparativa, para poder determinar la diferencia de sensibilidad de uno y otro lado.
6) He observado que no es oportuno hacer el examen como suele practicarse habitualmente, pidiendo previamente cerrar los ojos y preguntar al paciente si lo está tocando o pinchando, no da detalles suficientes para detectar lesión neurológica, esto ocurre en algunos pacientes cuando la evolución ha sido más grave.

"Por el contrario, se debe buscar la diferencia de la sensibilidad de uno y otro lado, con los ojos abiertos, para observar la expresión del paciente, donde muchos de ellos se sorprenden cuando al examen se detecta menos sensibilidad superficial, según lo expresa el paciente, cuando su cuadro clínico tiene una evolución de seis a doce meses".

La primera metodología, según los puntos 3,4 y 5 permite detectar la diferencia de sintomatología, comparativamente de uno y otro lado de su cuerpo, en enfermedades como el SDRC, mientras que la segunda metodología de examen según el punto 6, solo es válido para lesiones groseras y graves del Sistema Nervioso Central (SNC) o Periférico (SNP).

Finalmente: cabe consignar, que en el año **2009**, el paciente luego de un accidente en mano y muñeca derechas, fue diagnosticado con **Síndrome de Dolor Regional Complejo (SDRC)**. Estuvo en tratamiento durante 13 meses y se le realizó bloqueo del ganglio medial e inyecciones con corticoides y xilocaína, lo que le permitió poder realizar sesiones de KFT.

Seguidamente, en la ***SRT*** se le otorgó una **incapacidad del 22.55%,** por **Síndrome de Sudeck en muñeca derecha**, por medio de ***Dictamen Médico*** con fecha **03/03/2011**, la cual fue aceptada por el paciente.

Después del tratamiento, tuvo una recuperación total de signos y síntomas, que le permitió reintegrarse a sus funciones habituales.

Conclusión

Aquí cabe tener en cuenta dos aspectos:

Primero, que el paciente sufrió accidente laboral el día **07/12/09**, que fue determinante de **SUDECK en muñeca derecha**, de lo que evolucionó favorablemente.

Segundo, que estamos en presencia de un segundo cuadro clínico compatible con SDRC de inicio en hombro derecho. Se trata de un nuevo cuadro del SDRC, ya que se **originó por el accidente del 08/01/17** y no de reagravamiento, porque la evolución del primero fue favorable a partir del ***alta médica***, con fecha **07/12/10**.

Después del accidente laboral que sufrió **(08/01/17)**, ha tenido una evolución crónica y tórpida de su cuadro clínico. Se le otorgó el alta médica en la ART sin haber hecho diagnóstico de su afección. Después del alta y ante la persistencia de la sintomatología, debió continuar en asistencia y tratamiento con médico a través de su Obra Social, pero no experimentó mejoría.

El día **14/03/17**, es examinado y se hace una evaluación de sus antecedentes clínicos, tratamiento y evolución desfavorable con progresión de la sintomatología como se ha detallado anteriormente, se llega al diagnóstico, el cual es compatible con **Síndrome de Dolor Regional Complejo (SDRC),** que se inicia en el lugar de la lesión (hombro derecho) extendiéndose a todo el miembro superior, hasta la mano, el cual es determinante de una **INCAPACIDAD PARCIAL, PERMANENTE Y DEFINITIVA DEL 41.96%.**

La determinación de la incapacidad del cuadro del SDRC/DSR no está consignado en los Baremos médicos, por lo que se toma en cuenta la **definición genérica referida específicamente al daño corporal.** Diversas organizaciones de carácter eminentemente médico, como la American Medical Association, cuyo comité de expertos para la Evaluación Médica de Menoscabos Físicos de esta asociación determinó en el año 1956, que la valoración del daño corporal es **"la apreciación de la naturaleza y alcance de la enfermedad o lesión del paciente en cuanto que ha afectado o alterado el estado anterior de la persona".**

Esta alteración del lesionado debe consistir en **"una anormalidad anatómica con disminución funcional que permanezca después de una rehabilitación llevada a cabo al máximo y cuya anormalidad con disminución funcional considere el médico como estable o progresiva en el momento de la evaluación".**

INCAPACIDAD	
DIAGNÓSTICO	**PORCENTAJE**
- Síndrome de Dolor Regional Complejo de Miembro Superior Derecho. (40 del 77.45%) - RVA, con manifestación Depresiva, con Grado II. (10 del 46.47%) **Subtotal**	 **30.98%** **4.64%** **35.62%**
FACTORES DE PONDERACIÓN - Dificultad para tareas habituales (15 del 35.62%) - Edad 1% **Subtotal**	 **5.34%** **1.00%** **6.34%**
TOTAL DE INCAPACIDAD	**41.96%**

Caso Nª 34

DIAGNOSTICO: SINDROME DE DOLOR REGIONAL COMPLEJO

Paciente de sexo masculino de 45 años de edad quien se trabaja en una empresa Constructora. Refiere que el día **22/11/2018**, siendo las 7:30hs aproximadamente, circulaba conduciendo una moto y en la intersección entre calles Soler y Salvador Civit del Departamento de Godoy Cruz, se produjo una colisión con un auto.

Como consecuencia del impacto sufrió politraumatismo: con traumatismo de cráneo a nivel parietal izquierdo, de columna cervical, mano izquierda y rodilla homónima.

Una vez ocurrido el accidente, fue trasladado en ambulancia al Hospital prestador de la **Aseguradora**, donde le hacen TAC y RX varias e indican analgésicos y hacen un yeso antebraquiopalmar izquierdo (por 30 días), lo dicho fue el día del accidente 22/11/2018.

A los 5 días hacen nuevo control en el mismo nosocomio e indican una RNM de rodilla.

El día **11/12/2018** fue ***operado de muñeca por sufrir fractura***, y donde hacen osteosíntesis de la fractura colocando material metálico.

Posterior a la operación se le hizo control en la ART semanalmente y persiste el dolor, se lo medica con pregabalina 75mg, novalgina y triptamol.

Exploración física (15/09/2019)

El paciente refiere que después del traumatismo de cráneo ocurrido en el accidente tiene irritabilidad, con cambio de carácter, ansiedad e insomnio y depresión, lo que motivo sea asistido por médico psiquiatra con: seroquel quetiapina 25mg e internado 30 días en la clínica.

Columna cervical: refiere dolor a los movimientos activos y pasivos, cefalea y mareos a repetición. A la palpación de músculos paravertebrales se detecta contractura, igualmente refiere dolor a digito presión de apófisis espinosas. Las molestias se irradian a región escapular y miembro superior a predominio izquierdo, además con sensación de adormecimiento y hormigueo (parestesia).

La sensibilidad superficial táctil y algésica esta disminuida en hemicuerpo que comprende desde cara lateral del cuello hasta región glútea izquierda.

Disminución de fuerza al caminar en punta de pie y talones. Franca sensación de hormigueo, adormecimiento en miembro inferior izquierdo con sensación de pesadez y cansancio. A nivel de aparato visual refiere malestar con sensación de arenilla y enrojecimiento. No manifiesta cambios en el olfato, pero si disminución del gusto a las comidas.

Análisis y comentarios

Paciente que como consecuencia del accidente que sufrió presenta un cuadro clínico actual con manifestaciones psico-orgánicas.

Las primeras: se deben a la presencia de ansiedad, irritabilidad, cambio de carácter y depresión.

Lo dicho surge por la existencia de síntomas y signos invalidantes, y donde el dolor que presenta a nivel de miembro superior izquierdo, persiste las 24hs y donde la disminución del mismo es parcial y únicamente con la medicación de analgésicos y sedantes.

Lo dicho no le permite cumplir con su actividad laboral, repercutiendo además en su accionar habitual en la vida hogareña y de relación.

Las segundas: consiste en la repercusión orgánica principalmente en miembro superior izquierdo, además con sensación de adormecimiento y hormigueo (parestesia).

En miembro superior izquierdo la sensibilidad táctil y algésica se encuentran alteradas, como también el dolor profundo mediante la presión digital con intensidad, comparativamente con el contralateral. En dicha zona al examen de los movimientos mediante la oposición presenta disminución de fuerza (paresia). El dolor referido es intenso y que nace a nivel de mano y muñeca, extendiéndose proximalmente al antebrazo, brazo y hombro, en dicha zona refiere adormecimiento, sensación de hormigueo y calambres (parestesia).

Además dice tener disminución de fuerza (paresia) a nivel de los dedos, muñeca, codo y hombro.

La sensibilidad superficial táctil y algésica se encuentra disminuida en miembro superior izquierdo, al igual que la sensibilidad profunda (dolor), que comprende hombro, hemitórax izquierdo, cara anterior hasta reborde costal, cara lateral del tórax y cara posterior hasta reborde costal. Dicha sintomatología se extiende a miembro inferior izquierdo.

La sintomatología secuelar más importante se debe a la fractura en muñeca que requirió del tratamiento quirúrgico, donde la evolución no fue favorable por las complicaciones existentes posteriormente, donde los síntomas y signos resultan compatibles con el síndrome de Dolor Regional Complejo (SDRC).

Dicho cuadro es de evolución crónica, desfavorable y tórpida por la existencia de compromiso del sistema nervioso central (snc), sistema nervioso periférico (SNP) y sistema nervioso vegetativo (SNV).

En SNP se observan trastornos motores y de la sensibilidad.

El primero: se manifiesta, con disminución de la fuerza que en el caso que nos ocupa es evidente al examen mediante la oposición, lo que resulta claro a nivel de la mano izquierda, codo y hombro homolateral.

La segunda: consiste en trastornos de la sensibilidad superficial táctil y algésica que seobserva alterada en miembros superiores e inferior izquierdo. También se encuentra alterado el dolor profundo, que mediante la presión digital con intensidad sobre el brazo, en forma comparativa con el contralateral, es más intenso en lado enfermo.

Al referirnos a la sensibilidad superficial cabe consignar que se encuentra alterada según lo manifestado por el paciente desde cuero cabelludo, en cara lateral de cuello, miembro superior e inferior. Todo en hemicuerpo izquierdo.

Otras manifestaciones clínicas detalladas son:

Marcha con desviación a la izquierda, que no le permite seguir la dirección recta, lo que puede ser entre otros factores paresia en miembro inferior izquierdo por compromiso del SNP.

Dolor intenso y quemante que no lo tolera, el calmante alivia parcialmente como ocurre en mano, muñeca, brazo y hombros. Para lo cual el paciente refiere que de noche toma quetiapina y tramadol refuerzo, y en el día pregabalina y novoclozidol.

También cabe destacar transpiración abundante, a predominio de la región palmar. Igualmente se observa temblor fino en mano izquierda. El dolor se exacerba e irradia con los movimientos de la mano y en cara interna hasta la región axilar. Sensación de frio y calor alternativo a predominio en horas de la tarde. Crecimiento de las uñas del lado izquierdo comparativamente con el lado opuesto. Prueba de Romberg positiva. Trastorno del equilibrio al estar parado con los ojos cerrados y brazos extendidos.

Conclusión

Con todo lo detallado y teniendo en cuenta el accidente que sufrió con lesiones a predominio de muñeca izquierda con fractura y que requiere de la intervención quirúrgica viendo su evolución desfavorable, crónica y tórpida por la sintomatología que surge posteriormente como: el dolor en miembro superior izquierdo las 24hs, cediendo escasamente con analgésicos y reposo a lo que se suma trastornos de la sensibilidad superficial tanto táctil como algésica, además de parestesia (adormecimiento, hormigueo y calambres) sin tomar estos últimos que comprenden todo hemicuerpo desde la cara lateral del cuello a miembro inferior del mismo lado.

Debemos agregar que dicho cuadro clínico tiene su inicio en noviembre del 2018 y a la fecha no ha experimentado mejoría, y resulta invalidante para el desarrollo de actividades laborales.

A todo lo dicho cabe tener en cuenta la repercusión psicológica ya detallada, producto principalmente por el dolor, da limitación funcional e incapacidad laboral.

INCAPACIDAD	
DIAGNÓSTICO	**PORCENTAJE**
SDRC	40.00%
RVA	10.00%
FACTORES DE PONDERACIÓN	**8.50%**
INCAPACIDAD PARCIAL, PERMANENTE Y DEFINITIVA	**58.50%**

CAPITULO

2

El sindrome de dolor regional complejo

La DSR, es una enfermedad compleja, comúnmente de diagnóstico tardío y evolución tórpida. Suele aparecer después de un traumatismo ya sea leve como un esguince o más grave cuando se trata de una fractura.

La localización de la sintomatología inicial, es en el lugar del traumatismo, que puede ser en distintas partes del cuerpo tales como: ***mano y muñeca, pie, etc.***

I- Cuadro Clínico

A) El dolor

Es síntoma habitual y se describe como tipo quemante o urente, asociado a rigidez muscular o articular, sensación de edema, trastornos en la sudoración local y alteraciones de la sensibilidad superficial táctil y algésica, además alodinia donde el paciente expresa intenso dolor en la piel, con estímulos que habitualmente no producen dolor, como puede ser el mismo roce y aun por acción del viento de un ventilador, también ***hiperalgesia*** que es la existencia de intenso dolor aun con estimulo doloroso leve. Otros síntomas a considerar es la ***hiperpatía*** que es el dolor que se prolonga aun cuando la estimulación ha cesado. No menos importante es la existencia de disestesias, y al respecto cabe consignar las ***disestesias paroxísticas y dolores lancinantes*** que consiste en sensación de hinchazón en la piel sin motivo aparente y sin previo estimulo. Suelen presentar los pacientes el ***Síndrome doloroso musculofascial***, que consiste en dolor difuso y generalizado en el área que ha sido estimulado. La sintomatología descripta es preponderante en la (***primera etapa***). Con el tiempo el dolor se intensifica (***segunda etapa***), la alodinia térmica es mayor, aparece edema en el sector afectado, con cambios en la coloración de la misma (palidez o cianosis) y severa restricción de los arcos de movimiento articular correspondientes. Posteriormente (***tercera etapa***) aparece atrofia muscular por desuso, atrofia de la dermis y epidermis, y contracturas musculares. Si el manejo terapéutico no se inicia precozmente el cuadro clínico evoluciona casi inevitablemente a la cronicidad grave.

Lo dicho sobre la atrofia muscular es expresado por muchos autores, como debido al desuso, pero no menos importante es tener en cuenta la repercusión trófica por trastornos neurológicos (inervación motora) y vascular (tanto arterial como venosa), lo que puede observarse por la palidez o rubicundez de la piel. También confirma que la atrofia no es solo debido al desuso, por el hecho que en pacientes con el cuadro de SDRC en un miembro inferior, donde se le indica deambular como parte del tratamiento y aún tienen hipotrofia.

Así pues, el SDRC abarca una variedad de estados álgicos postraumáticos que aparecen de forma regional y que exceden en grado y duración del dolor esperable para el traumatismo desencadenante. Algunos autores proponen que la Fibromialgia sea considerada también una forma de SDRC.

El término más empleado ha seguido siendo el de Distrofia Simpática Refleja.

¿Cuál es el papel del Simpático en éste fenómeno doloroso?

La experiencia clínica de distintos autores ha demostrado que el Simpático puede ser el responsable no solamente de desencadenar la sintomatología aguda, sino también de mantener y perpetuar ciertos síndromes dolorosos crónicos, particularmente aquellos en que el dolor mejora o desaparece al efectuar un bloqueo simpático.

La zona afectada en un comienzo es donde se origina el dolor, en coincidencia de las demás manifestaciones como: inflamación, edema, limitación de los movimientos de flexo-extensión de los dedos en caso de compromiso de la mano.

El ***dolor*** gradualmente pasa a ser el síntoma capital, pues cada vez se hace más intenso y progresivamente le dificulta toda actividad física en las extremidades, por el hecho que los movimientos le exacerban la intensidad de los síntomas, lo mismo ocurre en caso de miembros superiores el estar con la mano en declive, por lo que tienen tendencia a mantenerlos en un plano horizontal que permite que el dolor sea menos intenso, pero en un porcentaje elevado de casos el dolor no cede y únicamente se alivia por efecto de analgésicos y desinflamatorios, refiriendo que prácticamente a pesar de ésta medicación la analgesia total no existe y manifiestan los enfermos como que se han acostumbrado al dolor.

En las zonas afectadas y al referirse al ***dolor*** puede llegar a tal intensidad que aun con estímulos que habitualmente no producen dolor, éste aparece y es lo que se llama "alodinia", acompañándose de una sensación de corriente eléctrica. El compromiso en la **piel**, se pone de manifiesto por cambio de ***sensibilidad***, cambio de ***temperatura*** mas fría o mas caliente, ***cambio de color***: manchada, purpura, pálida o roja, ***cambios en la textura***: brillante y delgada, con sequedad o sudoración, ***cambio en faneras***: en crecimiento de uñas y/o vello.

Los cambios descriptos a nivel de la ***piel*** se interpretan producido por acción del Sistema Nervioso Simpático (SNS) y que se prolonga en el tiempo, atribuido a que es anormalmente activado, produciendo sustancias que activan los nociceptores y perpetuán el dolor en el tiempo, originando además los trastornos vasomotores permanentes.

Habitualmente el ***proceso del "SDRC"*** es p r o g r e s i v o c o m o si se fuera impregnando (literalmente) los tejidos por activación de los mediadores químicos y comprometiendo tejidos blandos y óseos. En los primeros, hablamos no solo de piel, sino del TCS, muscular, tendones, fascias como ocurre en las palmas de las manos, tejido sinovial en las articulaciones y cartílagos. En los segundos la afectación ósea, se representa por descalcificación (osteopenia) que puede tener lugar en zona metafisaria, resorción subperiostica, intracortical y endostal, erosiones superficiales del hueso subcondral y yuxtaarticular.

La afectación a que se hace referencia tiene lugar en las zonas de comienzo de la patología, es decir donde sufrió inicialmente el trauma y luego se extiende de manera distal o proximalmente en forma contigua, pero también ocurre a distancia, sin un patrón neuropático y sin seguir la zona de inervación de un dermatoma, esto último en el

"SDRC Tipo I", no menos llamativo es además la diseminación "en espejo" en extremidad contralateral sana.

El ***compromiso de los tejidos*** en el SDRC se puede interpretar que es en su totalidad, tanto en la profundidad como en la región superficial o sea de huesos a la piel. Esto puede interpretarse si tenemos en cuenta que según conceptos o teorías de algunos autores se refieren a la acción de mediadores químicos y donde el sistema nervioso simpático (SNS) jugaría un rol importante, y el interrogante es como dichos mediadores llegan a los tejidos aun a distancia del lugar inicial de la lesión.

Será por contigüidad, siguiendo el trayecto de fibras nerviosas del Sistema Neurovegetativo, y/o a través del sistema nervioso periférico (SNP), donde gradualmente se van activando nuevos nociceptores y comprometiendo los tejidos.

También está el interrogante de porque hay manifestación cutánea primeramente que en los demás tejidos. Esto podría deberse por la superficialidad y ser más sensible, disminución del umbral al dolor, más cantidad de nociceptores y de la acción de mediadores químicos en la misma. Esto es un fenómeno de analizar. La sintomatología por afectación de los demás planos, puede ser más tardía por la profundidad de los mismos y con menos respuestas nociceptivas, lo cual no significa que no estén comprometidos desde el inicio del cuadro.

Otro interrogante es, si la participación del Sistema Nervioso Simpático (SNS) y teniendo en cuenta que se encuentra en toda la economía del organismo, ¿porque no aparecen síntomas en zonas contralaterales con más frecuencia, como es la diseminación (en espejo)? que no se presenta en todos los casos ni en forma temprana.

Lo que resulta importante es la presencia en la mayoría de los casos de ***parestesia y trastornos de la sensibilidad superficial y profunda*** que cuando el trauma tiene lugar en la mano, el compromiso se extiende por continuidad y es posible lo sea además por contigüidad en muñeca, antebrazo y codo y en otros casos a distancia.

Otra observación a tener en cuenta es que según algunos autores al referirse al "SDRC Tipo I" (Distrofia Simpática Refleja) y a diferencia del ***SDRC Tipo II*** (Causalgia) la lesión de nervios periféricos no es demostrable en la Electromiografía (EMG) ni en estudios de Neuroconducción, donde el dolor suele irradiarse en forma distal al sitio del trauma inicial y en un 70% que se irradia a áreas distantes, no contiguas, sin un ***patrón neuropático*** y sin seguir la zona de ***inervación de un dermatoma***, y aun (en espejo) en la extremidad contralateral sana.

Las siguientes observaciones indican que las acciones eferentes del Simpático están involucradas en la generación y mantenimiento de ciertos estados dolorosos:

- La función simpática en el área afectada es anormal y determinante de: edema, sudoración y distrofia en la piel (trastorno sudomotor) y alteraciones del flujo sanguíneo con cambios en la temperatura (trastorno vasomotor).
- Pronto alivio del dolor tras una terapia simpaticolítica, en aquellos casos con dolor mediado por el simpático (no son todos los casos).
- Activación del sistema nervioso simpático por ruidos intensos, aplicación Iontoforética o aplicación intradérmica de agentes adrenérgicos, que exacerban el dolor.

Sin embargo, se ha demostrado que el dolor en la ***Distrofia Simpática Refleja*** no siempre es generado, mantenido ni perpetuado por el Sistema Nervioso Simpático, razón por la cual se cambió su denominación por Síndrome Doloroso Regional Complejo "SDRC" aunque se puede considerar que existen normalmente interacciones simpático-sensitivas en los tejidos sanos en el humano, demostrándose que la actividad simpática y las catecolaminas pueden activar primariamente los nociceptores aferentes. De aquí que se haya reportado tantos fracasos terapéuticos con solo Simpaticolíticos en esta patología.

En ***el examen de la sensibilidad:*** al referirnos al dolor profundo, es práctico investigarlo presionando digitalmente (el pulgar) la zona afectada con energía sobre masa muscular, donde es particular que el paciente refiera dolor en la profundidad de los tejidos, ***mientras que en la piel*** pueden manifestar sensación de presión pero no dolor, lo que ocurre por trastornos de la sensibilidad cutánea, es decir hipoestesia y disestesia, que también se manifiesta al examen con elemento romo o aguja, resultando más sensible del lado contralateral sano. Esto es común observarlo en una ***segunda y tercera etapas***.

Por el contrario hay pacientes donde el dolor superficial es exacerbado al mínimo contacto o aun con estímulos que habitualmente no producen dolor, es lo llamado "alodinia" acompañado de sensación de corriente eléctrica, el estímulo a que se hace referencia puede ser por roce de la ropa y aun el viento del ventilador, esta sintomatología es común en la ***primer etapa***.

Es una característica del dolor cuando la lesión se encuentra en extremidades superiores o inferiores como en zonas de muñeca, codo hombro, tobillo, rodilla o cadera, los movimientos incrementan el dolor, tanto por los activos como pasivos.

Otro de los síntomas a tener en cuenta es la ***parestesia y disestesia*** en las zonas comprometidas, con sensación de adormecimiento y hormigueo. Así en algunos pacientes que tienen comprometido el miembro superior, manifiestan la sensación como de (no tener el brazo y antebrazo). Otra observación es con respecto al calor y frio que por momentos tienen la sensación de frio o calor, pero al tocarse el paciente puede o no reflejarse en la piel. Vale decir que se puede presentar la temperatura superficial normal comparativamente en lado sano y el afectado, mientras que en otro, el frio o calor se refleja en la piel.

Resulta común la expresión de los pacientes de tener la sensación de presión u opresión en las extremidades como si tuvieran una venda apretada.

Al examen de la ***sensibilidad vibratoria*** al aplicar el diapasón en distintos segmentos, comparada con el contralateral, es menos intensa en lado afectado. Igualmente, algunos pacientes refieren frio intenso en la profundidad de los tejidos como que le quema, mientras al tocarse la piel con la mano sana suele ser temperatura superficial normal.

El ***tejido celular subcutáneo*** experimenta hipotrofia que se puede apreciar a la palpación.

En ***tejido muscular*** los pacientes pueden referir dolor, cansancio y presentar hipotrofia, que en algunos pacientes es bien evidente, además de paresia que se pone de manifiesto en la prueba de oposición.

Se destaca igualmente **incapacidad motora** para mover el segmento del cuerpo afectada.

Esta dificultad de movimiento no solo se debe a la ***incapacidad motora***, sino al dolor que originan los trastornos tróficos de los tejidos: la piel, el TCS, tendones, aponeurosis y la propia articulación (sinovial, cartílago y tejido óseo).

El cansancio muscular cuando la afección se localiza en un miembro inferior lo expresan que aparece en la marcha, notando la diferencia con el contralateral sano. Cuando el compromiso es en un miembro superior, el cansancio se pone de manifiesto cuando realiza alguna actividad, ya complicada por la limitación funcional de las demás estructuras.

En cuanto a la hipotrofia en una mano la forma de objetivar la misma es determinar el volumen del segmento afectado en comparación con el contra lateral. Este fue posible en un paciente que el comienzo fue en la mano izquierda, donde se introdujo una y luego la otra hasta el nivel de la apófisis estiloides del radio en un vaso plástico con agua, con medidas en el mismo y se determinó una diferencia de 22ml.

En ***tejido osteoarticular*** existe limitación en el radio de amplitud de los movimientos tanto activos como pasivo, en donde experimentan dolor a veces permanente y que aumentan con los movimientos, al igual que a la palpación.

En las ***zonas articulares*** gradualmente van sufriendo alteraciones tróficas que comprometen la ***piel*** subyacente donde suele aumentar la transpiración o tener sequedad, disminuye la elasticidad y la turgencia, suele tener retracción. Lo dicho es habitual que ocurra en la segunda y tercera etapa de la enfermedad.

En ***la articulación*** existe disminución de la luz por alteración del tejido sinovial, como de cartílago y del tejido óseo.

El desorden articular puede ser tan intenso que lleve a la articulación a la anquilosis, que puede afectar por ejemplo en la mano una o más articulaciones de un dedo y gradualmente comprometer el resto de los mismos quedando en actitud de flexión e importante hipotrofia, siendo el dedo mas fino, también en caso de compromiso de la mano es habitual la hipotrofia en región tenar e hipotenar.

Los ***tendones y aponeurosis*** periarticulares sufren trastornos tróficos y de la vitalidad, lo que produce retracción de los mismos, comprometiendo los movimientos de flexo-extensión, observando actitud en flexión de las articulaciones y posteriormente pueden llegar a la anquilosis.

B) Análisis del Cuadro Clínico de SDRC/DSR

Al respecto cabe resaltar algunos signos, síntomas y conceptos que hacen al SDRC tales como:

I) Trastornos oftalmológicos

Los pacientes suelen tener sensación de arenilla en conjuntivas y enrojecimiento de las mismas, la visión borrosa al mirar de cerca.

Siente molestias a la luz solar. Se observa además alteración en la secreción lagrimal, con sensación de ojo seco.

Llama la atención la sintomatología oftalmológica en el cuadro de SDRC, que es observada en un 80% de un total de 34 pacientes examinados, donde suelen presentar además, paresia de músculos oculares extrínsecos.

Lo dicho se interpreta por disfunción del sistema neurovegetativo (parasimpático) con repercusión en la acomodación y en menor proporción de paresia de los músculos oculares extrínsecos cuya inervación llega a la cavidad orbitaria por el tercer par craneal.

El ***parasimpático***: produce constricción pupilar (miosis), contrayendo las fibras circulares, además estimulando el músculo ciliar produciendo relajación de la zónula ciliar con disminución de la tensión de la capsula del lente, con aumento de la convexidad del cristalino que se ajusta a la visión de cerca.

II) Trastornos de la sensibilidad

La sensibilidad superficial táctil y termoalgésica, se encuentran alteradas en zona del traumatismo y luego puede extenderse a todo el hemicuerpo homónimo.

III) Disminución de fuerza en hemicuerpo

En procesos de evolución crónica hay pacientes que pueden tener en la tercer etapa trastornos tróficos y disminución de fuerza que comprende el hemicuerpo homónimo del lesionado al momento del accidente y refiere que suelen caerse en algunas ocasiones al caminar, con sensación que el terreno es irregular. Además, durante la marcha tiene que hacer esfuerzo para mantener la dirección correcta, porque notan que se desvían hacia el lado afectado, lo que se interpreta por la paresia existente.

IV) Complicaciones neurológicas

En el cuadro de SRDC, según surge del examen clínico, la sintomatología, la evolución crónica de la patología, la presencia de dolor y alteración de la sensibilidad tanto superficial como profunda, además de lo descripto en las complicaciones oftalmológicas; surge que existe compromiso de:

A) Sistema Nervioso Periférico (SNP): El paciente manifiesta la alteración de la visión, donde se observa en algunos pacientes paresia de músculos extrínsecos del ojo (tercer par craneal).

B) Afecta ademas tanto la inervación sensitiva como motora, lo cual se manifiesta con los síntomas de parestesia y paresia antes descriptos, que puede afectar a todo un hemicuerpo por compromiso del plexo cervical, braquial y lumbosacro.

C) Sistema Nervioso Autónomo (SNA): con alteración tanto en la división ***simpática***: con trastornos vasomotores, lo cual para algunos autores sería el comienzo de la complicación de una lesión que da origen al SDCR y el motivo de la cronicidad de la misma. En cuanto a la división ***parasimpática***, se manifiesta en el cuadro oftalmológico, con alteración de la acomodación y ojo seco, en muchos pacientes con dicho síndrome.

V) Complicaciones psicológicas:

Como consecuencia del accidente y su evolución desfavorable, de los pacientes con SDRC, es posible desarrollen un cuadro de Reacción Vivencial Anormal (RVA), producto del padecimiento de dolor crónico que padece y la incapacidad para desarrollar sus tareas laborales y de rutina.

I- distintas clasificaciones del SDRC

La International Pain Nomenclature Group: introdujo en 1996 el término "Síndrome de Dolor Regional Complejo" (complex regional pain síndrome, CRPS en inglés y SDRC en español). La DSR se engloba dentro del SDRC.

A) **CRP I:** provocado por lesión en un tejido, pero que no tienen lesión subyacente en los nervios.

La sintomatología es la ya detallada.

B) **CRP II:** experimenta los mismos síntomas que el anterior, pero estarían asociados con lesión de los nervios.

Hay dos tipos de CRPS que los autores lo describen como:

- ***E l tip o 1 :*** ocurre después de una enfermedad o lesión que no dañó directamente un nervio en el área afectada
- ***E l tip o 2 :*** sigue a una lesión nerviosa definida

Aunque los desencadenantes varían, los dos tipos de CRPS tienen los mismos síntomas y atraviesan las mismas tres etapas de enfermedad.

Antiguamente se usaba la clasificación en:

A) **Síndrome de distrofia simpática refleja**.

B) **Causalgia**.

Otra Clasificacion de la enfermedad es en: Etapa I: Aguda

Etapa II: Distrófica Etapa III: Atrófica

El término Síndrome de Distrofia Simpática Refleja: fue dado por Evans en 1946, a partir de entonces ha recibido denominaciones basadas algunas en:

a) Origen del trastorno.

b) Mecanismos del dolor.

c) Evolución de la enfermedad. Así surgen los llamados:

- Síndrome de causalgia /mayor y menor).
- Atrofia de Sudeck.
- Algodistrofia.
- Algoneurodistrofia.
- Distrofia Refleja Neurovascular.
- Síndrome de Steinbrocker.
- Osteoporosis Postraumática.

- Distrofia Postraumática.
- Vasoespasmo Postraumático.
- Edema Crónico Postraumático.
- Simpatalgia.

MALEKI: describe tres patrones diferentes de propagación de la enfermedad DSR/SDRC.

1- Tipo continuo: se propagan los síntomas de manera ascendente.

2- Tipo imagen en espejo, propagación en extremidad opuesta.

3- Tipo independiente, se propaga a un lugar distante de la zona de origen de la lesión.

Esta patología puede comenzar en cualquier edad y es más frecuente en mujeres jóvenes.

Algunos especialistas describen ***tres etapas*** en el CRPS que se manifiestan por cambios progresivos a nivel de la piel, músculos, articulaciones, los ligamentos, huesos en áreas afectadas.

La **primera etapa**: duraría de 1 a 3 meses. Durante esa etapa el dolor es candente y severo asociado a espasmos musculares, con rigidez de articulaciones, crecimiento excesivo de vello en algunos pacientes. Alteraciones en los vasos sanguíneos que hacen que la piel cambie de color y temperatura. La **segunda etapa**: de 3 a 6 meses y aun a 12 meses, el dolor se intensifica, al igual que la inflamación, disminución del crecimiento del vello, uñas quebradizas, acanaladas o manchadas, huesos debilitados, articulaciones rígidas y tono muscular débil.

La **tercera etapa**: habitualmente después del año, en esta la repercusión en piel y huesos ya no se puede revertir.

El dolor se extiende a todo el miembro afectado, con deterioro muscular (atrofia) movilidad severamente limitada y contracciones involuntarias de los músculos y tendones que llevan a una actitud en flexión de las articulaciones.

En las **articulaciones** afectadas existen procesos inflamatorios, edema, rigidez con importante limitación en los arcos de movilidad y aun anquilosis.

Se reinicia estas definiciones con la denominación de:

Síndrome Doloroso Regional Complejo para referirse a cuadros clínicos que presenten:

- Dolor regional.
- Con cambios anatómicos y sensitivos.
- Que exceden en intensidad y magnitud. O ambos, a un fenómeno traumático.

El Síndrome Doloroso Complejo Tipo I o Distrofia Simpática Refleja

Para muchos autores las lesiones o traumatismos que originan este grupo ***Tipo*** I, al igual que el ***Tipo II*** son similares, pudiendo ser por traumas leves o graves. Suele darse en mujeres jóvenes y principalmente en extremidades.

Lo diferenciaría del ***Tipo II*** en que en el primero la lesión de nervios periféricos no es demostrable en la Electromiografía "EMG", ni en los estudios de Neuroconducción.

Algunos autores clasifican al SDRC Tipo I (DSR) en tres etapas.

I. Etapa traumática:
   - Precoz.
   - Con respuesta inflamatoria aguda.
   - No existe atrofia.

II. Etapa distrófica:
   - Intermedia.
   - Aparecen cambios distróficos.

III. Etapa Atrófica:
   - Tardía.
   - Atrofia y/ rigidez difusas.

La clasificación dada por el Dr. Antonio López Alonso en su tratado de Fundamentos de Ortopedia y Traumatología, editorial Masson, página 23. Resulta interesante a pesar de la antigüedad del mismo. Y se refiere con la denominación de "Algodistrofia Simpática Refleja (ASR)". Diferencia dos grandes grupos: ASR Mayor (Causalgia) y ASR Menor (Atrofia ósea de Sudeck).

ASR Mayor (Causalgia):

Aquí describe cuatro factores etiológicos fundamentales:

1- Traumatismos de troncos nerviosos periféricos, lo que produce acción irritativa en tejido nervioso periférico lesionado, produciendo una fuente de estímulos nociceptivos que se descargan sobre la corteza cerebral.

2- Lesiones traumáticas de vasos, principalmente arterias.

3- Lesión conjunta de nervios y vasos.

4- Heridas de distintos tipos pueden ser punto de partida de la causalgia.

ASR Menor (Atrofia Ósea de Sudeck):

Se pueden considerar en la etiología como factores fundamentales:

1- Traumatismos: fracturas, esguinces.

2- Endocrinos: diabetes, hipertiroidismo.

3- Farmacológicos: fenobarbital, tuberculostaticos.

4- Neurológicos: pacientes que han sufrido ACV, en enfermos epilépticos.

5- Viscerales: coronariopatías.

En la anatomía patológica se describen alteraciones en los tejidos en todos los planos, como:

1- Tejido celular subcutáneo (TCS), capsular, fascia, membrana sinovial, cartílago articular y hueso.

2- Lesiones en la membrana sinovial:

- Hipertrofia de las células sinoviales.
- Neoformacion vascular subsinovial.
- Fibrosis subsinovial.
- infiltracion linfocitaria perivascular.

-Lesiones óseas: osteoporosis post traumática.

El autor referido anteriormente describe los siguientes tratamientos:

-ASR Mayor (Causalgia):

Tratamiento Preventivo: tratar correctamente cualquier herida en los miembros constituye el punto fundamental.

Tratamiento Definitivo: pueden explicarse lossiguientes procedimientos:

a) Gangliectomía química (Glynn, 1981). b)
   Gangliectomía quirúrgica
c) Cordotomía (sección en un punto localizado de la médula espinal por donde discurren las vías espinotalámicas).
d) Leucotomía frontal.

-ASR Menor (Atrofia ósea de Sudeck):

Algunos autores tratan la ASR Menor con corticoides, con buenos resultados en unos casos y malos en otros (Simson, 1974; Visitsunthorn,1981). Otros autores han utilizado la calcitonina con similares resultados. Todos coinciden en que la fisioterapia da buenos resultados, aunque la curación es lenta.

III- Fisiopatologia

Si bien el mecanismo desencadenante del SDRC después de ocurrido un accidente, no es bien conocido, se han desarrollado distintas hipótesis que pueden explicar el mismo, tales como:

1- Inflamación Neurogénica

Paul Sudeck, observó en los pacientes que padecieron de causalgia, sintomatología inflamatoria compatible de origen neurogénica y donde se

produciría una transmisión retrograda de potenciales de acción, generando en las fibras, liberación de neuropéptidos como "sustancia P" o "CGRP". El primero genera extravasación proteica seguido de edema, mientras que el segundo, favorece la vasodilatación con eritema y la hipertermia. Estos neuropéptidos podrían además explicar los síntomas autónomicos que aparecen en la enfermedad.

1- Disfuncion autonómica

Este mecanismo varía según el estadio de la enfermedad.

En primeras fases se produce aumento de la temperatura en la zona afectada como resultado de la inflamación neurogénica, además de la vasodilatación que aparece por la inhibición de neuronas simpáticas vasoconstrictoras. En el lado lesionado se ha comprobado una disminución de noradrenalina, lo que reafirma la teoría.

En etapas de la cronicidad, la piel es habitual que se encuentre fría y pálida como consecuencia de vasoconstricción.

2- Cambios de la plasticidad neuronal en SNC

El sistema Nervioso Central jugaría un rol importante en la fisiopatología del SDRC, tanto en la sintomatología autonómica, como también en la motora y sensitiva.

El compromiso a nivel del SNC y SNP explicaría la existencia de distonía, mioclonía, paresia y déficit sensitivos en pacientes con SDRC, donde además se ha detectado disminución de espesor de la región cortical encargada de la extremidad afectada, pero puede comprobarse normalidad después de un año de tratamiento.

Las manifestaciones clínicas por afectación del SNC son habituales en pacientes con SDRC. En más de 30 casos estudiados para determinar secuelas con el grado de incapacidad para el reclamo a las aseguradoras por accidente laboral, al ser interrogados sobre su estado de memoria y capacidad de concentración, manifiestan que están muy disminuidas. Una de las pacientes, maestra de enseñanza primaria, con cambios de funciones por limitación funcional de un miembro inferior que sufrió esguince de tobillo, pasó a cumplir tareas como auxiliar en dirección, manifestó que debía llevar un cuaderno para anotar las directivas. Otra de las pacientes al ser interrogada sobre este tema, manifestó que la memoria después de iniciado el cuadro de SDRC es "horrible". Lo dicho es a los efectos de graficar la sintomatología, que se describe en las historias clínicas de este trabajo.

Hipotesis sobre el mecanismo fisiopatologico del SDRC

El comienzo del cuadro clínico de esta patología tiene lugar por compromiso de una zona del cuerpo, ya sea traumática o no, leve o grave.

La afectación local a que se hace referencia, consiste en lesiones hísticas o inflamación, seguido de liberación de mediadores químicos (ATP, Bradicinina, Histamina, Prostaglandinas, etc). Que activan o sensibilizan terminaciones nociceptivas, además de algunos transmisores de las vías nociceptivas como las Sustancia P que activarían aún más las terminaciones receptoras de fibras dañadas. Por lo dicho, se produce a nivel neuronal, la aparición de potenciales de acción ectópicas, que liberarían neurotransmisores excitadores, que sensibilizan aún más los nociceptores.

Lo dicho permite interpretar la transmisión sensitiva, donde los estímulos determinantes de las lesiones hísticas, causan potenciales de acción que se convierten en señal eléctrica, para su transmisión al SNC.

Aquí es importante referirnos a la transducción sensitiva, que es el proceso mediante el cual los estímulos provenientes del ambiente externo se convierten en señal eléctrica, para su transmisión a través del sistema nervioso que van a los ganglios de la raíz posterior, para hacerlo posteriormente en el asta dorsal de la medula espinal, luego ascienden en la columna dorsal en forma homolateral, hasta la unión cervicobulbar.

Los axones de los núcleos de la columna dorsal decusan para formar el lemnisco medio que se proyecta al tálamo, pero también se hacen a otras estructuras como el tronco cerebral.

Además los núcleos referidos reciben señales de la corteza somatosensitiva primaria. Esta a su vez proyecta a la corteza parietal posterior y área sensitiva secundaria. La mayoría de las fibras sensitivas proveen información al tálamo y a su vez, este proyecta hacia la corteza cerebral.

En el mecanismo fisiopatológico del SDRC para su mejor interpretación cabe el análisis de todo lo descripto, como también los conceptos de:

- Inhibición lateral.
- Transducción sensitiva.
- Capacidad de adaptación de un receptor.
- Posibilidad de codificación a nivel del receptor en su primer sinapsis (ver Capitulo III - sistema nervioso sensitivo)

En la evolución clínica de dicha patología es posible que existan en la persistencia de la sintomatología causas determinantes, que podemos clasificarlas en dos etapas.

La primera etapa:

Estaría relacionada con las causas iniciales determinantes de la patología tales como:

1- Estimulo- la transmisión del mismo.

2- La existencia de la sintomatología debido a las primeras causas (estimulo inicial).

Esta primer etapa comprendería la repercusión en la sintomatología relacionada a la lesión del tejido comprometido y/o proceso inflamatorio, donde se ha detallado la liberación de mediadores químicos y potenciales de acción ectópica, previo considerar que el estímulo proveniente del ambiente externo, se convierte en señal eléctrica (detallado en Capítulo III de Análisis y Observaciones del SDRC).

La segunda etapa:

Consiste en la persistencia de la sintomatología, para lo cual debemos tener en cuenta que la patología es de evolución crónica, donde hay pacientes que llevan más de cinco años y sin tener cambios favorables.

La continuidad de los síntomas y signos puede deberse a los siguientes factores:

a) Persistencia de la sintomatología debido a la continuidad del estímulo nocivo, determinado por la lesión o inflamación del tejido lesionado al inicio del cuadro, pero dicho proceso es posible que en algún momento ceda o no, aun con la continuidad del cuadro clínico.

b) Vale decir que, puede permanecer activa la lesión inicial o bien tener ciertas mutaciones donde a pesar de ceder el proceso localizado ha cambiado sus características que permite continuar con su acción.

Lo dicho podría explicarse por los siguientes factores:

Primero: por la posibilidad de codificación a nivel del receptor de su acción ante el estímulo (ver Capitulo III: Análisis y Observaciones del SDRC).

En este punto se refiere a un fenómeno de codificación (por reclutamiento o espacial), o bien incremento del número de potenciales de acción generados en cada axón por unidad de tiempo (codificación temporal o de frecuencia).

Segundo: Otra posibilidad que justifique la cronicidad de la patología en el supuesto que la lesión hística o la inflamación inicial dejaron de actuar, podría ser:

- Codificación del estímulo a nivel de la primera sinapsis y la participación de la sustancia P con aparición de potenciales de acción ectópica, que liberarían neurotransmisores excitadores. Lo dicho justificaría la permanencia de la sintomatología, posiblemente ante la presencia de la codificación.

De lo dicho se podría establecer que las manifestaciones clínicas de los distintos sistemas tiene como origen una ***primer etapa*** a partir de la estimulación de nociceptores, seguido de la transmisión por las vías correspondientes, luego la participación de ganglios espinales, asta posterior y anterior de la médula espinal, de su columna dorsal, de Interneuronas, del tronco cerebral y otros núcleos.

Del accionar de los distintos puntos referidos surge la elaboración de estímulos que serán transmitidos a centros superiores tanto de médula espinal como del mesencéfalo. Es aquí donde surge la ***segunda etapa*** que comprendería el accionar de los distintos efectores. Interpreto que dichos estímulos tienen el carácter de universal o genérico, por expresarlo de alguna forma, es decir que no son específicos para ningún centro o núcleos superiores.

Lo dicho permite considerar que los efectores tienen sus características específicas de respuesta ante el estímulo y que le son propias y acorde a su función. Lo contrario sería difícil de aceptar si tenemos en cuenta la infinidad de efectores existentes en el SNC-SNP y SNV con sus funciones sensitivas, sensoriales, motoras y neurovegetativas propias.

Como se dijera anteriormente, cada sistema sensitivo tiene su propia área de corteza cerebral, destinada principalmente al análisis de la información sensitiva.

Hipótesis de la codificación en el mecanismo fisiopatológico del SDRC

El cuadro clínico del SDRC es una patología de evolución crónica, pero dinámica, donde la existencia de síntomas y signos están sujetos a determinados estímulos como se consigna al principio de este capítulo y donde puede jugar un papel importante el mecanismo de la ***codificación del estímulo.***

Esto permitiría explicar el porqué de la existencia de la sintomatología en proceso crónico, cuando ya no existen lesiones en alguna región del cuerpo donde se inició el proceso o por lo menos aparentemente.

La evolución de dicha patología como se dijera es dinámica, lo que se observa en los síntomas que corresponde al SNC, SNP y SNV, en lo que se refiere a la sensibilidad superficial y profunda, el dolor, parestesia y la parte motora, ademas pueden quedar secuelas importantes sensitivas, motoras y funcionales como en el caso de lesión de la mano complicada con retracción de tejidos blandos y anquilosis articular. También vale tener en cuenta complicaciones oftalmológicas como trastornos de la visión y de queratoconjuntivitis crónica (ver capítulo de complicaciones oftalmológicas), igualmente la memoria, lo que se da con frecuencia y esta descripto en las historias clínicas de pacientes examinados.

Teniendo en cuenta las manifestaciones clínicas del SDRC donde existen complicación del SNC, SNP y SNV con repercusión sensitiva, motora, sensorial y neurovegetativa, sería difícil que dependiera únicamente del estímulo inicial en cada efector. De lo dicho, resulta más aceptable la existencia del mecanismo de la codificación del estímulo, como ya ha sido detallado.

IV- etiopatogenia

Sobre la causa que origina el CRPS hay distintas opiniones o teorías tales como:

a) ***El Sistema Nervioso Simpático*** (SNS):

La participación de éste dependería según la etapa de la enfermedad. Para otros de éste depende el sostenimiento del dolor.

Al parecer el Sistema Nervioso Simpático "SNS" queda anormalmente activado produciendo sustancias que activan los "nociceptores", además con una hiperexcitabilidad de los centros nerviosos simpáticos y perpetuán el dolor, además producen trastornos vasomotores permanentes.

b) ***Los receptores del dolor*** en la parte del cuerpo afectada se han vuelto responsivos a una familia de mensajeros del sistema nervioso, conocidos como catecolominas. La norepinefrina (catecolomina) liberada por los nervios simpáticos, adquiriría la capacidad de activar las vías de dolor después de una lesión a un tejido o a un nervio.

c) ***Otra teoría, consideran*** que el CRPS II después de una herida es causado por una ***respuesta inmune*** que origina los síntomas inflamatorios que se manifiesta con rubor, calor e inflamación en el área afectada.

Según esta teoría el "CRPS" puede representar una interrupción del proceso de reparación.

Roebel propone que el SDRC constituye un nuevo prototipo de autoinmunidad que denomina "IRAM".

d) ***Teoría en que un "cortocircuito"*** en el sistema nervioso es responsable. Este "cortocircuito" causa excesiva actividad del sistema nervioso simpático (inconsciente) que afecta al flujo sanguíneo y a las glándulas sudoríparas en la zona comprometida.

e) ***Teoría donde existe una posible predisposición genética***, en algunas personas para desarrollar el SDRC. Lo dicho tiene bases sólidas por el hecho que de 34 pacientes examinados por haber sufrido accidente laboral, existen 3 hermanos con dicha patología.

Se ha observado una asociación entre la enfermedad y HLA-B62 y HLA-YO8.

f) ***Teoría de Gass y Rosk***. Estos autores sostienen que a partir del foco traumático se liberan una serie de sustancias vasodilatadoras, que serían las responsables directas del síndrome causálgico.

g) ***Teoría de Tinel***. Para este autor, la causa desencadenante sería la excitación de las fibras nerviosas vasosensibles a nivel del foco traumático.

h) ***Teoría de la sinapsis de Cullen***. En todo tronco nervioso hay fibras simpáticas, motoras y sensitivas. Estas fibras sensitivas son las encargadas de transmitir el estímulo a los centros nerviosos. Cullen basa su teoría en la existencia de un cruce (sinapsis) entre las fibras sensitivas y las fibras simpáticas, De esta forma, el estímulo nervioso nociceptivo que se genera a nivel del foco traumático es conducido por la fibra sensitiva, pero a través de estas sinapsis pasa a la fibra simpática y ésta lo devuelve de nuevo hacia el foco. De esta manera se produce un bombardeo de estímulos nociceptivos hacia el foco, con lo que llega un momento en que el sistema nervioso no puede seleccionar los estímulos y éstos se fijan en la corteza cerebral. Esta teoría también se denomina teoría del teléfono, de la interferencia, del cruce telefónico, o de la sinapsis.

i) ***Teoría de Livigstone***. Debemos recordar que en el sistema nervioso existe un conjunto de neuronas encargadas de seleccionar los impulsos que llegan desde la periferia y, una vez seleccionados, los proyectan sobre la corteza cerebral. Estas neuronas se conocen como neuronas internunciales de Lorente de No. Ante un síndrome causálgico es tal la cantidad de estímulos que reciben estas neuronas que no pueden seleccionarlos, no pueden controlarlos todos; fracasan en su selección y se les escapan estímulos que se fijan en la corteza cerebral. Cuando esto ocurre, el dolor ya es totalmente irreversible. Por tanto, para evitar esta situación hay que bloquear el foco a fin de interrumpir este bombardeo de estímulos.

V- epidemiologia

El SDRC, en su incidencia ha tenido un aumento en época de conflictos bélicos, como lo ocurrido entre los años 1940 a 1955, con otro pico en 1965 a 1970 y del año 1981 a 1986, con una incidencia en Norteamérica de 5.46/100.000 habitantes.

En referencia a las ***razas***: sería más elevado en raza caucásica y japoneses.

En relación de ***edad***, son dispares, algunos trabajos refieren que predomina en los 50-70 años, mientras que otros consignan entre 30-50 años.

Sobre la relación de incidencia en el ***sexo*** sería en mujeres de 3-1 con respecto al hombre.

Antecedentes ***traumáticos***: la mayoría tiene este antecedente (en un 40% han sufrido fracturas o fueron sometidos a intervenciones quirúrgicas).

En los casos que he evaluado para determinar secuelas y reclamar la incapacidad a las aseguradoras se riesgo de trabajo, en un total de 34 pacientes se ha observado:

- El Promedio de edad es de: 42.64 años, con una máxima de 59 años y una mínima de 23 años.
- En lo referido al sexo es de: en 34 casos, 24 son de sexo femenino y 10 masculinos.

- Antecedentes traumáticos: todos fueron por accidentes laborales. Del total de los 34 pacientes examinados los diagnósticos fueron:
  * Fractura del 5to Metatarsiano: 5.
  * Esguince de pulgar: 1.
  * Esguince de Muñeca: 4.
  * Esguince de Rodilla (operada): 2
  * Tenosinovitis 3er Dedo de Mano: 1
  * Aplastamiento de Mano: 5
  * Herida cortante de Palma de Mano: 1
  * Traumatismo 2do Dedo de Mano: 1
  * Lesión de ligamento Triangular por Traumatismo de mano derecha: 1
  * Esguince de Tobillo Derecho: 2
  * Traumatismo de Muslo y Rodilla derecha: 1
  * Traumatismo de Mano derecha con Herida Contusa: 1
  * Fractura 5to Metacarpiano: 1
  * Traumatismo de Rodilla Izquierda (operada, únicamente detectan sinovitis): 1
  * Fractura de Radio (muñeca) operado: 2
  * Fractura de Calcáneo: 1

VI- Diagnostico del sindrome de dolor regional complejo (SDRC)

Sintomatología

Algunos autores justifican el diagnóstico de DSR ante la presencia del ***dolor,*** cuando es prácticamente continuo, intenso y persistente, prácticamente las 24 horas, donde además existe ***hiperpatía*** y ***alodinia,*** junto con el ***factor desencadenante***.

Cabe consignar que al diagnóstico del SDRC se llega principalmente por la ***sintomatología***, tanto los síntomas y signos:

- En los primeros es el dolor, cuyas características permiten pensar en el cuadro clínico por su intensidad, por ser continuo, persistente, y rebelde al tratamiento y al reposo.
- Los segundos y en forma temprana está el edema de la zona afectada, calor o frio, palidez o rubicundez. Posteriormente ayudaría a confirmar el diagnóstico los demás síntomas y signos ya descriptos, según la evolución.
- En lo que respecta a los estudios complementarios ninguno es patognomónico, pero en forma temprana puede el centellograma óseo aportar signos positivos en un 78% de los casos.

Por todo lo dicho debemos tener en cuenta que como muy importante uno de los **síntomas** sobresalientes es el ***dolor***, que una vez instalado se hace prácticamente continuo y permanente a través de la evolución del cuadro clínico, que a su vez es crónico, y se han detallado sus características en párrafos anteriores.

Otros síntomas existentes, aunque no manifestados espontáneamente por los pacientes, pero que surgen con el interrogatorio y el examen físico son la ***parestesia*** y ***disestesia*** expresadas como calor o frío, también como adormecimiento u hormigueo. En lo que se refiere a los **signos**, ya ha sido descripto, pero sobresalen en la 2ª y 3ª etapas.

Estudios complementarios Analítica

Los datos analíticos sugestivos de inflamación aguda (VSG, proteína C reactiva, recuento leucocitario, otros reactantes de fase aguda) suelen ser normales. Sin embargo, y puesto que puede aparecer asociada a entidades como diabetes, infección por herpes, tumores, artrosis, ACVAs o alteracionestiroideas, tampoco es posible hacer un diagnóstico por exclusión en caso de encontrar analíticas normales.

Radiología

Ha sido la prueba objetiva más fiable. Hasta un 80% de los casos presentan osteopenia regional en la ***radiografía simple*** y el espacio articular se conserva en grandes articulaciones. Para apreciar bien los cambios es necesaria la comparación con el lado contralateral. Se considera que hay de un 30 a un 70% de incidencia de osteopenia en cualquier tipo de DSR. Existen cinco patrones radiológicos en el Sudeck, determinados por la pérdida de mineral y que se puede clasificar como sigue:

1- Resorción trabecular irregular en la zona metafisiaria.

2- Resorción subperióstica.

3- Resorción intracortical.

4- Resorción endostal.

5- Erosiones superficiales del hueso subcondral yuxtaarticular

Para que la osteopenia sea apreciable en radiografías convencionales es necesaria una gran pérdida de mineral, por lo que los cambios se aprecian más tarde que en la gammagrafía. **Gammagrafía**

El estudio gammagráfico en tres fases con tecnecio-difosfonato muestra alteraciones en el 78% de los pacientes con DSR; el diagnóstico es más precoz que con la radiología convencional. La gammagrafía muestra aumento de la captación del radionúclido en las tres fases con imágenes alteradas en todas las articulaciones desde la radiocarpiana hasta las interfalángicas en caso de lesión en la mano, si bien algunos adultos y los casos en niños pueden mostrar disminución de dicha captación. La especificidad de la prueba es elevada (97%); su sensibilidad varía según las series, pero alcanza el 96% en la gammagrafía a las 3 horas. Una gammagrafía positiva indicaría una mejor respuesta al tratamiento con calcitonina. Sus resultados no tienen ninguna implicación pronostica en la enfermedad. Es decir que detecta hipercaptaciones en la fase precoz o vascular y en la fase tardía refleja una mayor remodelación ósea. Por ser una exploración de todo el cuerpo es eficaz para determinar o excluir formas politópicas.

Electromiografia (EMG)

Presentan alteraciones en la causalgia, mientras que en los tipos no debidos a alteraciones nerviosas importantes el resultado de estas pruebas es normal.

Respuesta al bloqueo simpático

Orienta hacia opciones terapéuticas concretas. Un 30% de los SDRC no responden al bloqueo simpático.

Resonancia Magnética

Los cambios que se aprecian en la DSR (hiperemia transitoria y edema medular, con aumento de la intensidad de señal en T2 y disminución en T1) aparecen en fases precoces (15), pero son absolutamente inespecíficos y además van cambiando y normalizándose conforme evoluciona la enfermedad. Aporta mejor información que la TAC en caso de lesiones de ligamentos, tendinitis, necrosis asépticas.

Criterios diagnosticos de distrofia simpatica refleja

- Grupo A, de elementos clínicos: dolor mecánico inflamatorio; hiperestesia cutánea generalizada; alteraciones vasomotoras (hipo o hipertermia localizada); eritema, palidez o cianosis localizada; edema localizado; y retracción aponeurótica o tendinosa.
- Grupo B, de alteraciones radiográficas: desmineralización ósea homo o heterogénea, localizada, sin osteocondensación ni alteración en la interlínea articular.
- Grupo C: ausencia de signos biológicos de inflamación en laboratorio, es decir, la presencia de proteína C reactiva (PCR) y la velocidad de eritrosedimentación están dentro de rangos normales, a pesar del dolor e inflamación.
- Grupo D: líquido articular no inflamatorio; estudio histológico sinovial sin infiltrado inflamatorio, pero sí importante congestión vascular; histología ósea normal o con rarefacción de las trabéculas óseas, dada por aumento de la activación de los osteoclastos.
- Grupo E: alivio sintomático significativo con la administración de calcitonina o bloqueadores simpáticos.

En lo que respecta al pronóstico se considera que en la mayoría de los casos es ***desfavorable*** por tratarse de un Cuadro Clínico de evolución crónica, tórpida e invalidante, con repercusión ***psíquica y anátomofuncional.***

La repercusión psíquica prácticamente se encuentra en alto porcentaje de los casos y que se debe principalmente a la existencia del ***dolor*** que por la intensidad y persistencia prácticamente las 24 horas del día se torna insoportable para el paciente, que motiva los ***cambios psíquicos*** como: ansiedad, angustia y depresión que hace necesario el tratamiento psicológico y psiquiátrico.

También son causantes de dichas complicaciones la ***repercusión invalidante*** por las lesiones existentes que se manifiestan en la faz laboral, tareas hogareñas y aun para la higiene personal y que en muchos casos necesitan de terceros para ayudarlos a peinarse en caso de mujeres.

No menos importante es la dificultad para la atención de hijos menores, cuando de mujeres jóvenes se trata.

La repercusión anátomofuncional se describió en párrafos anteriores y en algunos casos resultan críticos por la envergadura de las secuelas que suelen ser crónicas e irreversibles como ocurre en casos donde afecta por ejemplo la mano y que puede derivar en una retracción de tejidos y aun anquilosis.

VII- tratamiento del sindrome de dolor regional complejo (SDRC)

Tratamiento

El diagnóstico y tratamiento en etapa temprana son importantes para prevenir que el CRPS evolucione a etapas más avanzadas, lo cual no siempre se consigue.

Pese a que el mejor tratamiento es la prevención, una vez instalado el síndrome, la base terapéutica, que debe aplicarse a todos los enfermos, es el tratamiento físico rehabilitador (es imprescindible movilizar activamente la extremidad afectada), junto con apoyo psicológico, fundamentalmente porque, al tratarse de una enfermedad crónica, puede provocar en algunos pacientes ansiedad y depresión. Dicha situación es decir la ansiedad y depresión se da prácticamente en todos los enfermos unos con más o menos intensidad. El diagnóstico precoz es fundamental para un pronóstico menos desfavorable. ***La terapia oral farmacológica*** constituye el primer escalón terapéutico, en el que pueden emplearse gabapentina (antiepilépticos), calcitonina, bifosfonatos, calcioantagosnistas, iones, vitamina C (hay estudios muy rigurosos al respecto de que la utilización profiláctica de Vit.C en fracturas complejas disminuye la incidencia de DSR) agonistas GABA, corticoides y tratamientos tópicos (en general poco eficaces).

El uso de fármacos en el SDRC y debido a la complejidad de la fisiopatología, y de la sintomatología, ha requerido del uso de distintos medicamentos, pero donde algunos por los efectos secundarios dejaron de ser utilizados.

La terapia referida ha tenido y tiene como motivo principal el alivio del dolor y se pueden clasificar algunos según el mecanismo de acción como puede ser: ***Anttinflamatorios:***

Los más utilizados son los AINES, corticoides, inhibidores de la COX-2, tales son: Paracetamol, ketoprofeno, el infliximab (produce disminución del nivel de citoquinas), la administración intravenosa, de inmunoglobulinas.

Vitamina C

Consideran que es de utilidad, por su acción antioxidante. ***Bloqueantes de los canales de Calcio:***

Han sido utilizados como anticonvulsivantes.

Mecanismo de acción: bloqueo de la entrada de sodio y calcio en las neuronas, reduciendo los potenciales de acción y mejorando el dolor neuropático. Los más utilizados son: gabapentina, oxacarbatina y fenitoina.

Opioides: algunos son: morfina, metadona, tramadol. ***Antidepresivos tricíclicos:***

De acción en dolor neuropático, tales como: Amitriptilina. ***Antagonistas de los receptores NMDA:***

Como ejemplo: Ketamina.

Antihipertensivos y Antagonistas alfa adrenérgicos:

Actúan para contrarrestar los efectos vasculares periféricos por desregulación del sistema autonómico. Efectivos para tratar la frialdad, cianosis y eritema de los miembros, tales como: Clonidina, Fentolamina, Nifedipina.

Fármacos del metabolismo óseo

Tales como bifosfatos, como Alendronatos y la Calcitonina intranasal, tendrían efecto analgésico.

Un segundo paso sería la aplicación de ***Tratamientos parenterales***, como ciclos de anestésicos locales o bien la realización de bloqueos anestésicos nerviosos locales, como inyecciones en el ganglio estrellado o en la cadena simpática paralumbar, estimulación medular o infiltraciones intratecales.

Lamentablemente es necesario comentar que no existe una pauta fija protocolizada para abordar el tratamiento de este síndrome, esencialmente por la variabilidad de formas de presentación y su complejidad, ya que en algunos casos pese a una correcta aplicación de la escala terapéutica la evolución es tórpida.

Tratamiento no quirúrgico

Medicamentos: Antiinflamatorios no-esteroides (NSAID), cortico esteroides orales, antidepresivos, anticonvulsivos y analgésicos opiáceos son medicamentos recomendados para aliviar los síntomas.

Tratamiento Inyectable

La inyección de un anestésico (medicamento para adormecer) cerca de los nervios simpáticos afectados puede reducir los síntomas. Esto por lo general se recomienda tempranamente en el curso del CRPS para evitar la progresión a etapas más avanzadas.

Biofeedback. La mayor conciencia corporal y las técnicas de relajación pueden ayudar con el alivio del dolor.

Terapia. El ejercicio activo que enfatiza el uso normal del miembro afectado es esencial para el alivio permanente de esta condición. La terapia física y/o ocupacional son importantes para ayudar a que los pacientes recuperen patrones de uso normal. Los medicamentos y otras opciones de tratamiento pueden reducir el dolor, permitiendo que el paciente participe en ejercicio activo. ***Tratamiento quirúrgico:***

Si fracasa el tratamiento no quirúrgico, hay procedimientos quirúrgicos que podrían ayudar a reducir los síntomas.

Estimulador de médula espinal. Unos electrodos diminutos se implantan a lo largo de su médula que envían impulsos eléctricos leves a los nervios afectados. Implantación de bomba de analgesia. Un pequeño dispositivo que administra medicación para el dolor a la médula espinal se implanta cerca del abdomen.

En términos generales no es satisfactorio el resultado, y debe ser prolongado como lo es el cuadro clínico, necesitando atención sobre el aspecto psicológico, como de las manifestaciones anátomofuncional.

En el primero se debe acudir al psicológico y psiquiátrico, requiriendo de ansiolíticos y antidepresivos.

En el segundo debe abarcar la rehabilitación y la administración deanalgésicos, desinflamatorios, bloqueo de ganglios simpáticos. ***Sintetizando se puede mencionar:***

- Terapia física: tendiente a que, mediante ejercicios, mantenga o recupere movimientos en extremidades afectadas.
- Psicoterapia: se hace necesario si tenemos en cuenta que en estos enfermos existe o puede existir: ansiedad, depresión o trastornos de Stress post- traumático, que a su vez estos síntomas pueden incrementar la percepción al dolor.
- Bloqueo del nervio simpático: los resultados no son contundentes, puesto que el alivio del dolor es parcial y de corta o mediana duración su efecto, pero también suelen originar otros síntomas como complicaciones que agravan los ya existentes tal es la disminución de fuerza (paresia) y pesadez del miembro en tratamiento.
- Una técnica de dicho tratamiento consiste en la administración intravenosa de fentalamina, droga que bloquea los receptores del simpático.
- Otra técnica consiste en colocación de un anestésico junto a la espina dorsal para bloquear directamente los nervios simpáticos.

Algunos aspectos a tener en cuenta sobre la clasificacion y diagnostico clinico del SDRC

A. ***Sobre la evaluación y diferencias en la clasificación del SDRC***: se hacen las siguientes consideraciones:

Existirian diferencias del "***SDRC TIPO I***" y del "***SDRC TIPO II***" según algunos autores, donde:

A. ***Sobre la evaluación y diferencias en la clasificación del***

- ***El primero:*** seria provocado por lesión en los tejidos, pero sin compromiso subyacente en los nervios, demostrables en el EMG, ni estudios de neuroconducción, y que tampoco seguirían un ***Patrón Neuropático***, en la zona de ***inervación de un dermatoma***.
- ***El segundo***, si bien experimenta la misma sintomatología, a diferencia del primero, estaría asociado con lesión de los nervios periféricos o troncos nerviosos.

La clasificación anterior, es la referida por distintos autores, en los trabajos científicos referidos a dicha patología.

No obstante lo dicho precedentemente sobre el Tipo I y II del SDRC tratare de transmitir las observaciones en los pacientes examinados y estudiados por dicha patología y determinar el grado de secuelas para el reclamo a las Aseguradoras del Riesgo de Trabajo (ART).

1) La mayoría de los pacientes consultan después de estar en tratamiento por la ART o del alta médica y donde la sintomatología persiste y son las ya descriptas al referirme al SDRC, para lo cual habitualmente pasaron más de cinco meses del accidente.

2) Las diferencias de los signos y síntomas también son los señalados anteriormente y acorde a la etapa evolutiva.

3) Aquí señalaré lo detectado al ***examen clínico de los pacientes y que permite no estar de acuerdo sobre las diferencias en la clasificación del SDRC***, donde en Tipo I no existiría lesión de nervios y si lo estaría en el Tipo II.

Para graficar lo dicho, desde luego se hace primeramente la anamnesis y expresará el paciente lo que más le afecta, que es el dolor prácticamente las 24 horas del día.

Al realizar el examen de la sensibilidad en forma comparativa, comenzando en región de la lesión y luego la contralateral sana, se puede observar prácticamente en el 90% de los pacientes cuando han superado entre 5 y 6 meses de ocurrido el accidente, disminución de la sensibilidad táctil con el pulpejo del dedo del examinador en lado enfermo, al igual que la sensibilidad al dolor mediante un elemento puntiagudo (alfiler) que al raspar o estimular con la punta, tiene menos sensibilidad del lado enfermo, dicha prueba se continua en todo el segmento donde se originó la lesión inicial, como ejemplo un miembro inferior, al continuar el examen en todo hemicuerpo homologo se sigue observando igual sintomatología según lo va refiriendo el examinado, lo dicho también se detecta en miembro superior del mismo lado, en cara lateral del cuello, cara y cuero cabelludo.

Cabe establecer que dicha sintomatología, a medida que se va examinando y el paciente responde a este, le llama la atención porque resulta habitual que no lo haya percibido espontáneamente, hasta el momento del examen.

4) Lo dicho pareciera contradictorio, pero cabe observar dos puntos:

a) La descripción de los síntomas son los hallados en un 90% de casos estudiados, cualquiera fuere la lesión inicial, tales como un esguince o una fractura de tobillo, vale decir que pudo existir o no compromiso de nervios periféricos, detectados o no mediante el EMG y estudios de conducción nerviosa. Pero cabe establecer que prácticamente en todos se pudo observar clínicamente, es decir al examen físico alteración de la sensibilidad táctil y algésica.

b) Aquí haré una apreciación del otro punto aparentemente controversial, como es cuando me refiero a la existencia de menos dolor al estímulo con aguja en segmento afectado, al igual que la sensibilidad táctil con pulpejo del dedo, esto puede deberse a la disminución de respuesta al estímulo de receptores periféricos. Esto requiere un análisis que determine el motivo de tal reacción.

En la clasificación del SDRC ya desde 1996 al referirse los distintos autores a la alteración del SNA describen a la división simpática (SNS) como que interviene en la patología de la DSR, a partir de entonces, comienza la denominación de SDRC y que comprende dos divisiones:

La primera llamada SDRC Tipo I. El segundo, el SDRC Tipo II.

Dicha denominación se perpetúa, donde se diferencian una de otra como que la primera no cuenta con lesiones neurológicas detectadas en el Electromiograma y estudios de conducción nerviosa, mientras que el segundo o "Tipo II" surgiría de lesiones de nervios periféricos o de troncos nerviosos.

Respecto a la sintomatología ambos tipos clínicos son muy similares en la primera y segunda etapa, siendo de mayor gravedad en la tercera etapa de ambos tipos del SDRC.

De lo dicho surge que no existe con claridad, la delimitación de la sintomatología entre tipo I y II de la clasificación clásica del SDRC, puesto que presentan un paralelismo entre síntomas y signos de los mismos. Siempre los conceptos terminan refiriéndose a lesiones de nervios periféricos o troncos nerviosos en el SDRC tipo II (algodistrofia), mientras que en el Tipo I, no existiría compromiso demostrable en el EMG y estudios de conducción nerviosa.

En lo que hace a los casos clínicos del presente trabajo en 34 pacientes, en ninguno existió lesiones graves en nervios periféricos al momento del accidente.

También cabe establecer que la gravedad de las secuelas no siempre dependería de las lesiones de nervios periféricos o troncos nerviosos, por el hecho que se detectan complicaciones invalidantes importantes sin existir dichas lesiones inicialmente. No obstante lo dicho, considero que existe en todos los pacientes compromiso del sistema nervioso periférico (SNP), aunque sea leve y no detectados en el Electromiograma y estudios de conducción nerviosa.

Cuando hablamos de secuelas graves, pueden ocurrir tanto en el SDRC tipo I o Tipo II, según la clasificación clásica.

En el ***primer caso:*** consiste en la sintomatología detallada al referirme al cuadro clínico de SDRC Tipo I, donde no existe lesión de nervios periféricos, pero las secuelas pueden ser graves, como ocurre en compromiso de la mano, seguido de retracción de tejidos blandos y anquilosis.

En el ***segundo caso***: se refiere al SDRC tipo II, donde la sintomatología ha sido detallada al igual que las secuelas del mismo. Aquí según la clasificación clásica existiría lesión de nervios periféricos o de troncos nerviosos.

Pero también cabe aclarar que existe en el **primer** y **segundo tipo** de la clasificación, en la segunda y tercera etapa. Mientras que en la ***primer etapa*** predomina el dolor superficial al examen físico y es cuando existe, hiperalgesia, hiperpatía y aun algodinia, en el mismo segmento de la lesión.

c) En este apartado también se requiere un análisis de los síntomas en el SDRC ya que anteriormente manifesté que existe después de 5-6 meses de iniciado el cuadro clínico, menos sensibilidad superficial del lado enfermo al estímulo táctil y del dolor.

No obstante lo dicho, cuando se le pregunta al paciente sobre el dolor, siempre lo refiere sobre el segmento lesionado inicialmente que lo expresa como profundo, mal localizado o difuso, lo que puede interpretarse, debido a la persistencia de la sensibilidad al dolor de los receptores profundos y disminución de la sensibilidad de los receptores superficiales.

De esto surge que después del periodo de 5 a 6 meses aproximadamente se reduce la sensibilidad superficial, pero continua con los síntomas de dolor profundo ya existente y aun agravado, y que perdura durante la evolución del cuadro clínico.

Lo dicho también se confirma al realizar el examen de la sensibilidad profunda, mediante la presión de masas musculares, por ejemplo con ambos

pulgares en el lado afectado y el contralateral simultáneamente, donde el dolor lo manifiesta con más intensidad del lado afectado.

d) Por último y después de las consideraciones anteriores, cabe establecer que los pacientes afectados del SDRC, se quejan de dolor espontaneo que suele ser comúnmente muy intenso y siempre referido a la zona de inicio de la lesión y con extensión al mismo segmento comprometido y aun en hemicuerpo homónimo.

5) En lo que se refiere al inicio de la sintomatología en el SDRC: la mayoría de los autores al referirse a la clasificación en tres etapas del SDRC, en la ***primera*** establecen que existe una duración de uno a tres meses a partir del inicio de dicho cuadro clínico, considerando a este el momento de ocurrido el siniestro. En esta etapa es difícil establecer categóricamente que el inicio de la sintomatología tenga lugar al momento del siniestro.

a) El diagnóstico del SDRC no es habitual que se haga tempranamente, pues la sintomatología inicial como es el dolor, inflamación de los tejidos, edema y limitación de los movimientos, es de esperar se originen por efectos propios de la lesión producida en el siniestro. Vale decir que existiría una continuidad de dicha sintomatología con la del SDRC, que en realidad son similares.

b) Hacen pensar, ya en el SDRC la persistencia del dolor las 24 horas del dia y la no respuesta al tratamiento. Si bien el diagnóstico es preponderantemente clínico, los estudios complementarios pueden ayudar al mismo después del mes de ocurrido el siniestro, donde en primer lugar debemos acudir al Centellograma óseo y posteriormente a la Rx de tejidos óseos de la zona lesionada, pudiendo observar osteopenia. El primer estudio mencionado puede dar positivo en un 78% de los pacientes con el cuadro del SDRC, según algunos autores.

En el análisis de los párrafos anteriores, permite establecer que la clasificación en Tipo I (sin lesión nerviosa) y Tipo II (con lesión nerviosa) no sería correcta, pues en ambos tipos del SDRC existe compromiso neurológico, aunque no detectado al examen con EMG, pero si clínicamente.

Finalmente propongo la clasificación en dos tipos del SDRC, el primero: tipo I-A "localizado". El segundo: Tipo II-B "generalizado", además según la gravedad del cuadro clínico, teniendo en cuenta las siguientes observaciones: 1- La Clasificación vigente del SDRC en Tipo I: (DSR) y Tipo II: (Causalgia), tiene como base que no es demostrable la lesión de nervios periféricos en la electromiografía, ni en estudios de neuroconducción en el ***primero***, mientras existirían en el ***segundo*** lesiones graves en Sistema Nervioso Periférico, ya sea nervios o troncos nerviosos. Lo dicho se justificó en épocas de guerra o situaciones bélicas, donde fue posible ocurrieran esas lesiones graves.

2- En la actualidad el cuadro clínico del SDRC, es habitual ocurra en accidentes laborales, pero debe ser excepcional se den lesiones graves, en SNP no obstante se continúa con la clasificación ya referida, donde tampoco se hace una diferencia notable entre el Tipo I y el Tipo II, con respecto a la sintomatología.

Vale decir que se basan principalmente en la causa al momento de ocurridos los hechos, sin lesiones neurológicas demostrables o bien lesiones graves en el segundo. A pesar de lo dicho y teniendo en cuenta que existen cuadros clínicos con secuelas graves, aun con lesiones leves al momento del accidente es que estaría desactualizada la teoría aún vigente del SDRC Tipo I y Tipo II.

Por todo lo analizado es que surge la propuesta de la clasificación referida.

A) **Tipo I-A "localizada":** en principio ***puede ser grave*** por la envergadura de las lesiones al momento de los hechos y la sintomatología propia del cuadro clínico del SDRC. Además sujeto a posible complicación de fracturas múltiples de pie, edema y pie plano post-traumático como ocurre en ***la atrofia de Sudeck, en caso de evolución desfavorable, pero puede seguir localizado, aun con secuelas que comprometen más la zona afectada, por lo cual debe evaluarse otra incapacidad que la del 20-30%.***

   La repercusión en el cuadro clínico puede ser ***la habitual*** y la sintomatología, ***queda localizada*** en el segmento donde comenzó la enfermedad. Esto teóricamente está graficado en la Ley de Riesgos de Trabajo 24.557, en tabla de evaluación de incapacidades laborales, en capítulo de miembros inferiores, apartado de secuelas de fracturas, donde a nivel de pie está incluido la ***Atrofia de Sudeck*** que se considera una incapacidad de 20-30%.

B) **Tipo II-B " generalizada":** Cuando la sintomatología se extiende más allá del sitio inicial de la lesión, ya sea por continuidad o a distancia, comprometiendo otras zonas del segmento como puede ser lesión en la mano y que luego se extienda al antebrazo, brazo y hombro. También si afecta un segmento contralateral (imagen en espejo).

Aquí la sintomatología compromete distintos sistemas del organismo, que son descriptas más adelante.

Al referirme a este último punto, cabe tener en cuenta que la sintomatología en el SDRC es crónica e invalidante, donde pueden darse complicaciones en el SNV, SNP y SNC. Algunos de los síntomas y signos no las he encontrado en textos y estudios científicos sobre dicha patología y ***menos en los 34 pacientes examinados con el SDRC***, donde en ninguna existió lesiones graves en el Sistema Nervioso Periférico al momento del accidente. A los efectos de lo dicho sugiero analizar las historias clínicas en el presente trabajo.

A continuación se describen algunas de las complicaciones del cuadro clínico del ***SDRC Tipo II-B*** "generalizado", según la clasificación propuesta:

• *Trastornos Oftalmológicos*

Los pacientes tienen sensación de arenilla en conjuntivas de un ojo o ambos y enrojecimiento de las mismas, la visión borrosa al mirar de cerca, sensación de movimiento de las letras al leer un texto, como que se deslizan de forma horizontal.

Al subir y bajar escaleras suelen hacerlo con dificultad, como que no pueden calcular la distancia entre escalones.

Sienten molestias a la luz solar. Se observa además alteración en la secreción lagrimal, con sensación de ojo seco.

Al examen, el ***test de Schirmer*** resulta patológico.

También llama la atención en el SDRC, la paresia de músculos oculares extrínsecos.

Lo dicho se interpreta por disfunción del sistema neurovegetativo (parasimpático) con repercusión en la acomodación, y en menos proporción por paresia de los músculos extrínsecos del ojo, cuya inervación llega a la cavidad orbitaria por el tercer par craneal.

• *Trastorno de la Sensibilidad*

La sensibilidad superficial (táctil y termoalgésica), se encuentran disminuidas en hemicuerpo homónimo al miembro superior o inferior afectado al momento del accidente. Lo dicho ocurre pasado unos seis meses de ocurrido el siniestro en gran número de pacientes.

• *Disminución de fuerza en hemicuerpo*

Cuando la lesión tiene lugar en un miembro inferior, el paciente suele caerse en algunas ocasiones al caminar, debido a que tropieza fácilmente, y con sensación que el terreno es irregular.

• *Complicaciones Neurológicas*

En el cuadro de SDRC, según surge del examen clínico, la sintomatología, la evolución crónica de la patología, la presencia de dolor y alteración de la sensibilidad, tanto superficial como profunda, además de lo descripto en las complicaciones oftalmológicas; surge que existe compromiso de:

- Sistema Nervioso Periférico (SNP): los pacientes manifiestan alteración de la visión, con paresia de músculos extrínsecos del ojo (tercer par craneal). Además afecta tanto la transmisión sensitiva como motora, lo cual se manifiesta con los síntomas de parestesia y paresia que afecta a todo el hemicuerpo homónimo al segmento donde se inició la patología por compromiso del plexo cervical, braquial y lumbosacro.

- Sistema Nervioso Autónomo (SNA): con alteración tanto en la división simpática: con trastornos vasomotores, lo cual para algunos autores sería el comienzo de la complicación de una lesión que da origen al síndrome de SDRC y el motivo de la cronicidad de la misma. En cuanto a la división parasimpática, se manifiesta en el cuadro oftalmológico, con alteración de la acomodación y ojo seco.

Complicaciones Psicológicas: Como consecuencia del accidente, la sintomatología y su evolución desfavorable desarrollan un cuadro de Reacción Vivencial Anormal "R.V.A."

La clasificación propuesta interpreto, se ajusta a la realidad de la patología en cuestión y representativa de la lesión inicial o casual, de la evolución habitual y se sus complicaciones que pueden ser graves aun independiente de las características del siniestro.

Sintetizando se puede establecer en el Síndrome de Dolor Regional Complejo dos tipos tales como:

SDRC Tipo I-A Localizado

Este a su vez puede presentar dos clases a y b, según su evolución:

a) En su evolución puede continuar localizado, con la sintomatología habitual de acuerdo a las características de la lesión al momento del siniestro.

   Si tomamos como ejemplo las fracturas múltiples de pie, las que a su vez son generadoras del SDRC, le corresponde una incapacidad del 20-30%, y nos estamos refiriendo a la Atrofia de Sudeck.

b) En la clase "b", es cuando en la evolución, si bien sigue localizado, se complica con importantes secuelas funcionales y anquilosis de articulaciones.

La determinación de la incapacidad es la correspondiente a la Atrofia de Sudeck, según se detalló anteriormente, a lo que se le suma las secuelas por limitación y anquilosis articulares.

SDRC Tipo Ii- B Generalizada

La lesión inicial puede tener lugar en distintas partes del cuerpo, y si tomamos como ejemplo las fracturas múltiples de pie y determinantes del SDRC, estamos en presencia del Síndrome de la "Atrofia de Sudeck", donde corresponde el 20-30%.

Pero en la situación de este cuadro generalizado, la sintomatología se ha extendido como está referido al proponer la clasificación en TIPO I-A y TIPO II- B.

El grado de incapacidad va a depender de las características de las lesiones generalizadas, ya sea, a nivel del SNC, SNP o SNV, partiendo de la base que corresponde a la "Atrofia de Sudeck" (ver complicaciones del cuadro clínico del SDRC Tipo II-B).

CAPITULO 3

Análisis y observaciones del SDRC

Para mejor interpretación del cuadro clínico del **SDRC**, cabe hacer algunas consideraciones sobre el Sistema Nervioso Central **(SNC)**, Sistema Nervioso Periférico **(SNP)** y Sistema Nervioso Neurovegetativo **(SNV)** y sus distintas modalidades.

SISTEMA NERVIOSO SENSITIVO

Este se puede clasificar de la siguiente forma:

a) Sistema somatosensitivo que comprende:
   - Tacto/presión.
   - Propiocepción (sentido de posición estática y movimientos del cuerpo).
   - Nocicepción (transmiten en forma de dolor la lesión del tejido).
   - Sensibilidad térmica.

b) Sistemas sensitivos especiales:
   - Visión.
   - Audición y equilibrio.
   - Gusto.
   - Olfato u olfacción.

Al referirnos al sistema sensitivo cabe tener en cuenta

A- Los receptores sensitivos

Se encuentran en la piel, articulaciones, músculo esquelético en lo que se refiere al sistema somatosensitivo, igualmente están los receptores viscerales y en musculo cardiaco.

Respecto a los nociceptores, estos conducen información sobre fenómenos nocivos (inflamación, lesiones hísticas, por acción química, temperatura o por acción mecánica y por el tacto).

Al considerar los receptores cutáneos, estos pueden ser: **a)** de umbral alto, que requieren ser estimulados por intensa acción mecánica y son inervados por fibras mielínica finas, **b)** nociceptores polimodales, que responden a intensa estimulación mecánica, temperaturas superiores a 42° e irritantes químicos, inervados por fibras amielínica, cuya velocidad de conducción es de 5,30 m/s para el primero y de 0,5-2 m/s para el siguiente.

Estos conceptos son importantes al referirnos al dolor en el SDRC, donde este síntoma es preponderante, y es posible que en los receptores de umbral alto, sus **fibras mielínicas A** conduzcan el impulso de *dolor agudo*, mientras las **fibras amielínicas B** son menos rápidas y originan un *dolor difuso* pobremente localizado.

Es importante referirnos a los receptores cutáneos donde los **corpúsculos de Meiner** y **discos de Merkel**, se encuentran en alta densidad en las yemas de los dedos, lo que proporciona información precisa, mientras los **corpúsculos de Pacini**, se especializan en percepción vibratoria y dejan de excitarse con rapidez ante estímulos sensitivos continuos, en cuanto a las **terminaciones de Rufini**, son de adaptación más lenta y captan velocidad de los cambios de tensión de la piel y tejidos más profundos.

B- Vías sensitivas

A partir de los receptores, el estímulo se transmite por terminaciones nerviosas especializadas que se proyectan al asta dorsal de la medula espinal, a través de axones de gran diámetro y conducción rápida, localizados en los nervios periféricos. Luego, todas ascienden en la columna dorsal a excepción del sistema trigeminal. Posteriormente ascienden homolateralmente hasta los núcleos de la columna dorsal (NCD), en la unión cervicobulbar (*núcleo delgado* y *unciforme*), donde realizan su primer sinapsis, pero muchos axones de la columna dorsal hacen sinapsis en otros niveles espinales.

Los axones de los núcleos de la columna dorsal se decusan para formar el lemnisco medial que se proyecta al tálamo.

Los axones de los NCD se proyectan también a otras estructuras como el tronco cerebral, reciben señales de la corteza somatosensitiva primaria (Sm I) y poseen respuestas de propiedades levemente diferentes.

La corteza somatosensitiva primaria (Sm I) proyecta tanto en forma descendente a los núcleos de la columna dorsal como también a la corteza parietal posterior y al área somatosensitiva secundaria (Sm II). Esta última se encuentra en la pared lateral de la cisura de Silvio, es importante para el reconocimiento táctil de objetos.

Las proyecciones de la corteza sensitiva primaria (Sm I), a la corteza parietal posterior, son valiosas para atribuirles significado a los estímulos sensitivos.

Al referirnos a las vías sensitivas:

Hay que tener en cuenta que la mayoría proveen información al tálamo.

El tálamo a su vez proyecta hacia la corteza, con excepción de la vía olfativa que se proyecta directamente a las estructuras *límbicas*, y el huso muscular hacia el *cerebelo*.

Cada sistema sensitivo tiene su propia área de corteza cerebral destinada, principalmente al análisis de la información sensitiva.

El área sensitiva primaria

Es el área de corteza cerebral donde se hace el análisis de la información sensitiva y está conectada con áreas corticales adyacentes que realizan un procesamiento sensitivo más complejo, que son las áreas sensitivas secundarias, a las zonas de asociación como la corteza parietal posterior, prefrontal y temporal, del que se proyectan a los sistemas motor y límbico. Estos participan en el procesamiento de información sensitiva, como paso previo a promover y generar respuestas conectivas complejas.

Las áreas sensitivas primarias se proyectan en áreas sensitivas secundarias, como también a estructuras subcorticales como núcleos de proyección talámicos y/o tronco cerebral. Esto suele ser importante para aumentar la detección de señales sensitivas ascendentes significativas.

Es posible que esta implicación involucre por lo menos dos procesos fundamentales como, inhibición lateral y reconocimiento de características.

La *inhibición lateral* es un proceso mediante el cual las células y axones de mayor actividad dan como resultado la inhibición de los adyacentes menos activos, lo que produce un contraste aún mayor en la información aferente. Por otra parte, el reconocimiento de características corresponde a una detección selectiva de ciertos rasgos del estímulo sensitivo, que puede afectarse a cualquier nivel entre el receptor y la corteza cerebral.

Aspectos en el estudio del sistema nervioso sensitivo

1) Aferentes primarios

Comprenden el conjunto de: receptor sensitivo especializado, axón aferente, cuerpos celulares, junto con los contactos sinápticos en la médula espinal.

2) Transducción sensitiva

Es el proceso mediante el cual los estímulos provenientes del ambiente externo se convierten en: señal eléctrica para su transmisión a través del sistema nervioso.

Vale decir que los receptores sensitivos transducen el estímulo sensitivo y se convierte en una señal eléctrica que puede ser conducido al **SNC**, en forma de despolarización o hiperpolarización que generan un potencial de acción o sistemas potenciales de acción, al nivel del receptor (ej.: sistema visual) o por la generación directa de potenciales de acción a nivel del receptor (ej: sistema auditivo).

El proceso de transducción, en el terminal del receptor es complejo y guarda relación con algunos de los mediadores químicos de la inflamación, y lesiones histicas. De esta manera activan o sensibilizan las terminaciones receptoras tales como: adenosintrifosfato (ATP), bradicinina, histamina y prostaglandinas. Además, algunos transmisores de las vías **nociceptivas** (ej: sustancia P), son liberados periféricamente para sensibilizar aún más las terminaciones **receptoras**.

3) Capacidad de adaptación de un receptor

Algunos receptores son capaces de amplificar la señal original por medio de **sistema de segundo mensajero** y adaptarse a la presencia de un estímulo continuo que permanece sin alteraciones.

4) Existe la posibilidad de codificación a nivel del receptor

En su primer sinapsis: de la intensidad de un estímulo sensitivo ya sea, como potencial de acción o potenciales graduados de membrana dentro del receptor que se convierte luego en potencial de acción.

Es posible la codificación de la intensidad del estímulo, aumentando primero la cantidad de fibras aferentes activadas (es la codificación por reclutamiento o espacial) o puede ser por incremento del número de potenciales de acción generados en cada axón por unidad de tiempo (codificación temporal o de frecuencia).

5) Hiperalgesia primaria

Consiste en la sensibilización del receptor nociceptivo, que explica la percepción amplificada del dolor en zonas de lesión histica, y constituye un fenómeno periférico frecuentemente de poca duración. Aquí el dolor es desproporcionado ante un estímulo doloroso.

6) Hiperalgesia secundaria

Consiste en cambios de la sensibilidad del nociceptor, donde el dolor se puede percibir en la región que rodea el tejido lesionado.

7) Alodinia

Está asociado a daños en el SNC y SNP, donde un leve roce de la piel puede ocasionar dolor agudo y se produce ante estímulos no dolorosos.

8) La alodinia y la hiperalgesia secundaria

Están vinculadas a una mayor actividad de los microgliocitos, astrocitos y la liberación de algunos fármacos (interleucina, factor de necrosis tisular (FNT), óxido nítrico (NO3), ATP y prostaglandinas).

9) Vías nociceptivas

Los nociceptores y termo receptores, la mayoría se proyectan hacia la médula espinal por la raíz dorsal, aunque algunos van por el asta anterior, que llegan a la médula, hacen sinapsis compleja con el asta dorsal. Las células postsinápticas que conducen la información nociceptiva, se proyectan en dirección ascendente hacia la médula espinal, formando los tractos (espinotalámicos, espinoreticulotalámicos y espinomesencefálico) cuyos axones se cruzan a nivel espinal, pasando alrededor del conducto central de la médula. Este cruce de fibras se produce unos pocos niveles por encima de la entrada de las fibras nociceptivas en la médula espinal.

Las células postsinápticas y el terminal nervioso nociceptivo pre sináptico, reciben sinapsis de otros sistemas somato-sensitivos de proyección periférica, de proyecciones descendentes del tronco cerebral e Interneuronas intrínsecas del asta dorsal. Algunas de estas Interneuronas contienen sustancias opioides endógenas llamadas endorfinas que activan los receptores opioides que se dividen en tres subtipos principales. Por lo dicho, existe gran potencial para modificar la transferencia de información nociceptiva a nivel del asta dorsal.

Las vías nociceptivas hacen sinapsis en distintos sitios del SNC. La información concerniente a fenómenos nocivos, ascienden por el tracto espinotalámico que proporcionan una localización precisa. Mientras que, los componentes afectivos del dolor lo hacen por el sistema espinorreticulotalámico.

Algunos de los núcleos del tronco cerebral hacia los que se proyectan estas vías (núcleo del rafe y locus coeruleus) envían a su vez axones descendentes por la médula espinal hacia el asta dorsal, que pueden ser empleados en el control de los síndromes de dolor crónico.

La terminación talámica de la vía espinotalámica se encuentra en los núcleos ventroposteriores e intralaminares (incluido el grupo posterior), los cuales se proyectan a su vez hacia las diversas áreas corticales, en especial corteza somatosensitiva primaria (Sm I), al área somatosensitiva secundaria (Sm II) y la corteza anterior del cíngulo.

Pequeñas lesiones en accidentes cerebrovasculares (ACV) talámicas pueden originar alteraciones en la percepción del dolor e incluso síndrome de dolor crónico.

10) Dolor, alteraciones de las vías sensoriales

Las alteraciones de las vías sensoriales pueden producir:

- o Síntomas negativos: como perdida de sensibilidad tales como entumecimiento y analgesia.
- o Síntomas positivos: tales son hormigueo (parestesia) o dolor.

Los nervios periféricos pueden afectarse por: compresión nerviosa focal o neuropática generalizada, donde pueden afectarse fibras pequeñas o gruesas de ambos.

- Las compresiones focales más comunes comprometen:
  - o Nervio Mediano a nivel de la muñeca (síndrome de túnel carpiano).
  - o Nervio Cubital en el codo.
  - o Nervio Peroneo Común o Nervio Poplíteo Lateral.
- Las neuropatías generalizadas pueden originarse por diversos trastornos:
  - o Si se encuentran comprometidas las *fibras gruesas* se produce pérdida del sentido de la posición articular, de la percepción de las vibraciones y del tacto leve, junto con ausencia o disminución de los reflejos.
- Estas neuropatías suelen ser de naturaleza sensorial y motora, por lo que existe además debilidad y atrofia.

Dolor paradójico: consiste en la expresión en el paciente de fuerte dolor en la zona afectada, pero al examen físico de la sensibilidad, mediante el estímulo con alfiler es menos intenso.

Las **neuropatías de fibras pequeñas**: el proceso afecta a las células ganglionares de la raíz dorsal (a diferencia del nervio periférico).

El *Síndrome de Dolor Periférico:* el dolor se debe por lo general a causas no neurológicas (artritis o lesión hística local).

- Los nervios a medida que emergen de la columna vertebral, pueden sufrir compresión por espolones óseos o discos intervertebrales y dan alteraciones sensitivas a lo largo de la raíz nerviosa, que se irradia en forma descendente y que se relaciona a ese dermatoma. En estos casos puede haber dolor, atrofia y pérdida de reflejos.

11) Cerebro: las anomalías en los sitios supraespinales

Pueden provenir de diversas causas, dependiendo del proceso mórbido y de su ubicación.

Las **lesiones hemisféricas** producen pérdida de sensibilidad a lo largo del lado contralateral del cuerpo.

Las **lesiones del tronco cerebral** provocan una serie de deficiencias sensitivas que dependen del nivel de la lesión:

- **Lesión pontina:** puede dar pérdida de sensibilidad ipsolateral en la cara, y en las extremidades una pérdida de sensibilidad contralateral.
- **Lesiones corticales:** pueden provocar pérdida de sensibilidad si existe compromiso de la corteza somatosensitiva primaria o deficiencias sensoriales más complejas, como astereognosia (incapacidad de reconocer objetos al tacto). Estas últimas anomalías, suelen observarse en lesiones de la corteza parietal posterior.

Dolor neuropático

El dolor neuropático es aquel iniciado o causado por una lesión primaria o disfunción o trastornos transitorios del sistema nervioso central (cerebro y/o médula espinal) o periféricos, cuando asienta en el sistema nervioso periférico (SNP).

El dolor neuropático periférico, es más común que el dolor de origen central, no es frecuente el dolor neuropático puro y se asocia a dolor nociceptivo.

La lesión neuronal, provoca la aparición de potenciales de acción ectópicos y estos ponen en marcha el proceso de liberación de neurotransmisores excitadores como la Sustancia P y el péptido relacionado con el gen de la colectonina, que sensibilizan nociceptores de fibras dañadas y también dependiendo de la intensidad de otras fibras sanas.

La presencia de estos potenciales ectópicos provocados por la lesión nerviosa, desencadena una serie de cambios en la **membrana neuronal** entre los que está un incremento y redistribución de determinados canales iónicos dependientes de voltaje.

Los canales de sodio dependientes de voltaje en sus dos variantes, sensibles y resistentes a la tetradioxina, se encuentran en altas concentraciones en estas zonas del nervio dañado y en zonas de regeneración neuronal, también aumentan en frecuencia los canales de Ca^{+2} dependientes de voltaje, y es posible que su hiperactividad sea responsable de la aparición de **alodinia e hiperalgesia**.

La hiperexcitabilidad neuronal se transmite a los centros superiores por las vías aferentes sensitivas. En lo que respecta al sistema nervioso simpático, en el dolor neuropático, se piensa que su actividad está implicada en su gravedad y mantenimiento.

Existen sistemas inhibitorios descendentes que actúan como reguladores del dolor, como en el sistema GABA, opioides endógenos o endorfinas, pero en casos de **dolor neuropático** se produce su bloqueo, que da lugar a un incremento de los **potenciales de acción** por cada estímulo que llega al asta posterior.

Clínicamente, según el estímulo se pueden diferenciar dos formas de dolor

Dolor neuropático espontaneo: aparece sin estímulo y puede ser continuo o paroxístico.

- Según su localización puede ser: dolor **superficial o cutáneo** que se presenta como sensación quemante, urente, punzante, cortante, asociado a hormigueo llamado **disestesias.**
- Mientras que el **dolor profundo** se describe como dolor sordo, pulsátil, opresivo y constante.

Dolor neuropático provocado en respuesta a un estímulo.

Puede ser:

Alodinia: aparece por un estímulo no doloroso:

- o Mecánico o táctil: por estimulo aplicado en puntos móviles y estáticos o puntos fijos.
- o Térmica: por el frio o calor.

Hiperalgesia: dolor desproporcionado ante un estímulo doloroso.

Hiperpatía: región dolorosa desproporcionada ante estímulos habituales repetitivos. Aquí suprimiendo el estímulo persiste la sensación de dolor unos segundos.

El dolor neuropático, según Otero Álvaro, fue definido por la Asociación Internacional para el estudio del Dolor como:

Dolor iniciado o causado por una lesión primaria, disfunción o trastorno transitorio del sistema nervioso central (SNC) o periférico (SNP).

El dolor neuropático de origen central, la lesión asienta en el SNC (cerebro y/o médula espinal).

El dolor neuropático de origen periférico, asienta en el SNP (nervios periféricos).

La etiología: es común en traumatología y ortopedia, siendo más frecuente el dolor neuropático periférico que el central. También cabe consignar que es raro el dolor neuropático puro, siendo frecuente la asociación a dolor nociceptivo formando los cuadros mixtos y la causa más frecuente de dolor neuropático de causa músculo/esquelético son los síndromes radiculares.

En la fisiopatología: se interpreta que la lesión neuronal provoca la aparición de potenciales de acción ectópicos, y estos ponen en marcha el proceso con liberación de neurotransmisores excitadores, como la Sustancia P, el péptido relacionado con el gen de la colectonina, que sensibilizan nociceptores de las fibras dañadas y también, dependiendo de la intensidad de otras fibras sanas, estimulan receptores del dolor o nociceptores aferentes. La presencia de estos potenciales ectópicos provocados por la lesión nerviosa desencadena una serie de cambios en la membrana neural entre los que destacan un incremento y redistribución de determinados canales iónicos dependientes de voltaje.

Como resultado final aparece una hiperexcitabilidad neuronal que se transmite en los centros superiores por las vías aferentes sensitivas.

En el asta posterior de la médula espinal terminan los axones que forman las fibras aferentes y cuya sinapsis se establecen con neuronas ascendentes.

En el capítulo del dolor cabe tener en cuenta que existen **sistemas inhibitorios descendentes:** que actúan como reguladores del dolor, como es el sistema del ácido γ-aminobutírico (GABA), opioides endógenos o endorfinas, pero en caso de dolor neuropático se produce un bloqueo que da lugar a un incremento de los potenciales de acción por cada estimulo que llega al asta posterior. Tras la sinapsis, los estímulos pasan a las segundas neuronas del asta posterior y de aquí al asta anterior, desde donde asciende por el haz espinotalámico a centros superiores.

En el Síndrome de Dolor Regional Complejo, cabe hacer algunas consideraciones que surgen del examen de los pacientes, que sufrieron accidente laboral, donde se evalúa el cuadro clínico y las secuelas incapacitantes para reclamar a las compañías aseguradoras de riesgos del trabajo (ART).

En la clasificación, los distintos autores se refieren al:

- SDRC tipo I (Distrofia Simpática Refleja).
- SDRC tipo II (Causalgia).

Al respecto de la clasificación, hacen referencia que en el Tipo I, no hay lesión de nervios periféricos demostrable en el electromiograma (EMG) ni en estudios de neuroconducción, mientras en el Tipo II (Causalgia) son demostrables por existir un patrón neurogénico que siguen la zona de inervación de un dermatoma.

Sobre lo dicho anteriormente, la observación clínica que surge del examen de 34 casos con el diagnostico de SDRC, no existe coincidencia con los mismos.

En el 90% de ellos se detectó compromiso al examen de la *sensibilidad superficial táctil y algesica*, ya en la primer consulta que pudo ser a los 4-5 meses de ocurrido el accidente. Dichos pacientes llegan a la consulta para el asesoramiento laboral y el reclamo de incapacidad. De esos 34 casos, 32 no tenían el diagnóstico del SDRC. De los 34 casos estudiados, en 30 de ellos el examen de la sensibilidad superficial táctil y algesica mediante el estímulo con un trozo de algodón, o al pasar suavemente la yema de los dedos del examinador para la primera y por medio de un alfiler en el segundo, en todos ellos se detectó el compromiso de la sensibilidad, cualquiera fuera el grado de lesión que originó el cuadro clínico.

Vale decir, que no se observó la ausencia de trastornos de la sensibilidad que permita clasificarlas en Tipo I y Tipo II acorde al compromiso neurológico, de donde surge que en todos se pudo detectar la alteración neurológica, pero mediante el examen físico referido, y en forma comparativa del segmento afectado y el contralateral. La comprobación mediante estudios neurológico de conducción y del EMG, considero que no es determinante para afirmar o negar lo dicho, puesto que en muchos pacientes con la sintomatología referida, el resultado de estos exámenes complementarios no siempre son concordantes con la clínica.

I. Análisis de la existencia del dolor

El dolor en el SDRC tiene particularidades que lo diferencia del dolor originado por otras patologías.

En el SDRC, el paciente refiere que lo padece las 24 hs y cede parcialmente con analgésicos o sedantes, manifestando además como que se han acostumbrado al mismo. Tampoco cede con el reposo o la inmovilización del segmento lesionado.

Otras observaciones sobre el dolor: es la existencia del mismo en una *primera y segunda etapa*, aproximadamente hasta los 6 meses de iniciado el cuadro clínico, donde el paciente lo refiere en el segmento afectado inicialmente, si fue una fractura de tobillo por ejemplo, se localiza en el mismo, pudiendo o no extenderse, según la evolución clínica, a todo el miembro inferior, donde suele presentar ciertas particularidades como la existencia de alodinia e hiperalgesia o bien hiperpatía.

En esta *primera etapa* el examen físico de la sensibilidad, se detectó aumento de la misma, tanta táctil como algesica. También, la sintomatología referida se puede extender por continuidad, contigüidad o a distancia. La particularidad del dolor es que el paciente lo experimenta en forma superficial, donde el mínimo contacto le produce dolor (alodinia), a veces el paciente manifiesta que aun con el aire del ventilador, le provoca el dolor. También lo siente en forma profunda y lo expresan como que el dolor llega a los huesos, difuso y mal localizado.

En una *segunda etapa*, después de los seis meses aproximadamente de iniciado el cuadro clínico, la *sensibilidad superficial*, tanto táctil como algesica disminuyen de intensidad en la mayoría de los pacientes, que comprende el segmento afectado inicialmente, al igual que todo el hemicuerpo, aun el rostro y cuero cabelludo cuando ya tenían síntomas en la primera etapa. No obstante lo dicho, puede llamar la atención que los pacientes continúan refiriendo el dolor en el segmento afectado, a pesar de lo dicho anteriormente sobre la disminución de la sensibilidad superficial. Lo que ocurre posiblemente es la persistencia de la hipersensibilidad de los nociceptores profundos y la disminución de la sensibilidad de receptores superficiales.

Dicho síntoma, es decir el *dolor profundo* aumenta con los movimientos articulares y a la presión digital hecha con intensidad. Por lo dicho, podría decirse que la persistencia del dolor en la evolución crónica de la enfermedad, estaría dada por la hipersensibilidad de neuroreceptores profundos.

II. Al referirnos al dolor, también hay que hacer referencia a los cambios de sensibilidad somática, en sus cuatro neuromoduladores principales

1- Tacto.

2- Propiocepción.

3- Nocicepción.

4- Sensibilidad térmica.

1- Respecto a la sensibilidad táctil

Cabe hacer referencia a cambios importantes del mismo, acorde a la evolución del cuadro de SDRC.

En los primeros meses posteriores al accidente o lesión de un segmento del cuerpo, el dolor habitualmente es intenso y localizado en la zona dañada, que luego puede extenderse o no por continuidad o contigüidad con *hipersensibilidad* y aún con presencia de *alodinia* e *hiperpatia.*

Es común que el paciente refiera el dolor espontáneamente y, en la mayoría de los casos es permanente casi las 24 hs del día, este se incrementa por medio del estímulo de *mecanorreceptores*, mediante la presión, vibraciones o movimientos sobre la piel, que de acuerdo a la intensidad del estímulo repercutirán sobre los mecanorreceptores a nivel de epidermis, dermis y tejido subcutáneo.

Con la evolución del cuadro clínico y transcurrido unos seis meses de la lesión inicial, se observa mejoría en la sensibilidad superficial en algunos pacientes, y que al examen de la sensibilidad táctil los pacientes refieren disminución de la misma al tacto digital, como al estímulo con elementos puntiagudos como la aguja, tanto al raspar la piel como al pinchar con la punta del elemento.

No obstante lo dicho, el paciente refiere la existencia del dolor en el segmento afectado, lo que se interpreta, es que persiste el compromiso de los nociceptores. Vale decir, los receptores del dolor que seguramente continúan muy sensibles en los planos profundos, donde precisamente los pacientes lo expresan como dolor profundo en los tejidos, difuso y poco preciso.

2- La propiocepción

Registra la *postura y movimientos del cuerpo* que son mediados por mecanorreceptores ubicados en músculos y articulaciones.

Es posible que en algunos pacientes con SDRC estén comprometidos, aunque pueden confundirse con manifestaciones de parestesia o disestesia como se detalla en el cuadro clínico.

3- La nocicepción

Aquí los nocioceptores son los encargados de transmitir el dolor y responden a distintos estímulos:

1. Mecánica (táctiles intensos, pinchazos o aplastamientos)
2. térmicos (por temperaturas extremas, más de 45° o menos de 5°
3. los polimodales se refieren a los estímulos más intensos ya sean mecánicos, térmicos o químicos, pero destructivos de los tejidos, que liberan en los mismas sustancias químicas como histamina, potasio y sustancia P.

4- Respecto a la sensibilidad térmica

En estos actúan los receptores térmicos que se modifican frente a variaciones bruscas de la temperatura.

Los receptores de frío tienen descargas a temperaturas de 5°C o menos.

Los receptores de calor se activan a temperaturas mayores de 45°C.

III. Compromiso motor en el SDRC

Según la evolución del cuadro clínico de los pacientes con dicha afección, se pueden observar trastornos en el componente motor del sistema nervioso, tanto periférico (SNP) como central (SNC).

En primer lugar, cabe considerar que el segmento donde se inicia el cuadro clínico habitualmente, por lesión traumática, se manifiesta por paresia, es decir disminución de fuerza muscular en la región afectada y si es un miembro superior o inferior, luego se extiende a todo ese miembro.

También es habitual que el compromiso neurológico de nervios periféricos, es decir (SNP) puede haber afectación de nervios del plexo braquial y/o lumbosacro, cuando la evolución es crónica y desfavorable. Lo dicho se puede detectar, aun en traumatismo de un pie, donde se extiende la sintomatología en todo el miembro inferior y posteriormente en el superior del mismo lado, habiéndose observado además en músculos del cuello.

Además de estas complicaciones, puede presentar paresia e hipotrofia muscular en dichas zonas, lo cual ocurre por alteración de los plexos nerviosos, como puede ser:

a) Plexo cervical: con disminución de fuerza en músculos cervicales.

b) Plexo braquial: con disminución de fuerza y en algunos casos franca hipotrofia en músculos de región escapular y hombro, donde los pacientes presentan dificultad para hacer tareas que requieren movimientos del miembro superior y principalmente de esfuerzo muscular. En estos casos es frecuente que refieran sensaciones de cansancio y fatiga.

c) Plexo lumbosacro: es muy frecuente la disminución de fuerza e hipotrofia muscular de miembros inferiores. En estos pacientes, lo dicho es acompañado de trastornos para mantener la dirección de marcha y que requieren un esfuerzo físico para lograr lo dicho, lo que aún le cansa más.

IV. Trastornos en la marcha

En la mayoría de los pacientes que presentan el cuadro clínico del SDRC pero principalmente aquellos que tuvieron su comienzo en un miembro inferior, refieren trastornos en la marcha que son originados por varios factores:

a) *El dolor:* al permanecer en bipedestación y en la marcha. Este síntoma es el principal que caracteriza dicha enfermedad y se ha explicado ese síntoma y la mecánica del mismo. También se ve manifestado por los movimientos de las articulaciones tanto del pie, dedos, tobillo, rodilla y cadera. Lo dicho surge por estimulación de los nociceptores por la presión en los tejidos al caminar y estiramiento de los músculos a nivel de las articulaciones.

b) *La disminución de fuerza y trastornos tróficos:* la paresia se debe al compromiso motor de nervios periférico, a lo que se suma la hipotrofia muscular producto de los trastornos de inervación de fibras motoras del SNP, desuso por el dolor, como también por acción deficitaria en el funcionamiento del sistema nervioso simpático que repercute en la circulación, lo que disminuye el trofismo de los mismos. Lo dicho resulta más demostrable en los tejidos superficiales como la piel donde se puede observar palidez o rubicundez. Este fenómeno se pudo detectar en tres pacientes con traumatismo de mano, que los lleva a sufrir anquilosis en las articulaciones de 4 dedos, con actitud de flexión e hipotrofia importante de los tejidos, presentando los dedos más finos que los contralaterales.

c) *Otros trastornos en la marcha*: resulta muy llamativa en algunos pacientes, al manifestar que cuando caminan tienen dificultad para mantener la dirección de la marcha, con tendencia a desviarse hacia el lado del hemicuerpo enfermo. Esto le produce más cansancio por el esfuerzo realizado para evitar ese fenómeno.

d) No menos llamativo, a lo dicho anteriormente, resulta otra sintomatología referida por algunos pacientes y lo manifiestan que durante la marcha tienen una sensación extraña en el pie y es como que no lo tuvieran, impresionándole que asienta en cada paso los huesos del tobillo, dicho fenómeno les lleva a mirarse el pie instintivamente y con frecuencia.

e) Otra sintomatología frecuente que presentan algunos pacientes, consiste en que al caminar como que el terreno es irregular u ondulado, lo perciben en ciertos momentos al apoyar el pie, como si pisaran en falso. Vale decir que presentan la sensación que el terreno donde pisan es más alto o más bajo dela superficie normal. Igualmente es habitual que eviten cruzar una acequia porque le dificulta calcular la distancia (dismetría).

Sistema Nervioso Autónomo

El sistema nervioso visceral autonómico o vegetativo, es parte del SNC y SNP.

Las reacciones viscerales, se inician principalmente por cambios internos que actúan sobre los visceceptores y que tienen lugar en musculatura lisa y las glándulas. Son en gran parte involuntarios e inconscientes. Las reacciones son vagas al llegar a nivel de la conciencia, pobremente localizadas, con carácter afectivo. La sensibilidad táctil prácticamente no existe. La temperatura es apreciable únicamente en esófago, estómago, colon y recto.

Los centros cerebrales superiores regulan al mismo tiempo las funcionales somáticas y viscerales y a través de varios niveles neuronales hay una mezcla de asociación de neuronas viscerales y somáticas.

Periféricamente se encuentran fibras viscerales aferentes en todos los nervios espinales y craneales 3, 7, 9 y 10; fibras viscerales eferentes, que tienen sus cuerpos celulares en los ganglios cerebroespinales.

Los reflejos viscerales pueden ser iniciados por estímulos que pasan a través de fibras somáticas aferentes y proceden de cualquier receptor, a la inversa cambios viscerales pueden dar origen a movimientos somáticos activos.

Ganglios autónomos están interpuestos en la vía periférica eferente desde el SNC, hasta las estructuras viscerales.

Las células de estos ganglios están en relación sináptica con fibras de la medula espinal o del encéfalo y emiten axones que terminan en efectores viscerales (músculos lisos-, músculo cardiaco y epitelio glandular).

Neuronas pre y post-ganglionares.

a) El musculo estriado esta inervado directamente por axones de neuronas situadas centralmente.

b) Pero en el SNV la transmisión de estímulos del SNC hacia las vísceras comprenden siempre dos sistemas de neurona.

La primer neurona: pre-ganglionar situada en el encéfalo o medula espinal, envía un delgado axón mielinico como fibra pre-ganglionar hacia algún ganglio autónomo para dar lugar a la sinapsis con una o más células ganglionares.

Las fibras *pre-ganglionares* tienen un diámetro de 3 micrones, velocidad de conducción entre 3-15 metros por segundo, son conocidas como fibras B de los nervios periféricos.

Los axones generalmente amielinicos de las células de los ganglios autónomos pasan luego como fibras post-ganglionares a los efectores viscerales.

Los axones autónomos *post-ganglionares* son de diámetro pequeño (0.3 a 1.3 micrones) con VC lenta 07-2- metros. Se conocen como fibras C de los nervios periféricos.

Los ganglios autónomos tienen una amplia distribución en la periferia visceral. Pueden ser clasificados en tres grupos:

a) Ganglios vertebrales o laterales

b) Prevertebrales o colaterales

c) Terminales o periféricos

Los *ganglios vertebrales*: están dispuestos en forma segmentaria a lo largo de la superficie anterolateral de la columna vertebral y unidos entre si por fibras longitudinales para formar los dos troncos simpáticos (o cordones ganglionares).

Los *ganglios prevertebrales* se encuentran en los plexos neurales segmentarios que rodea la aorta abdominal y grandes arterias viscerales.

Los *ganglios terminales* están dentro o cerca de las estructuras que inervan.

Tres corrientes de fibras preganglionares unen el SNC con los ganglios autónomos.

a) Corriente craneana: contiene fibras preganglionares y visceromotrices dentro de los nervios oculomotor, facial, glosofaríngeo y vago.

   Estas fibras viscerales terminan en los ganglios autónomos craneales (ciliar, óptico, esfenopalatino, submaxilar).

   O en los ganglios terminales dentro de la pared de una víscera: corazón, pulmones, estomago.

b) La corriente toracolumbar: está compuesta de fibras del núcleo simpático lateral (columna intermedio lateral) de la medula espinal, que salen por vía de las raíces anteriores de los nervios torácicos y dos o tres lumbares superiores.

Algunos pasan también a través del octavo cervical.

Estas fibras abandonan las raíces ventrales como ramas comunicantes blancos, penetran en el tronco simpático y terminan en los ganglios vertebrales del tronco o en los ganglios mesentéricos colaterales.

c) La corriente sacra contiene fibras viscerales eferentes de los núcleos simpáticos inferior, lateral y medio de la medula espinal.

Los que pasan a través de las raíces anteriores de los nervios sacros segundo, tercero y cuarto, se dirigen hacia los ganglios terminales asociados con las vísceras de la pelvis.

La mayor parte de las vísceras reciben doble inervación autónoma. Normalmente son antagonistas en sus efectos.

Una de las inervaciones se produce a través de la *división toracolumbar* que inerva todas las estructuras viscerales del cuerpo.

La otra por medico de las *divisiones craneana o sacra.*

La primera inerva las estructuras viscerales de la cabeza y las vísceras torácicas y abdominales, con excepción de los órganos pelvianos que son inervados por la división sacra.

Esta ultima como la craneana autónoma tienen otros caracteres en común, que es la reacción de un modo similar a ciertas drogas. Carecen de ramas comunicantes blancos que penetren en el tronco simpático, pero sus fibras preganglionares se dirigen directamente hacia los ganglios terminales.

De este modo el sistema autónomo comprende dos divisiones principales:

1) El sistema toracolumbar o simpático

Los troncos simpáticos son dos cordones ganglionares simétricos situados a lo largo de las caras antero-laterales de la columna vertebral que se extiende desde la base del cráneo hasta coxis.

a- *La parte cervical*: contiene tres ganglios, formados originariamente por la fusión de ocho ganglios segmentarios.

   1- El ganglio cervical superior está situado cerca de la segunda y tercer vertebra cervicales.

   2- El ganglio cervical medio puede encontrarse cerca de la sexta vertebra cervical.

   3- El ganglio cervical inferior situado a nivel del borde inferior de la séptima vertebra cervical y se fusiona frecuentemente con el primer ganglio torácico para formar el ganglio estrellado.

b- *La parte torácica, lumbar y sacro*: los ganglios están descriptos segmentariamente.

Hay 11-12 ganglios torácicos. Hay 3-4 ganglios lumbares.

Hay 4-5 ganglios sacros.

En la parte sacra los dos troncos se aproximan gradualmente entre si y se fusionan a nivel del coxis en el ganglio coxígeo impar.

Los ganglios prevertebrales son masas ganglionares irregulares situadas en los plexos neuronales mesentericos que rodean las ramas viscerales de la aorta. Además están los ganglios celiacos, ganglios mesentéricos superior, aorticorrenal, frénico y mesenterico inferior.

Los ganglios simpáticos del sistema toraco-lumbar reciben fibras preganglionares de la medula espinal a través de las raíces vertebrales del octavo par cervical, de todos los torácicos y de la 2-3 lumbares superiores.

Estas fibras abandonan las raíces ventrales, pasan a través de los ramos comunicantes blancos y penetran en el tronco simpático donde tienen dos destinos generales:

1- Los ganglios simpáticos-vertebrales.

   Los que terminan en los ganglios simpáticos vertebrales, lo hacen al mismo nivel o se dirigen hacia arriba o hacia abajo en el tronco simpático.

   Emitiendo colaterales y terminando finalmente en los ganglios vertebrales que están encima o debajo de su nivel de entrada.

   Las fibras preganglionares de los 5 N torácicos superiores, se dirigen principalmente hacia arriba y contribuyen con el tronco simpático cervical. Las que provienen de los torácico medios pasan hacia arriba o abajo.

   Los de los torácicos inferiores y lumbares se dirigen hacia abajo.

2- Los que terminan en los ganglios prevertebrales, no hacen sinapsis en los ganglios vertebrales, pasan simplemente a través de ellos y emergen como nervios esplacnicos(ramas eferentes).

   La vía simpática desde la medula espinal a las vísceras participan dos neuronas y la sinapsis se hace a nivel de los ganglios vertebrales o de los prevertebrales.

   Los ramos comunicantes blancos están limitados a los nervios torácicos y lumbares superiores.

   Cada nervio espinal recibe una rama comunicante gris del tronco simpático, que son fibras amielínicas que inervan los vasos sanguíneos, pelos y glándulas de la pared del cuerpo.

2) El sistema parasimpático o cráneo-sacro

Las fibras preganglionares de la división cráneosacra establecen relación sináptica solamente con los ganglios terminales.

a) En la región cefálica hay cuatro de dichos ganglios, relacionados con las ramas del nervio trigémino que son:

1- El ganglio ciliar: situado contra la superficie lateral del nervio óptico. Recibe fibras preganglionares del tercer par. Envía fibras postganglionares al esfínter del iris y a los músculos lisos del cuerpo ciliar.

2- El ganglio esfenopalatino en la fosa esfenopalatino.

3- El ganglio submaxilar situado encima de la glándula submaxilar. Reciben fibras de las porciones intermedias del nervio facial VII par. Las fibras preganglionares se dirigen por vía del nervio petroso superficial mayor hacia el ganglio esfenopalatino y por vía de la cuerda del tímpano hacia el ganglio submaxilar.

   Este último se divide comúnmente en una parte submaxilar y otra sublingual.

   Fibras postganglionares del ganglio esfenopalatino van a las glándulas lagrimales, vasos sanguíneos y glándulas de la membrana mucosa de la nariz y paladar.

   Fibras postganglionares del ganglio submaxilar se dirigen a las glándulas submaxilar y sublingual.

   También a la membrana mucosa del piso de la boca.

4- El ganglio ótico situado en la parte interna del nervio maxilar. Recibe fibras preganglionares del IX par por vía del nervio petroso superficial menor.

   Envía fibras postganglionares a la glándula parótida.

Todos estos ganglios autónomos craneales también reciben filamentos nerviosos del:

1- Ganglio cervical superior: que pasan por la vía de los plexos carotideos internos y externos.

   Estos sin embargo no hacen sinapsis con las células ganglionares si no que las atraviesan simplemente para proveer la inervación simpática de las mismas estructuras.

2- La mayoría de las fibras preganglionares del sistema autónomo craneano provienen del nervio vago (X par) que inerva casi la totalidad de las vísceras torácicas y abdominales, excepto región pelviana.

3- En el tórax estas fibras penetran en plexos pulmonares, cardiacos y esofágico para ser distribuidos en los ganglios terminales (intrínsecos) del corazón y musculatura bronquial.

   De estos ganglios terminales las fibras postganglionares cortas se dirigen al corazón y músculos bronquiales.

4- En el abdomen las fibras del vago van al estomago a través del plexo celiaco, para llegar a ganglios terminales del intestino, hígado, páncreas y posiblemente riñones.

En el canal alimentario esos ganglios terminales forman los extensos, plexos ganglionares de Auerbach (mientérico) y de Meissner (submucoso) que se extienden a lo largo del tubo digestivo desde la parte superior del esófago, hasta esfínter del ano.

Estos plexos están compuestos de pequeños y numerosas masas de células ganglionadas unidas entre si por manojos de fibras transversales y longitudinales.

De estas células intraneurales parten fibras postganglionares cortas que terminan en los músculos lisos y en el epitelio glandular.

b) El Sistema autónomo Sacro está compuesto de:

1- Fibras preganglionares de los: nervios sacros 2-3 y 4 que constituyen el nervio pelviano y se dirigen a los ganglios terminales de los plexos pelvianos y a los plexos mienterico y submucoso del colon descendente y recto.

2- Las fibras postganglionares de estos ganglios inervan luego los órganos de la pelvis, incluyendo vejiga, colon descendente, recto y órganos genitales externos.

De este modo el sacro inerva a aquellas vísceras que no lo fueron por el vago.

Los ganglios simpáticos cervicales

Reciben fibras preganglionares ascendentes de las ramas blancas de los nervios torácicos superiores.

La mayoría se dirigen hacia el ganglio cervical superior.

a) Ganglio cervical superior: de este último provienen numerosas hebras grises compuestas de fibras postganglionares.

Estas se distribuyen como ramas grises en los nervios craneanos adyacentes IX-X y XI-XII y a los 3 o 4 N. cervicales superiores, a la faringe, arterias carótidas interna y externa, alrededor de los cuales forman los correspondientes plexos.

Desde estos plexos las fibras atraviesan los ganglios autónomos y acompañan los colaterales de los nervios craneales para inervar al músculo dilatador del iris, la parte del musculo liso del elevador del parpado superior, el musculo orbital de

Müller, los vasos sanguíneos, glándulas sudoríparas, pelos del cráneo y la cara, glándulas, lagrimales y salivales.

Otra importante rama se dirige como nervio cardiaco cervical superior, hacia los plexos cardiacos que inervan el corazón.

b) Ganglio cervical medio: suministra ramas grises en los nervios cervicales 5C y 6C, a veces 4C y 7C. cuando este ganglio esta ausente las ramas grises son suministradas por el tronco simpático.

c) Ganglio cervical inferior: suministra ramas grises a 7C, 8C y 1T.

Cada uno de los cuatro nervios cervicales puede recibir tres ramas grises derivadas del tronco simpático y de los ganglios medio e inferior.

Los ganglios medio e inferior emiten los nervios cardiacos medio e inferior. *Los ganglios torácicos, lumbares y sacros.*

Suministran ramas grises a los nervios espinales restantes.

a) Delicados ramos de los 5-6 ganglios torácicos superiores se dirigen hacia los plexos cardiacos como nervios torácicos cardiacos, mientras fibras del ganglio estelar (estrellado) y cervical inferior llegan hasta los plexos pulmonares para inervar la musculatura braquial y vasos sanguíneos de los pulmones.

Ramos mediastínicos más cortos de los ganglios torácicos y lumbares forman plexos alrededor de la aorta torácica y abdominal.

Hay además 2 o 3 ramas importantes conocidas como nervio esplácnico que provienen de la parte torácica del tronco simpático, perforan el diafragma y terminan en los prevertebrales de los plexos mesentéricos.

Los nervios esplacnicos mayores se originan por raíces del 5 al 9 ganglios torácicos y se dirigen al plexo celiaco.

El nervio esplácnico menor se origina por dos raíces del 10 y 11 ganglio y terminan en ganglio aorticorrenal.

Vías autónomas centrales

Dentro del SNC las neuronas preganglionares se mantienen en un estado de actividad continua pero cuantitativamente variable por acción de una multitud de influjos segmentarios y suprasegmentarios. Como las neuronas somáticas del asta anterior.

Las células autónomas preganglionares son las primeras neuronas en una vía final común visceral de dos neuronas destinadas a estructuras más periféricas.

Estas están modulados por neuronas autónomas que se hallan situadas a niveles superiores y descienden desde ciertas partes de la corteza cerebral al hipotálamo.

Desde éste hasta los núcleos tegmentarios (del techo) y reticulares. De estos últimos a los niveles segmentarios de los respectivos núcleos preganglionares parasimpáticos y simpáticos.

Hay muchas fibras aferentes que conducen al hipotálamo, así como tractos hipotalámicos eferentes que descienden en el cerebro medio, protuberancia y bulbo.

Estas fibras descendentes (ej fascículo longitudinal dorsal o posterior, fascículo mamilotegmentarios son parte de un sistema de enlace multisimpático difuso que suministra colaterales y terminales a los núcleos parasimpático del tronco del encéfalo.

Más caudalmente este sistema descendente envía también terminales a los núcleos intermediolaterales en los segmentos de la medula espinal 8C a 3L.

En el mesenoefalo y parte superior de la protuberancia estos tractos están situados dorsal y medialmente cerca de la sustancia gris central y piso del 4° ventrículo. Estas fibras en el tegmentum o techo de la parte caudal de la protuberancia y con la formación reticular del bulbo tiene una localización más lateral.

A través de este sistema de fibras descendentes el hipotálamo y otras estructuras suprasegmentarias contribuyen a la regulación de una variedad de actividades reflejas viscerales (como presión arterial, temperatura corporal, sudoración, secreción, reflejos oculares, viscerales, rectales, sexuales).

Las lesiones de estos tractos descendentes centrales pueden dar lugar a perdida completa o alteración del control de actividades viscerales en niveles segmentarios inferiores. Por ejemplo:

Lesiones en la formación reticular lateral o externa del bulbo interrumpen las fibras que regulan el control simpático de los músculos lisos del ojo y pueden dar lugar a un Síndrome Horner.

Las lesiones bilaterales del cordón blanco lateral o externo pueden dar trastornos de la sudoración y control vesical y rectal en los segmentos de la medula espinal por debajo del nivel de dichas lesiones.

Consideraciones funcionales

El simpático dilata la pupila, acelera el corazón, inhibe los movimientos intestinales, contrae esfínter vesical y rectal.

El parasimpático constriñe la pupila, disminuye la frecuencia cardiaca, acelera movimientos peristálticos, relaja los esfínteres, arriba mencionados.

El parasimpático se relaciona con actividades anabólicas que concierne a la restauración y conservación de la energía corporal y al reposo de los órganos vitales. Reduce la pupila y protege la retina de la luz excesiva. Asegurando el curso de la saliva y jugo gástrico.

a) La división craneana: a esta pertenece el gran servicio de almacenar reservas y vigorizar el cuerpo para casos de necesidad y esfuerzo.

b) La división sacra complementa a la craneana liberando al cuerpo de los residuos intestinales y urinarios.

Excitación del simpático

a) En un mecanismo de guerra moviliza las reservas existentes en el cuerpo. La pupila se dilata, aumenta el ritmo cardiaco, los vasos sanguíneos de las viscerales y piel se constriñen, aumenta PA, la sangre es impulsada a los músculos estriados, pulmones, corazón y cerebro.

Las actividades parasimpáticas son iniciadas principalmente por cambios internos en las vísceras mismas.

La actividad del simpático son iniciados por excitaciones externas que pasan sobre las fibras somáticas aferentes, puesta en acción por cambios favorables o desfavorables.

Las fibras preganglionares del simpático proceden de una columna celular continua de la medula espinal. Una sola fibra puede establecer relaciones simpáticas con muchas células en diferentes ganglios vertebrales o en los prevertebrales. Ambos tipos de ganglios están situados a distancias considerables de los órganos inervados y desde allí se distribuyen en número relativamente pequeño de: fibras *postganglionares* hacia extensas áreas viscerales. Este mecanismo permite una amplia radiación de impulsos.

La *noradrenalina* liberada en la mayor parte de los *terminales simpáticos*, refuerza los efectos difusos y prolongados de la estimulación simpática. De este modo la excitación de una raíz torácica anterior o ramo blanco producirá erección de los pelos y vasoconstricción en 5 o 6 y aun mas áreas segmentarias de la piel.

En la división *parasimpática* las neuronas preganglionares están representadas por grupos celulares más aislados, cuyas fibras emergen en nervios separados y se dirigen hacia los ganglios terminales dentro o cerca de los órganos. Cada fibra preganglionar entra en relación con un número menor de neuronas postganglionares que lo que ocurre en división simpática. De este modo en el ganglio cervical superior del gato la relación de fibras preganglionares a neuronas postganglionares es del 1 al 15. Mientras que en el ganglio ciliar es de 1 a 2.

La acción *parasimpática* es por eso más discreta y limitada en sus efectos a la parte estimulada. La liberación y rápida hidrolisis de la *acetilcolina* por fibras postganglionares parasimpáticas es compatible con tales respuestas autónomas localizadas. De esta manera la excitación del nervio glosofargio aumentara la secreción parotídea y la excitación del nervio motor ocular común provocará una constricción de la pupila.

Cuando ambas subdivisiones inervan a un órgano único el parasimpático actúa principalmente a través de la musculatura lisa del mismo órgano. Mientras que el simpático actúa principalmente a través de los medios de circulación y del tonovasomotor, también la acción es directa en la musculatura cardiaca.

Las fibras autónomas del ojo también suministran ejemplo de esta doble inervación. La división simpática estimula las fibras musculares lisas del musculo dilatador del iris, el musculo tarsal y musculo orbital (de Müller). El musculo tarsal ayuda a la elevación del parpado superior. La lesión de las vías simpáticas centrales o periféricas que van hacia el ojo, dan lugar a la triada de síntomas conocidos como Síndrome de Horner. Como consecuencia de la lesión simpática la inervación parasimpática no encuentra oposición y puede observarse miosis, ptosis y enoftalmos. La sequedad de la piel del rostro y vasodilatación pueden ser evidentes.

Las fibras parasimpáticas del ojo estimulan el musculo del esfínter del iris y determinan constricción de la pupila.

La constricción de las fibras circulares del musculo ciliar también estimuladas por los mismos axones causa la relajación de la zonula ciliar y disminuye la tensión de la capsula lenticular. Como resultado hay constricción pupilar con aumento de la convexidad del lente para la visión cercana (acomodación).

Procesos vitales del organismo: son respuestas autónomas reflejas como circulación, secreción, digestión y erección.

El sistema autónomo participa también en reflejos somáticoviscerales y viscerosomaticos que comprenden ya sea los nervios craneanos o los espinales. Ejemplo: respiración, reflejos pupilares, lacrimales, palatinos, faríngeos, del estornudo, tos, vómitos, seno carotideo, vasomotores, sudomotores, pilomotores, vesicales, genitales, emocionales.

Compromiso del sistema nervioso autónomo

1) La irritación mecánica o metabólica en la periferia de las fibras nerviosas autónomas pueden exagerar algunas de las funciones simpáticas y parasimpáticas.
2) La lesión completa o parcial de las fibras autónomas pueden producirse en el sistema nervioso periférico o sistema nervioso central. Puedencomprometer los núcleos, vías de fibras, déficit reflejo que resultan como consecuencia de lesiones.
3) El SNV en la periferia de las fibras simpáticas postganglionares y teniendo en cuenta que vuelven a unirse con los nervios espinales tienen una distribución que se compara con la de los dermatomas sensoriales.

* De ahí que las modificaciones en los reflejos cutáneos y vasomotores, en la temperatura de la piel, así como aumento de la resistencia al pasaje de pequeñas corrientes eléctricas en la piel, impliquen una lesión de las fibras nerviosas simpáticas.
* Un conocimiento de la distribución de los dermatomas y de los nervios periféricos, correlacionadas con los origines nucleares segmentarios de las neuronas autónomas, puede proporcionar un indicio más para fundamentar tanto la localización como el nivel de una lesión nerviosa.

Control del SNA por el SNC

El control del SNC sobre el SNA incluye diversas estructuras como: tronco cerebral y el hipotálamo.

Principales áreas del hipotálamo en el control del SNA son área hipotalámica ventromedial en el caso del SNS y área hipotalámica lateral en el caso del parasimpático (SNP).

Estas vías de control pueden ser directas o indirectas a través de estructuras del tronco cerebral tales como: sustancia gris periacueductal y partes de la formación reticular. También la amígdala y corteza insular.

Características clínicas de las lesiones del SNA

Lesiones del SNA pueden ser locales (afecta determinada estructura anatómica) o generalizadas (perdida de todo el sistema por proceso patológico central o periférico.

1) Lesiones periféricas focales:
   a) Pueden producir perdida de inervación simpática a los ojos y provocan constricción pupilar (miosis) caída de parpado superior (ptosis) perdida de la sudoración en zona que rodea al ojo (anhidrosis). Es la triada del Síndrome de Horner.
   b) Otros ejemplos incluyen distrofia simpática refleja con dolor intenso y alteraciones autonómicas en un miembro, cuando la lesión inicial se localiza en éste, como respuesta a lesión menor.
2) Lesiones más globales del SNA.

   Debido a la:
   - degeneración de las neuronas centrales en forma aislada como insuficiencia autónoma pura.
   - o como parte de un proceso degenerativo más extenso como en atrofia multisistémica.
   - donde puede haber perdida adicional de células de ganglios basales y el cerebelo.
   - en otros casos la insuficiencia autonómica puede deberse a una: pérdida de neuronas periféricas, como en diabetes mellitus, ciertas formas de amiloidosis, alcoholismo, Síndrome de Guillen Barré.

También se pueden observar alteraciones del SNA con: ciertas toxinas (botulismo) y síndrome miastenico de Lomber Eaton.

El cuadro clínico de los pacientes consiste en:

- Hipotensión ortostática y postprandial.
- Disfunción intestinal o visceral.
- Perdida de sudación y de respuestas pupilares.

VI. Hipotálamo

El hipotálamo está situado a ambos lados del tercer ventrículo, debajo del tálamo, entre quiasma óptico y neuro encéfalo.

El hipotálamo recibe información de la retina, posee gran cantidad de neuronas sensibles a los cambios de niveles hormonales, electrolíticos y de temperatura.

El hipotálamo tiene una proyección eferente hacia el SNA, cumple un papel fundamental en el control de la función endocrina de la hipófisis.

El hipotálamo es importante para controlar el SNA.

Pero la función más trascendental es la homeostasis de diversos sistemas fisiológicos como: la sed, hambre, equilibrio del sodio y agua, regulación de temperatura.

Control de las funciones circadianas y endocrina. Capacidad de formar memorias anterógradas (junto con el sistema límbico).

Traducción de respuestas a estímulos emocionales en respuestas endocrinológicas y autonómicas.

Funciones del hipotálamo.

1) Controla el SNA.

   La lesión puede provocar inestabilidad autonómica.

   Porción ventromedial cumple papel importante en el control del Sistema Nervioso Simpático (SNS).

   La zona hipotalámica lateral controla al Sistema Nervioso Periférico (SNP).

2) Control de función endocrina de la hipófisis mediante producción de hormonas liberadoras e inhibidoras.

   También antidiurética (ADH- llamada vasopresina) y la oxitocina.

   Las lesiones hipotalámicas pueden provocar diabetes insípida neurogénica dando perdida de ADH.

3) Papel importante en la coordinación de las respuestas neurovegetativas y endocrinas, bajo cambios fisiológicos apropiados.

   También en la expresión de estados emocionales codificados por el sistema límbico.

   Caso de hipovolemia o ansiedad extrema el hipotálamo aumenta la actividad simpática, también mayor producción de cortisol por la intensificación de la liberación de la hormona adrenocorticotrofica (ACTH) por medio de la hipófisis anterior.

4) Desempeña importante papel en la termorregulación. Lesión área hipotalámica anterior puede causar hipertermia.

   Mientras la estimulación, desciende la temperatura corporal por medio del SNA.

   El área hipotalámica posterior se comporta de manera opuesta.

5) Participa en el control de la alimentación

   Hipotálamo ventromedial se le denomina el centro de la saciedad, la lesión provoca apetito excesivo, la lesión del hipotálamo lateral produce inapetencia.

6) Interviene en el control de la sed y equilibrio hídrico, en virtud de sus osmorreceptores.

   Los impulsos aferentes de numerosos receptores sensitivos periféricos ej.: receptores de estiramiento de la aurícula y baroreceptores arteriales.

   La actividad de los receptores hormonales hipotalámicos (ej.: receptores de angiotensina II) y sus salidas eferentes por medio del SNA hacia el corazón y riñones.

7) Desempeña función en el control de los ritmos circadianos mediante las aferencias retinianas hacia el núcleo supraquiasmático, aparentemente este núcleo cumple papel fundamental en el ajuste del ritmo circadiano.

8) Participa junto con el sistema límbico en la memoria:

   Lesiones en cuerpos mamilares que reciben una aferencia significativa del complejo hipocampo, como alcoholismo crónico con déficit de tiamina, origina amnesia profunda (Síndrome Korsakof ll) tanto anterógrada (incapacidad para adquirir nuevamente memoria, como retrógrada (capacidad para evocar viejos recuerdos).

9) Interviene en la conducta sexual y emocional independientemente de sus influencias endocrinas.

VII. Complicaciones oftalmológicas del SDRC

Se detalla en capitulo con esta denominación.

VIII. Complicaciones neurológicas

En el cuadro del SDRC, según surge del examen clínico, la sintomatología, la evolución crónica de la patología, la presencia de dolor y alteración de la sensibilidad, tanto superficial como profunda, además de lo descripto en las complicaciones oftalmológicas; surge que existe compromiso de:

A) Sistema Nervioso Central (SNC): hay pacientes que manifiestan alteración de la memoria y capacidad de concentración.

B) Sistema Nervioso Periférico (SNP): afectando tanto la transmisión sensitiva como motora, lo cual se manifiesta con los síntomas de parestesia y paresia antes descriptos, que puede afectar a todo el hemicuerpo donde se inició la lesion por compromiso del plexo cervical, braquial y lumbosacro.

C) Sistema Nervioso Autónomo (SNA): con alteración tanto en la división simpática: con trastornos vasomotores, lo cual para algunos autores seria el comienzo de la complicación de una lesión que da origen al SDRC y el motivo de la cronicidad de la misma. En cuanto a la división parasimpática, se manifiesta en el cuadro oftalmológico, con alteración de la acomodación y ojo seco.

IX. Trastornos glandulares

Se observa en la mayoría de los pacientes que presentan el SDRC, sensación de sequedad de la boca y saliva más espesa que lo normal.

También sensación de disminución lagrimal en el ojo del hemicuerpo comprometida por la patología. Además de la sensación de arenilla en las conjuntivas.

X. Trastornos en el equilibrio

Hay pacientes que estando parado suelen tener la sensación de mareos, como que se desvían de su posición, siendo más común hacia adelante, requiriendo a veces dar un paso para mantener el equilibrio.

XI. Nervios craneales que tienen relación funcional con el Sistema Nervioso Vegetativo

I. Tercer par: motor ocular común

Núcleo de origen: en *mesencéfalo*, en sustancia gris que rodea el acueducto de Silvio.

También esta el núcleo de Edinger Wesphal que integra el Sistema Parasimpático. Sus fibras preganglionares se conectan con el ganglio ciliar. Las fibras post-ganglionares con el esfínter de la pupila, a través de los nervios ciliares cortos.

Las fibras del núcleo del 3° par, por el nervio penetra en el seno cavernoso, al salir se dirige a la órbita y se divide en superior e inferior.

La primera va al: elevador del parpado superior y recto superior. La segunda va al: recto interno, el inferior y oblicuo menor.

Fisiología.

Esfínter de la pupila: produce constricción de la pupila.

Constricción del musculo ciliar que produce relajación de la zonula ciliar y disminución de la tensión de la capsula del cristalino y aumenta la convexidad.

II. Cuarto par: patético

Inerva el oblicuo mayor del lado opuesto al de su origen. Acción lleva el ojo hacia abajo y afuera.

III. Sexto par: motor ocular externo

Inerva el recto externo.

Los tres pares craneales III – IV y VI están situados unos debajo del otro en forma de columna a lo largo del tronco cerebral.

Esto hace que el haz longitudinal medial los una entre si para la acción conjugada y coordinada de los mismos.

También este haz los une con los núcleos del vestibular, del coclear, del 7°, del 5°, del 11°, del hipogloso, con los nervios cervicales superiores, con los centros superiores.

Con estas conexiones los ojos se mueven en conjunto, es decir coordinadamente entre si.

También coordinadamente con la cabeza y el cuerpo ante estímulos varios (auditivos, visuales, sensoriales, vestibulares, etc).

IV. El simpático cervical

Tiene conexiones con estos pares craneales.

Desde su nacimiento en la columna intermedia lateral de la columna cervicodorsal, sus fibras siguen hasta los ganglios cervicales inferiores, medio y superior.

Desde allí por el plexo peri carotídeo, el cavernoso y la división oftálmica del 5° par, hasta la órbita.

Aquí una rama va al ganglio ciliar.

Luego sigue por los nervios ciliares largos para inervar el dilatador de la pupila, el músculo de Muiller y tarsales del parpado.

La parálisis produce el Síndrome de Claude Bernard Horner que da miosis, ptosis y enoftalmo.

Estos pares craneales ya referidos tienen su representación cortical en porción posterior de la 2° y 3° circonvoluciones frontales.

Otros centros corticales serian en áreas 18° y 19° de Brodmann con acción sobre los movimientos inducidos de los ojos y reflejos de fijación.

Raíces del trigémino

1. Nervio Oftálmico

Emerge del ganglio de Gasser. Luego penetra en el seno cavernoso acompañando a pares III y IV.

Pero previamente da filetes sensitivos a la hoz del cerebro y tienda del cerebelo que es el nervio recurrente de Arnold.

En la hendidura esfenoidal se divide en tres ramas:

a) Nervio nasal.
b) Lagrimal.
c) Frontal.

a) El nervio nasal da: filetes al ganglio oftálmico (nervios ciliares largos). El nervio nasal se divide en nervio nasal externo e interno.

El primero se distribuye en parpados y raíz de la nariz.

El segundo en parte anterior de la mucosa nasal y lóbulo nasal.

b) El nervio frontal da:

Nervio supraarbitrario (que emerge por orificio del mismo nombre) que inerva tegumentos del frontal y parpado superior.

Nervio frontal interno (que va a la región interna del frontal y raíz de la nariz).

c) El nervio lagrimal da:

- Inervación de esta glándula
- Tegumentos de 1/3 externo de parpado superior.
- Región temporal y parpado inferior.
- Anastomosis con el patético y rama orbitaria del maxilar superior.

2. Nervio Maxilar superior

Emerge del cráneo por el agujero redondo mayor, penetra y atraviesa la fosa pterigo maxilar. Transcurre por el canal suborbitario y sale por el agujero del mismo nombre en fosa canina.

Da las siguientes ramas: meníngea media, orbitaria, nervio esfeno palatino que se une al ganglio esfeno palatino, donde da: ramas nasales, dentarias posterior, dentaria media, dentaria anterior.

Fuera del agujero infraorbitario da: fibras al parpado inferior, labio superior y ala de la nariz.

3. Nervio maxilar inferior

Formado por raíz sensitiva y raíz motora que se unen a nivel de agujero oval y da:

a) Nervio temporo maseterino: (para músculos masetero y temporal).

b) Nervio temporal profundo: para el temporal.

c) Temporobucal: para pterigoideo externo, buccinador y sensibilidad de la mejilla y mucosa bucal.

d) Pterigoideo interno: para pterigoideo, periestafilino externo, musculo del martillo.

e) Aurículo temporal: piel región temporal, previo da una fibra al ganglio ótico y una anastomosis al tronco superior del facial.

El *maxilar inferior* termina dividiéndose en dos ramas:

1- Dentario inferior que emerge por agujero mentoniano.

2- El nervio lingual que inerva a la punta de la lengua. Este último recibe la *cuerda del tímpano* que proviene del VII par, que aporta fibras gustativas y vasodilatadoras. Da sensibilidad a la mucosa lingual.

4. Ganglios anexos al trigémino

1- Oftálmico o ciliar: A el llegan:

- una raíz sensitiva del nervio nasal, del nervio oftálmico de la raíz del trigémino.
- una raíz motora del III par (MOC).
- una raíz simpática del plexo carotideo. De él salen:

Los nervios ciliares cortos, que junto con los ciliares largos van al:

- musculo ciliar.
- cornea.
- iris.

Es decir que es el centro motor que dirige la constricción pupilar.

2- Esfenopalatino o de Meckel

Se encuentra en fosa pterigomaxilar unido al nervio maxilar superior. A el llegan:

- Fibras sensitivas en número de 2 o 3. Nervio vidiano formado por:
  * petroso superficial mayor que proviene del VII par.
  * petroso profundo mayor que viene del IX.
  * y por ramas simpáticas.

De él salen:

- Ramas faringeas, van a la mucosa parte superior y posterior de la nariz y faríngea.
- Fibras para la órbita.
- Nervio esfenopalatino para pared externa de fosas nasales, cornete superior y medio. Y una rama a la mucosa bucal y bóveda palatina.
- Los nervios palatinos para parte posterior de la bóveda palatina y velo del paladar.

3- Ganglio ótico o de Arnold

Está anexo al maxilar inferior. A el llegan:

- El nervio petroso superficial menor, es una raíz motora que proviene del VII par.
- El petroso profundo menor, rama sensitiva del IX.
- Una raíz simpática.

De él salen:

- Una rama motora va a los músculos pterigoideos internos y periestafilino externo.
- Una rama para el musculo del martillo.
- Ramas sensitivas para membrana del tímpano. 4- Ganglio submaxilar.

Unido al nervio lingual que recibe fibras simpáticas con destino a la glándula submaxilar.

V. Anastomosis de ramas del V par entre si y con otros pares craneales

- Nervio nasal externo con rama frontal (rama del nervio oftálmico).
- Nervio lagrimal con rama orbitaria del maxilar superior (rama del nervio oftálmico).
- Nervio lingual rama del maxilar inferior con dentario inferior que (emerge como mentoniano).
- Nervio esfenopalatico (rama del nervio maxilar superior) y glándula lagrimal
- Nervio lagrimal (rama del nervio oftálmico) con el IV par.
- Nervio Aurículo temporal (rama del maxilar inferior) con rama superior del VII par (facial).
- El lingual recibe del VII par la cuerda del tímpano y anastomosa con XII par.

VI. Fisiología del Nervio trigémino

Cumple funciones como:

1- Sensitivas.

2- Motoras.

3- Refleja.

4- Secretora. 5-Vegetativa.

1- Funciones Sensitivas

a) El oftálmico: Sensibilidad cutánea de la piel de:
   - Frente, parpado superior, cuero cabelludo (hasta vertex, dorso de nariz).
   - Conjuntiva de parpado superior y cornea.
   - Parte superior de pituitaria.
   - Senos frontal y etmoidal.

b) El maxilar superior.
   - Parte de la sien y parpado inferior.
   - Piel labio superior, mejilla, ala de la nariz.
   - Mucosas conjuntiva parpado inferior, mucosa labio superior.
   - Bóveda palatina, arcada dentaria superior.
   - Amígdala y úvula.
   - Pared externa de la fosa nasal (pituitaria).
   - Oído medio.
   - Nasofaringe.

c) El maxilar inferior

   Piel: región temporal, maseteriana, pabellón oreja.
   - Mandíbula inferior, labio inferior y mentón.

- Porción anterior y superior de conducto auditivo externo, cara externa tímpano.
- Arcada dental inferior y mucosa del piso de la boca 2/3 anteriores de la lengua y mejilla.

La sección de estas vías acarrea perdida de la sensibilidad táctil, térmica y dolorosa.

2- Función motora

- Elevación de la mandíbula.
- Movimiento lateral.
- Depresores de la mandíbula.
- Dilatadores de trompa de Eustaquio (periestafilino externo).
- Al del martillo y del tímpano.

3- Función refleja

Comprende reflejos:

- corneal.
- lagrimal.
- estornutorio.
- succión.

4- Función secretora

Actúa sobre glándulas lagrimales y salivales. Por intermedio de fibras nerviosas amielinicas vegetativas.

a) En el oftálmico hay fibras del nervio facial, las exitolagrimales. Trayecto:

* Nervio petroso superficial mayor:
    - ganglio esfenopalatino,
    - nervio maxilar superior,
    - rama anastomotica hacia el oftálmico,
    - rama lagrimal y glándula lagrimal.

  Es decir que la rama lagrimal no pasa por el ganglio de gasser.
* La secreción de la glándula submaxilar se produce por estimulación por fibras excito-secretoras que siguen el trayecto del nervio lingual proveniente de la cuerda del tímpano.
* La secreción parotídea procede de la inervación del glosofaríngeo por vía del petroso profundo menor, petroso superficial menor, y anastomosis al nervio aurículo temporal parotídea.

5- Función vegetativa

A cargo de las anastomosis simpática y ganglios anexos que regulan la vasodilatación y la secreción.

SISTEMA VESTIBULAR

El sistema vestibular participa en:

- Equilibrio.
- Reflejos posturales.
- Movimientos oculares.

Está formado por un componente transductor periférico: que proyecta hacia el tronco cerebral (incluyendo los músculos oculomotores). Desde allí al tálamo y corteza sensitiva. También al cerebelo y medula espinal.

La interrupción de este sistema provoca mareos, vértigos, náuseas y visión borrosa, con signos de movimientos oculares anormales (generalmente nistagmus) y alteraciones del equilibrio.

Causas: Neuronitis vestibular-laberintitis.

A) En sistema vestibular, el examen clínico puede proporcionar información: sobre la integridad del tronco cerebral, debido a que está asociado con varios reflejos primarios del mismo.

B) Transductor vestibular: los elementos de transductor periférico son: el laberinto, formado por órganos otolíticos (el utrículo y sáculo) y las ampollas, situados en tres conductos semicirculares.

Los órganos otolíticos están relacionados principalmente, con la posición estática de la cabeza y la aceleración lineal.

Los conductos semicirculares guardan relación preponderante con la aceleración rotatoria (angular) de la cabeza.

Tanto en los órganos otolíticos como en las ampollas de los conductos semicirculares, se encuentran: células ciliadas de estructura similar a las células ciliadas cocleares.

La deflexión del esterocilio hacia el cinocilio, despolariza la célula, permitiendo que se libere el transmisor desde las células ciliadas, esto permite activar las **fibras aferentes asociadas**.

El movimiento de los cilios está asociado con el movimiento rotatorio (receptores de las ampollas de los conductos semicirculares. La aceleración o inclinación de la cabeza (órganos otolíticos del utrículo).

La actividad espontanea de las fibras aferentes es elevada, lo que refleja la fuga del transmisor de la célula a nivel de la **sinapsis**. Por lo tanto, la **hiperpolarización** de las cilias genera una descarga aferente reducida. Mientras que la despolarización se asocia con un aumento de dicha descarga. Las fibras eferentes del tronco cerebral que terminan en las células ciliadas, pueden modificar la sensibilidad del órgano receptor terminal.

C) Afecciones periféricas del Sistema Vestibular.

1- **Vértigo posicional benigno:** puede producirse por un traumatismo o infección del aparato vestibular, con depósito de desechos (cristales otolíticos u octoconia) en el conducto semicircular posterior.

Esta afección determina: **vértigo paroxístico, náuseas y ataxia inducida por movilidad de la cabeza** (acostarse boca abajo o girar sobre si mismo en la cama).

Es como consecuencia de la **distorsión del flujo** de la endolinfa en ese conducto, secundaria al depósito de desechos.

Laberintitis por infección viral del aparato vestibular: produce **fuertes mareos y vómitos**, sin movimientos de la cabeza.

2- La **lesión bilateral del aparato vestibular** puede provocar: **oscilopsia** (incapacidad para fijar la vista en los objetos) en especial al mover la cabeza).

La función vestibular se examina introduciendo agua en el conducto auditivo externo, es la **prueba calórica:**

- Con agua tibia, cabeza inclinada a 60º hacia atrás, da **nistagmo hacia el lado irrigado.**
- Con agua fría, es hacia el **lado opuesto**.

D) Sistema vestibular central y reflejos vestibulares:

Los cuerpos celulares de las fibras vestibulares aferentes del octavo par craneal, se encuentran en ganglio vestibular (ganglio de Scarpa) y terminan en uno de los cuatros núcleos vestibulares del bulbo raquídeo, que también reciben impulsos de receptores de los músculos del cuello y del sistema visual.

Los núcleos vestibulares proyectan a la medula espinal, núcleos vestibulares contralaterales, cerebelo, núcleos oculomotores talámico homolateral y contralateral.

Estas estructuras son importantes en los movimientos reflejos de los ojos, como capacidad de mantener fija la vista mientras mueve la cabeza: **reflejo vestibuloocular.**

Algunas proyecciones de los núcleos vestibulares son importantes a los fines de preservar la postura y la marcha. La terminación cortical de la aferencia vestibular al sistema nervioso central (SNC) tiene lugar en la corteza somatosensitiva primaria y corteza parietal posterior.

Los ataques epilépticos que se orginan en esta área, raramente pueden originar alteraciones vestibulares.

Las pruebas calóricas del sistema vestibular examinan la integridad del aparato vestibular y sus conexiones con el tronco encefálico.

Se pueden producir lesiones centrales no graves del aparato vestibular en afecciones como **esclerosis múltiple** y **ataques vasculares**.

MEMORIA

Es la capacidad de recordar información.

Existen varios tipos de memoria diferente que participan en diversas funciones: memoria motora y no motora.

La **memoria motora**, es una memoria implícita e involucra el cerebelo, áreas corticales motoras y ganglios basales.

La **memoria no motora** comprende: captación, manipulación y almacenamiento de información:

En otra clasificación, está la:

A) ***Memoria de trabajo (memoria a corto plazo):*** es la capacidad limitada (unos siete datos de información), se almacena información en la conciencia, desaparece con rapidez, cuando se desvía la atención.

Bases neurológicas y trastornos de la memoria de trabajo

Se destaca la importancia de la **corteza prefrontal lateral** en los procesos de memoria de trabajo. Se ha sugerido que las distintas partes de la corteza prefrontal son importantes en procesos de *mantenimiento y control* de la memoria de trabajo.

El recordar las *propiedades visuales* de un objeto, estaría relacionado con la **región occipitotemporal**, mientras que el recordar *propiedades espaciales* estaría vinculada a la **región occipitoparietal**.

Con respecto al conservar *material verbal o fonológicos* en la memoria de trabajo dependería de la **corteza temporal.**

También cabe tener en cuenta que el uso eficiente y flexible de la memoria de trabajo, depende de la interactividad coordinada del proceso de control frontal de los sistemas llamados "esclavos". La lesión de los sitios enumerados en especial la **corteza prefrontal** y en trastornos de **ganglios basales** con interrupción de los **circuitos corticoestriados**, producen en los pacientes dificultad para *recordar información* y por ende para *resolver problemas* que requieren de datos actuales.

B) ***Memoria a largo plazo:***

Se considera la memoria a largo plazo, como un almacén de **capacidad practicante ilimitada**.

La información en este sistema puede permanecer durante toda la vida. Esta memoria se puede dividir principalmente en **memoria explicita** e **implícita**:

1- *Memoria explicita*: se refiere a las memorias que son atribuibles a la conciencia, comprende memoria episódica y semántica:

   1.1- Memoria episódica: se refiere a acontecimientos, en general relacionados a contenidos autobiográficos.

   1.2- Memoria semántica: conocimientos de hechos, no caracterizada por contenido autobiográfico.

2- *Memoria implícita*: es la memoria no accesible a la conciencia, es típicamente la **memoria motora**. Consiste en la adquisición de habilidades motoras y/o de condicionamientos (salivación de los perros de Pávlov al escuchar la campana).

Bases anatómicas y trastornos de la memoria a largo plazo

El sistema de *memoria episódica*, dependería de las regiones mediales del lóbulo temporal.

Tienen importancia en el procesamiento de la memoria episódica, estructuras temporomediales en especial el hipocampo.

En la memoria autobiográfica, son necesarios para procesar en forma óptima, los sistemas distribuidos en el cerebro que requieren con frecuencia control mediado de manera prefrontal.

Pacientes con ciertos trastornos neurodegenerativos, pueden sufrir alteraciones profundas de la memoria (ej, Enfermedad de Alzheimer). Aquí existe alteración de estructuras hipocámpicas, corteza temporal y parietal.

Los trastornos de memoria pueden ser problemas de memoria anterógrada (no pueden adquirir nuevos recuerdos) o memoria retrograda (dificultad en la evocación de recuerdos anteriores a la lesión).

La distinción entre memoria anterógrada y retrograda, se basa en la trasferencia de información desde las estructuras hipocámpicas, hacia la corteza que las recubre.

Los problemas de memoria inicialmente en el **Alzheimer**, es de *naturaleza episódica*, en algunas personas puede haber problemas dentro del sistema de *memoria semántica.* En estas demencias comienzan a perder su conocimiento del significado de las palabras, que depende de la extensión de la lesión de la **corteza temporal inferior y lateral**, esto se observa en pacientes con **demencia frontotemporal**.

POTENCIALES EVOCADOS SOMATOSENSORIALES (PES)

Es la manifestación eléctrica de la respuesta cerebral de la vía somestesica, tras la aplicación de estímulos eléctricos, mecánicos o de otra naturaleza en las fibras aferentes sensitivas de los nervios periféricos.

El estudio de los PESS

Aportan datos objetivos sobre el funcionamiento de la vía somestesica periférica y central. Además, potencian la sensibilidad diagnóstica de la exploración neurológica, porque pueden detectar lesiones subclínicas.

Los PESS permiten el estudio de los segmentos proximales del SNP, que son inaccesibles a técnicas estándar.

Son parámetros de aplicación clínica muy importante, algunos componentes de PES:

- Tiempo de conducción obtenidos, mediante las latencias interpicos.
- Un aumento de los tiempos de conducción, traduce una lesión de tipo desmielinizante, pero es más incierto la relación entre descenso de amplitud y la perdida axonal.

Bases Anatómicas

En la conducción del estímulo eléctrico que origina el PES, participan:

- Las fibras nerviosas de mayor calibre y de conducción más rápida.

- Las fibras tipo I-A (aferentes musculares) y las tipo II (aferentes cutáneos), tienen velocidad de conducción 60-75 m/s en el antebrazo.

En el Sistema Nervioso Central (SNC):

- El impulso es conducido ipsilateralmente por los cordones posteriores hasta el núcleo de Goll, cuando el estímulo se aplica en miembros inferiores.
- Cuando se estimula un nervio de miembros superiores, llega hasta el núcleo de Burdach.
- En estos núcleos se establece la primera sinapsis y el impulso continua por el lemnisco medio hasta el núcleo ventral posterolateral contralateral del tálamo, donde tiene lugar la segunda sinapsis. Finalmente, el impulso llega al área somestesica primaria del córtex parietal postcentral, donde tiene lugar la tercer sinapsis.

A) *Técnicas de registro*

Se estimula eléctricamente en forma transitoria un **nervio mixto** particularmente el:

- Mediano en la muñeca.
- Tibial posterior en tobillo detrás del maléolo interno.
- Cubital, en la muñeca.
- Peroneo común, fosa poplítea.

Se puede estimular **nervios sensitivos puros**:

- Sural, detrás del maléolo externo.
- Femorocutaneo, en la proximidad del ligamento inguinal.
- Medial, dorso de la mano.
- Nervios digitales de los dedos en la mano.

Esta técnica es útil para calcular la conducción nerviosa sensitiva periférica, cuando no se consigue obtener el potencial directamente sobre el nervio, se pueden obtener PES mediante estimulación cutánea:

PESS dermatomicos: aplicando un estímulo con una intensidad de 2.5-3 veces el umbral sensitivo sobre el dermatoma de una determinada raíz nerviosa.

B) *Aplicación clínica*

El estudio de los PESS permite detectar alteraciones subclínicas, confirman e identifican una alteración de la vía somestesica periférica o central, en pacientes que refieren síntomas sensitivos.

Son útiles en pacientes con lesiones de los cordones posteriores de la medula o el lemnisco medio en el tronco encefálico. Pueden ser normales en las alteraciones de la sensibilidad termoalgésica.

Las alteraciones que se observan pueden ser debido a una *perdida neuronal o axonal* que se traduce eléctricamente por reducción de la amplitud o una ausencia de respuesta.

Las alteraciones tipo *desmielinizante,* cursan con aumento de latencia o perdida de algunos de los componentes de los PESS.

Sistema Nervioso Periférico

Estimulando en dos puntos de un nervio sensitivo periférico (Ej, sural), es posible calcular la velocidad de conducción periférica.

Es de interés la aplicación de los PES, en la detección de lesiones de segmentos proximales del SNP de las polineuropatías.

- En Síndrome de Guillem-Barré, pueden observarse alteraciones en los plexos o las raíces, cuando el estudio de conducción nerviosa de los troncos nerviosos es normal.

En las lesiones del plexo braquial:

- Pueden desaparecer el potencial de ERb y alterarse el PES cervical (ausencia de la onda N°9 y descenso de la amplitud del componente N°13).
- Asimismo, pueden estar abolidas la onda P9 del PES cervical.
- Puede ser útil la utilización de los PES en la evolución de las multirradiculopatías de origen espondilo- artrósica, particularmente en la estenosis del canal lumbar.

Sistema Nervioso Central

Se considera que los PESS en las enfermedades del SNC, no aportan más datos que los estudios de neuroimagen. Se encuentran alteraciones en los procesos que de forma directa o indirecta afecten a la vía somestesica central.

Las *mielopatías cervicales altas* y las *lesiones del tronco encefálico*, cursan con potencial cervical N13 normal y una alteración del potencial P14 cerebral.

Se han descripto alteraciones de los PES en la ataxia de Friedrich, degeneración combinada subaguda, Corea de Huntington, degeneraciones espinocelulares, mielopatías de diversas etiologías: espondiloartrosis, traumatismos, tumores, malformaciones arteriovenosas, paraplejia hereditaria espástica, radioterapia en cáncer de pulmón.

En la espondiloartrosis cervical, están alterados en 2/3 de los casos, aunque no hay buena correlación con estadios radiográficos, pueden existir prolongación de la latencia en el 90% de pacientes con esclerosis múltiples.

TRASTORNOS NEUROGENETICOS

Hay trastornos genéticos que pueden comprometer el sistema nervioso. Lo dicho lo vienen detectando mediante estudios de genética molecular. *Ver tratado de Neurociencia Pagina 128 de Barker y Barasi, Editorial Akadia 3° Ed.*

Según el autor, el descubrimiento de la acción de factores genéticos en ciertas enfermedades neurológicas, han podido observar su evolución y el papel genético de ciertas enfermedades hereditarias.

Primero: que en los genes modificados por el genoma mitocondrial, heredado por vía materna, pueden provocar trastornos neurológicos.

Segundo: varias afecciones neurológicas hereditarias tienen por base la repetición expandida de un trinucleótido (trastornos por repetición de un triplete).

A) *Trastornos por deleción de genes*

Según el autor, muchas enfermedades del Sistema Nervioso, son resultado de la pérdida de un solo gen o parte del mismo, lo que podría ocurrir en algunas neuropatías hereditarias.

B) *Trastornos por duplicación de genes*

La duplicación de genes puede provocar una enfermedad bajo ciertas circunstancias, como puede ocurrir en:

neuropatías motora y sensitiva hereditaria. Estos pacientes pueden desarrollar debilidad distal, atrofia, perdida sensitiva durante las primeras décadas de la vida.

C) *Trastornos por mutaciones genéticas*

En estos casos donde existe una mutación en el gen que **codifica** para una **enzima o proteína especifica** que se traduce en un mal funcionamiento del producto. Como por ejemplo están: algunas formas familiares de la enfermedad de la motoneurona, distrofias musculares y síndromes miotónicos.

D) *Trastornos que muestran la impronta genética*

La impronta genética es la expresión diferencial de genes autosómicos de acuerdo a su origen parental.

E) *Trastornos mitocondriales*

Las mitocondrias poseen su propio ADN y sintetizan varias proteínas de la cadena respiratoria, responsables de la fosforilación oxidativa.

La mayoría de las proteínas mitocondriales son codificadas por el ADN nuclear, así los trastornos mitocondriales como (deleción, duplicación, mutaciones puntuales) pueden ser el resultado de defectos de estos genes nucleares o de los del genoma mitocondrial.

El ADN mitocondrial muta con una frecuencia de más de diez veces mayor que el ADN nuclear y no tiene intrones (partes no codificantes del genoma). Los

trastornos por mutaciones puntuales del ADN mitocondrial muestran un patrón de **herencia materna**. No obstante, dentro de cada célula existen varias mitocondrias. Por lo tanto, una célula determinada puede contener **ADN mitocondrial normal** y **ADN mutante,** situación que se denomina **heteroplasmia**. La enfermedad sobrevive solo cuando alcanza **cierto umbral**.

F) *Trastornos por repetición de trinucleótidos*

Se han identificado distintos trastornos cuyo defecto genético principal radica en la amplificación de la repetición de un triplete, es decir, el genoma presenta una gran expansión anormal de tres bases.

En incidencias normales, las secuencias repetidas de tripletes son frecuentes, pero cuando el número de repeticiones sobrepasa cierto límite, aparece definitivamente la enfermedad.

La repetición patológica de un triplete, se produce en la parte codificante de un gen (Ej.: Enfermedad de Huntington). La nueva proteína parece tener una función singular, que es crucial para la evolución de procesos neurodegenerativos.

Se desconoce el mecanismo por el cual esta proteína provoca muerte neuronal selectiva en sitios específicos del SNC, puesto que muchos de los productos del gen mutante se expresan ampliamente en todo el cerebro y el organismo.

En estos trastornos, la repetición del triplete puede aumentar durante la mitosis y la meiosis. Esto genera secuencias de repetición del triplete más larga (mutación dinámica). Esto significa que el momento más probable para la expansión del triplete es durante la espermatogénesis y la fertilización y embriogénesis posteriores, lo que tiene dos grandes implicaciones:

En primer lugar, las repeticiones más largas tienden a producirse en la descendencia de los **varones afectados**.

En segundo lugar, tienden a presentarse repeticiones más largas en las **generaciones subsiguientes**.

Esto quiere decir que los pacientes de las generaciones subsiguientes presentaran un comienzo más temprano y formas más graves del trastorno, fenómeno que se conoce como **anticipación genética**, ya que las secuencias repetidas más largas, se asocian con el inicio de la enfermedad a edades más tempranas, con tipos más graves de la misma.

CAPITULO 4

Aspectos anatomicos y funcionales Oftalmológicos

Sindrome De Dolor Regional Complejo

Capítulo donde se desarrollan temas fundamentales de aspectos anatómicos, fisiológicos y funcionales del Sistema Oftalmológico, para la interpretación de las Manifestaciones Clínicas observadas en los casos de SDRC

Este trabajo surge de la observación de 34 pacientes portadores del cuadro clínico con él diagnóstico de Síndrome de Dolor Regional Complejo SDRC.

Dichos pacientes están en tratamiento médico por medio de aseguradoras de riesgo del trabajo "ART" por haber sufrido accidente laboral.

Los mismos en su evolución presentaron complicaciones llamadas Síndrome de Dolor Regional Complejo (SDRC).

Dicho síndrome consiste en una neuropatía crónica dolorosa, progresiva con disfunción del sistema nervioso autónomo, desmineralización ósea, debilidad muscular, etc. La aparición de la sintomatología se asocia habitualmente a un hecho traumático ya sea simple o grave, como luxación, esguince de alguna articulación, o fractura, aunque puede ocurrir en situaciones no traumáticas como un Infarto de miocardio.

El diagnóstico es fundamentalmente por interrogatorio y examen clínico, en que prima como elemento fundamental el dolor, donde el paciente manifiesta que dicho síntoma lo tiene las 24 hs del día.

El cuadro clínico del SDRC, los autores lo clasifican en tres etapas. Predominando al principio el dolor, cambios de temperatura en la piel ya sea calor o frío y sudoración, posteriormente van apareciendo trastornos funcionales en las articulaciones, rigidez, atrofia, etc.

Las complicaciones oftalmológicas motivo de este capítulo del SDRC", radican principalmente en: trastornos de la visión de cerca por dificultad en la acomodación.

Dicha afección una vez sospechada se diagnostica mediante el examen clínico oftalmológico y el interrogatorio del paciente.

También existen otras complicaciones como son trastornos funcionales de glándulas lagrimales y salivales.

Para mejor interpretación de lo dicho, debemos referirnos a la participación que el sistema nervioso autónomo o neurovegetativo tiene sobre el aparato visual.

Funcionalmente el sistema nervioso autónomo (SNA) actúa en los ojos y glándulas por medio del sistema nervioso parasimpático y el simpático, pero también lo hace sobre las glándulas salivales.

- *el parasimpático*: produce constricción pupilar (miosis), contrayendo las fibras circulares, además estimulando el músculo ciliar produciendo relajación de la zonula ciliar con disminución de la tensión de la capsula del lente, con aumento de la convexidad del cristalino que se ajusta a la visión de cerca.

Respecto a la función de las glándulas, su acción es secretora y vasodilatadora.

- *el simpático*; es determinante de la dilatación de la pupila (midriasis) aumento de apertura palpebral, perdida de la acomodación y tensión del músculo de Müller (exoftalmos).

A nivel de las glándulas produce vasoconstricción y la saliva es gruesa, viscosa y escasa.

Al referirnos a las complicaciones oftalmológicas en relación con el Síndrome de Dolor Regional Complejo (SDRC) cabe hacer primeramente una descripción de los siguientes temas:

- acomodación
- relación funcional de nervios craneales
- lesiones de los distintos pares craneales
- astenopias o cansancio visual
- astigmatismo
- queratoconjuntivitis seca -ojo seco
- movimientos conjugados
- visión binocular
- análisis de las complicaciones oftalmológicas del SDRC.

I) Trastornos de la acomodación

Donde los pacientes manifiestan dificultad para iniciar una lectura, refiriendo visión borrosa y como que las letras se le corren en forma horizontal y después de unos segundos pueden interpretar las palabras, pero al insistir en la lectura manifiestan malestar con dolor en el ojo y región peri-ocular que comprende zona frontal, temporoparietal y retro-ocular del lado de la lesión inicial del SDRC, además, sensación de cansancio ocular (astenopia).

Otras manifestaciones referidas por los pacientes es que cuando lograron hacer la lectura, si retiran la mirada del objeto, ya sea espontáneamente o porque alguien le hable, al volver sobre la lectura como que debe reiniciar el mismo proceso.

También resulta llamativo en algunos casos el trastorno de la visión de lejos, que cuando camina suelen presentar la sensación en forma espontánea y por un momento como que en el camino se le presenta un desnivel en el terreno o como un pozo. También suelen referir dificultad para subir o bajar escaleras por pérdida parcial del sentido de la distancia y puede ser por compromiso de músculos oculares extrínsecos, como el recto Superior e inferior.

Otro síntoma es el malestar que le produce la luz solar al igual que la luz artificial intensa (fotofobia) y sensación de ardor conjuntival.

Cuando se prolonga una lectura debe forzar la vista, lo que le origina dolor ocular y peri-ocular además de cansancio visual (astenopia).

Los trastornos detallados anteriormente tienen como etiología una alteración en el mecanismo de la "acomodación" por compromiso del mismo sistema del "reflejo fotomotor" que depende de dos vías nerviosas, una aferente y otra eferente.

- *la vía aferente*: comienza en la retina en los fotoreceptores, que pasan las capas bipolares y ganglionares, sigue por el nervio óptico, quiasma y cintillas, luego prosigue hacia el brazo del tubérculo cuadrigémino anterior sin entrar en él. Las fibras continúan a la región pretectal del mesencéfalo donde ocurre la sinapsis.

Luego a través de las interneuronas se establece las conexiones ipsolaterales y contralaterales con el núcleo accesorio del MOC "III par".

- *La vía eferente*: está constituida por fibras parasimpáticos pre ganglionares del núcleo accesorio del MOC "III par". Estas fibras se incorporan al nervio del tercer par, que pasan por la fosa craneal media, llegan al seno cavernoso, donde se dividen en dos ramas: superior e inferior.

Las fibras pre ganglionares parasimpáticas entran con la rama inferior del motor ocular común (MOC) y llegan al ganglio ciliar u oftálmico, donde hacen sinapsis y dan origen a las fibras pos ganglionares. Estas a través de los nervios ciliares terminan en la musculatura intrínseca del ojo, en esfínter pupilar y en el musculo ciliar.

Precisamente el compromiso del reflejo de la acomodación es debido a la disminución de la función del esfínter pupilar y de la zonula de la capsula del cristalino con reducción de la convexidad del mismo por compromiso de los músculos inervados por el parasimpático cuya segunda neurona está localizada en el ganglio ciliar, las que a través de los nervios ciliares cortos se dirigen al esfínter pupilar y al músculo ciliar.

Cabe establecer que en la acomodación, lo que ocurre en la mirada de cerca intervienen el sistema nervioso autónomo parasimpático que en condiciones normales produce en el ojo miosis, contrayendo las fibras circulares, además estimulando el músculo ciliar que producen relajación de la zonula ciliar y disminución de la tensión de la capsula del lente, lo que hace que aumente la convexidad del cristalino para ajustarlo a la visión de cerca, favoreciendo el fenómeno de la acomodación, donde además de los dos factores a cargo del parasimpático, existe otro factor en la acomodación como es la convergencia de ambos ojos a cargo de los músculos rectos internos inervados por el nervio motor ocular común (MOC o III par craneal) .

II) Relación funcional de nervios craneales entre sí, con el aparato visual y el sistema nervioso autónomo

Los pares craneales II, III, IV, V y VI son responsables prácticamente de toda la motilidad ocular tanto intrínseca como extrínseca.

Función de los pares craneales II, III, IV, V, VI y VII

- El II par: Los nervios ópticos: estos nervios son las vías de unión entre las retinas que son proyecciones anteriores del cerebro y el quiasma óptico.
- El III y IV par; tienen *núcleo de origen* en el techo del *pedúnculo cerebral*, próximo a la línea media, a los tubérculos cuadrigemino superiores e inferiores.
- El núcleo del VI par; se encuentra en el tercio inferior de la *protuberancia*.

- El III par: da *inervación* a:
  1. tres músculos rectos (superior, medio e inferior).
  2. al oblicuo inferior.
  3. al músculo elevador del parpado superior.
- Además a través de fibras viscerales a :
  1. músculos ciliares y esfínter pupilar.

El tercer par craneal: tiene funciones:

Motoras

- Elevador del parpado superior.
- Motilidad del globo ocular
- controla la convergencia
- Los movimientos verticales y participa en los movimientos laterales

Neurovegetativas

- provoca contracción pupilar (miosis) y modifica la convexidad del cristalino en el proceso de acomodación.
  - El IV par: da inervación al músculo oblicuo superior.
  - El VI par: inerva al músculo recto externo.
  - la motilidad ocular extrínseca: está dada por una acción principal y otras dos accesorias, excepto el recto interno y externo.

El recto superior e inferior además de ser elevador y depresor.

- son aductores cuando el ojo mira hacia adentro.
- El recto inferior es también rotador interno.
- Y rotador externo el recto inferior.

Los músculos oblicuos son:

- El superior-depresor. Abductores cundo el ojo mira hacia afuera , también intorsor.
- El inferior -elevador. Abductor: cuando el ojo mira hacia afuera, además extorsor.

III) Lesiones de los distintos pares craneal

Aspectos anatómicos del nervio óptico, II par craneal.

Los nervios ópticos son dos extensiones anteriores del cerebro (diencéfalo).

Son tractos del SNC formadas por los axones de las células ganglionares de la retina. Son neuronas de tercer orden, cuyo cuerpo celular se localiza en la retina.

Los nervios ópticos están rodeadas por expansiones de las meninges craneales y del espacio subaracnoideo lleno de LCR.

Las meninges se extienden a lo largo de todo su trayecto hasta el globo ocular.

Las arteria y vena central de la retina atraviesan las capas meníngea y desciende por la porción anterior del nervio óptico.

El NC II empieza en la zona donde los axones amielinicos de las células ganglionares de la retina perforan la esclera (porción opaca de la cubierta fibrosa del globo ocular) se mielinizan en la profundidad del disco óptico.

En el quiasma las fibras de la mitad nasal (medial) de cada retina se decusan y se unen a las fibras no decusadas procedentes de la mitad temporal (lateral) de la retina formando el tracto óptico.

El cruce parcial de las fibras del nervio óptico en el quiasma es fundamental para la visión binocular y para la percepción del campo (visión tridimensional).

Las fibras procedentes de las mitades derechas de ambas retinas formaran el trayecto óptico izquierdo. 'La decusación de las fibras nerviosas en el quiasma óptico explica el tracto óptico derecho, trasmitiendo impulsos procedentes del campo visual izquierdo y viceversa.

El campo visual corresponde a lo que una persona ve con los ojos bien abiertos cuando mira al frente.

La mayoría de las fibras de los *tractos ópticos* terminan en los *cuerpos geniculados laterales del tálamo.*

Desde estos núcleos los axones se dirigen hacia las cortezas visuales de los lóbulos occipitales del cerebro.

Subdivisiones anatómicas del nervio óptico

El nervio óptico tiene una longitud de 50 mm desde el globo ocular al quiasma. Se pueden dividir en cuatro segmentos:

1) segmento *intraocular* (papila o disco óptico, cabeza del nervio), longitud 1 mm.
2) segmento *intraorbitario*: se extiende del globo ocular hasta el agujero óptico, longitud 25-30 mm.
3) segmento *intracanalicular*: atraviesa el canal óptico. Longitud 6 mm.
4) segmento *lntracraneal*: alcanza el quiasma, longitud 5-16 mm.

La parálisis periférica del III par

Determina una oftalmoplejía llamada *exotropía o estrabismo externo* por hiperfunción del antagonista del recto interno parético.

Incapacidad de los movimientos verticales y de aducción Ptosis del parpado superior.

Midriasis con pérdida de convergencia y de acomodación del cristalino.

La lesión del IV par

La parálisis traumática es la consecuencia de la lesión del nervio en *cara posterior o de contusión contra el tentorio*. Es común de la diplopía vertical u oblicua (por disfunción del músculo oblicuo superior).

Dificultades para leer, subir o bajar escaleras.

Aspectos anatómicos del V par craneal Nervio trigémino

Nervio mixto conformado por una raíz gruesa (sensitivo) y una delgada con función (motora).

Ambas salen de la *parte inferior de la protuberancia*;

Las *fibras de la raíz sensitiva*: proceden del ganglio de Gasser y cuando arriban a la protuberancia se dividen en:

Una dotación de *fibras ascendentes*, responsables de la *sensibilidad tactil* que termina en el *Núcleo sensorial principal* ubicado en la misma *protuberancia.*

Otra dotación de *fibras descendentes* responsables de la *sensibilidad termoalgésica*, que van al *núcleo espinal* en el *bulbo* y la *médula cervical.*

Las células integrantes *se estratifican en forma inversa a su distribución periférica.* Las más caudales corresponden al territorio oftálmico, las mandibulares al territorio más cefálico y las maxilares al territorio medial.

Las *fibras de la raíz motora*: proceden de su núcleo de origen en la protuberancia por detrás y adyacente al núcleo sensorial principal.

Ambas raíces recorren juntas el trayecto hasta el ganglio de Gasser. De aquí parten tres ramas sensitivas:

- oftálmica.
- maxilar superior.
- mandibular o maxilar inferior.

Esta última se confunde con la raíz motora que inerva los músculos masticadores (masetero, temporal y pterigoideo).

Lesiones del V par o trigémino

Provee sensibilidad táctil, dolorosa y térmica a la cara y parte inferior del cuero cabelludo, además sensibilidad en las mucosas: nasal, paladar duro y blando, los dientes, dos tercios anteriores de la lengua y mucosa bucal.

Lesiones de la rama oftálmica del trigémino: producen la abolición del reflejo corneo palpebral.

Las lesiones del trigémino pueden ser:

- Periférica
- Central; nucleares o supra nucleares

Las alteraciones unilaterales son por lesiones periféricas que pueden estar ubicadas: desde la emergencia en la protuberancia, de sus fibras hasta el ganglio de Gasser, y comprometer cualquiera de sus ramas.

Las alteraciones unilaterales nunca son por lesión supra nuclear debido a que estos núcleos reciben inervación de ambos hemisferios.

En lesiones nucleares y periféricas siempre hay alteraciones unilaterales que produce atrofia de músculos masticadores y abolición de reflejos corneo palpebral.

En lesiones supra nucleares no hay atrofias musculares pero sí hiperreflexia maseterina.

NERVIO ABDUCEN (NC VI)

Tiene funciones: motora somática (aferente somática general y propioceptiva). Inerva al músculo extraocular recto lateral.

El núcleo: se localiza en el puente cerca de la línea media. Los nervios emergen del tronco del encéfalo entre el puente y el bulbo, discurren en el espacio subaracnoideo y luego perfora la duramadre. Posteriormente sale por la fisura orbitaria superior, pasa a través del seno cavernoso.

El nervio atraviesa el anillo tendinoso común a su entrada en la órbita. El nervio puede lesionarse al sufrir estiramiento por aumento de la presión intracraneal, al igual que lesiones expansivas como tumor cerebral.

La parálisis completa causa desviación medial del ojo, produce diplopía horizontal con los movimientos del ojo, excepto si mira al lado contrario a la lesión.

La parálisis puede deberse además por aneurisma del polígono arterial cerebral, compresión por una carotida interna con ateroesclerosis en el seno cavernoso.

Estudio del VII Par craneal o nervio facial

Es un nervio mixto y el inicio de la vía nerviosa responsable de la motilidad facial, tiene lugar a nivel de la corteza cerebral y finaliza en las placas motoras de los músculos de la expresión facial.

Las fibras motoras: inervan toda la musculatura facial, excepto el elevador del parpado superior que corresponde al MOC (III par craneal).

Las fibras viscerales: Pertenecen al nervio intermediario de Wrisberg, y sus fibras son:

1. *Las pre ganglionares*:

   Tributarias del ganglio esfenopalatino y ganglio submaxilar. El primero inerva la glándula lagrimal y mucosa nasal, el segundo la glándula submaxilar y sublingual.

2. *Las pos ganglionares:*

   Terminan en la glándula lagrimal, mucosa nasal, por el ganglio esfenopalatino, y la glándula submaxilar y sublingual por el ganglio submaxilar.

3. *Las procedentes del ganglio geniculado*: traen la sensibilidad gustatoria de los 2/3 anteriores de la lengua.

También están las fibras: que llevan sensibilidad cutánea del conducto auditivo externo y de la región posterior del pabellón auricular.

Clasificación anatómica comprende

- **Nervio Facial Central (Supranuclear, Nuclear).**
- **Nervio Facial Periférico (Infranuclear).**

Esto permite mejor interpretación del recorrido facial y el cuadro clínico como consecuencia de las lesiones del mismo.

I. Vía Supranuclear

Formado por motoneuronas piramidales de la corteza frontal que llegan al núcleo motor del facial en forma directa y cruzada.

Las fibras destinadas a la parte superior del rostro que comprende los músculos (frontal, orbicular de los parpados y superciliar) son directas y cruzadas.

Lo mismo ocurre con fibras motoras que van a los núcleos restantes de pares craneales.

Las fibras que van a la parte inferior del rostro, para los restantes músculos de la mímica son solo cruzadas. Las fibras piramidales son responsables de los movimientos voluntarios.

Mientras que las fibras extrapiramidales son determinantes de las funciones involuntarias tales como:

- La vía talámica y sus asociaciones para los músculos de la expresión relacionados con los estímulos emocionales.
- Las vías reflejas relacionadas con:
  - Los núcleos trigéminos
  - Óptico
  - Acústico

Que determinan los reflejos del parpadeo (reflejo óptico y estapediales).

II. Vía Nuclear

El núcleo motor del facial está en el 1/3 inferior de la protuberancia, en el piso del IV ventrículo próximo del Núcleo del VI par.

III. Vía Infranuclear

Las fibras eferentes del núcleo motor del VII par emergen del tronco encefálico en el surcobulboprotuberancial acompañada por aferentes y eferentes que también contribuyen a la formación del tronco del VII par.

Otras fibras son

a) neurona parasimpática preganglionar del núcleo lacrimomuconasal que llegan por los nervios petrosos superficial mayor primero, y el vidiano después al ganglio esfenopalatino.

   De estos parten fibras pos ganglionares para la inervación secretora de la glándula lagrimal y de glándulas mucosas rinosinusales

b) neuronas Parasimpática pre ganglionares del núcleo salival que llegan por la cuerda del tímpano primero y el nervio lingual después a los ganglios submaxilar y sublingual donde se ubican las pos ganglionares, responsables de la inervación secreto motora de la glándula submaxilar y sublingual .

c) neuronas motoras del núcleo XII par, para el orbicular de los labios.

d) fibras sensitivas del núcleo del fascículo solitario, cuyos cuerpos neuronales se ubican en el ganglio geniculado y trasportan la sensación gustativa de los 2/3 anteriores de la lengua, el nervio lingual primero y por la cuerda del tímpano después, este último contingente de fibras y otras fibras aferentes somáticas para la piel (pabellón auricular y conducto auditivo externo) constituyen la raíz sensitiva del VII par o intermediario de Wrisberg.

El nervio facial desde su origen aparente tiene un recorrido que comprende 6 segmentos, según esta clasificación:

a) ángulo pontocerebeloso:

   De aquí va al conducto auditivo interno *junto con el VII bis y el VIII par.*

b) conducto auditivo interno:

   El VII par corre por el techo del acueducto auditivo interno, el VII par bis debajo del facial.

   En el fondo del conducto, penetran en el conducto de Falopio.

c) Segmento laberíntico:

   Comprende la primera porción del acueducto de Falopio, corre entre el laberinto anterior y posterior, mide 5 mm de largo, 0. 68 mm de diámetro. Es la parte más angosta del acueducto.

   En el extremo anterior de este segmento se encuentra el " ganglio geniculado" de aquí parten los nervios petroso superficiales mayor y menor.

d) Segmento timpánico:

   Este se inicia a continuación del ganglio geniculado, donde el nervio y el conducto óseo giran bruscamente hacia atrás y hacia afuera sobre la pared interna de la caja del tímpano.

   Al dirigirse hacia atrás pasa entre el conducto semicircular horizontal y la ventana oval.

   El segmento timpánico mide 12 mm de largo. La pared externa del segmento timpánico suele ser muy delgada y es frecuente las dehiscencias.

   Luego se continúa con el segmento mastoideo en un ángulo obtuso.

e) Segmento mastoideo:

   Representa la tercera porción del Acueducto de Falopio, mide 13 mm de largo. Se dirige verticalmente hacia abajo hasta el agujero estilomastoideo.

   En este segmento nacen los siguientes nervios:

   El nervio del musculo del estribo: nace del tercio superior de este segmento.

   El nervio cuerda del tímpano: nace en su tercio inferior. Cerca del agujero estilomastoideo, el nervio da dos colaterales.

   El ramo anastomótico: con el "X par" que llega hasta la fosa yugular por un pequeño conducto óseo para unirse con el X par.

El ramo del conducto auditivo externo: que lleva sensibilidad a la parte posterior del conducto.

El nervio facial en todo su trayecto por el acueducto de Falopio está dentro de una vaina constituida por periostio, epineuro y perineuro.

f) Segmento extracraneal:

Al salir del *aguiero estilomastoideo*, el facial da sus *ramas colaterales extrapetrosa.*

a) Rama anastomótica con el IX

b) Auricular posterior: asciende por cara externa de la mastoides para inervar músculos auriculares.

c) Nervio del vientre posterior del digástrico y del estilo hioideo para inervación motora de músculos homónimos.

d) Nervio lingual acompaña al IX par hasta la base de la lengua.

En el recorrido posterior a dar los nervios mencionados presenta:

- Primero rodea la apófisis estiloides, pasa por detrás y luego por fuera y llega a la parótida.
- Segundo: aquí se divide en sus dos ramas terminales:
  1. temporofacial: da ramas frontales, temporales, infraorbitarias y bucales superiores.
  2. cervicofacial: da ramos bucales inferiores, mentonianos y cervicales.

Distintas clasificaciones de parálisis facial

a. según el grado: *parcial o completa.*
b. según tipo de comienzo: *tardío o inmediato.*
c. según el sitio de lesión: *central o periférico*
d. según la etiología: *idiopático*, o por una *patología subyacente.*

Funciones del VII par craneal

Es responsable de la expresión fisonómica, que en lo volitivo está regida por la corteza cerebral, en lo emotivos por los ganglios basales e hipotálamo.

La acción del facial superior: involucra los músculos frontal, superciliar, y orbicular de los parpados. Están regidas por un núcleo que reciben fibras corticales de ambos hemisferios.

La acción del facial inferior: involucra músculos periorales. El núcleo que rige esta rama es solamente de inervación cortical unilateral.

Lesiones del nervio facial

Este nervio mixto puede ser lesionado en cualquier parte de su trayecto y *sufrir cambios anatomopatológicos* que se pueden describir en tres grados:

1. neuropraxia
2. axonotmesis
3. neurotmesis

El nervio trasporta fibras *motoras* y *sensoriales*, pero en sus núcleos de origen no tiene ningún centro sensitivo-sensorial.

La parálisis o paresia del VII par: depende de las características de lesiones en las *vías centrales* o su *trayecto periférico.*

Las parálisis centrales y/o supranucleares:

En general por *lesión del haz geniculado* a nivel de la capsula interna, o neurona motora superior afectan en forma desigual a la motilidad facial, manifestándose más notoriamente en el territorio del facial inferior (*núcleo de inervación cortical unilateral*) y con menor intensidad en el territorio del facial superior (*núcleo de inervación cortical de ambos hemisferios*). Es probable que el paciente pueda cerrar ambos ojos a la vez, pero no en forma aislada el ojo del lado paralizado.

Se observa una *hipermimica* con *sonrisa emocional exagerada.*

Esto no ocurre en la sonrisa volitiva.

Este tipo de disociaciones son características de la parálisis del VII par de origen central.

La parálisis periférica

Por lesión da la neurona motora inferior determina una asimetría facial.

El lado parético presenta;

- lagoftalmos (ojo permanentemente abierto)
- flacidez de la mejilla.
- surco nasogeniano y pliegues frontales borrados.
- comisura labial descendida
- motilidad voluntaria abolida:

Imposibilidad de fruncir el ceño, sonreír o silbar.

Al intentar cerrar los ojos el globo ocular se eleva, quedando la córnea cubierta por el parpado superior lo que se conoce como signo de Bell.

Los reflejos superciliares, nasopalpebral y corneopalpebral abolido del lado afectado.

En la parálisis periférica del facial se afectan al mismo tiempo el facial superior y el inferior, al igual que la motilidad volitiva y la emocional.

La clasificación según la localización de la lesión, puede sintetizarse en;

A-parálisis facial supranucleares

Se debe a compromiso supranucleares de vías piramidales descendentes cortico-protuberanciales, por lesiones vasculares, tumores, procesos inflamatorios o degenerativos.

Clínicamente consiste en:

Parálisis de músculos faciales inferiores contralaterales al lado de la lesión que reciben fibras solamente cruzadas. Mientras que los músculos superiores están indemnes, pues reciben fibras directas y cruzadas.

Suelen ser normales los movimientos involuntarios

- reflejo de parpadeo y emocionales.
- reflejo estapediano.

Ya que dependen de vías extrapiramidales.

El músculo orbicular de los labios puede no estar afectado, puesto que recibe fibras prestadas del núcleo del XII par.

El gusto, salivación y lagrimeo están respetados.

B-Parálisis facial nucleares

Habitualmente obedecen a las mismas etiologías que la parálisis supranucleares. Actúan sobre *núcleos* del *tercio inferior de la protuberancia.*

Clínicamente dan: parálisis de todos los músculos de la hemicara del lado de la lesión. Están afectados los movimientos voluntarios, como los involuntarios (reflejo del parpadeo) y los emocionales.

El músculo orbicular de los labios suele estar respetado ya que recibe fibras prestadas del núcleo del XII par. El gusto, el lagrimeo y salivación son normales ya que dependen de otros núcleos protuberanciales. Suele faltar el reflejo estapediano, que depende de neuronas del núcleo motor del facial

Suele estar comprometido el VI par por la proximidad anatómica con el núcleo motor VII par.

C-Parálisis facial infranucleares, se puede clasificar en cinco subgrupos, según esta forma de evaluación

1- parálisis facial suprageniculado Lesiones pueden estar en:

- Ángulo pontocerebeloso (neurinoma del VIII par, meningioma)
- próximo al ganglio geniculado.
- Conducto auditivo interno (por neurinoma del VIII par, colesteatoma, fractura del peñasco).
- primera porción del acueducto de Falopio (parálisis de Bell, colesteatoma, fractura del peñasco).

Clínicamente presenta

- Parálisis de todos los músculos de la hemicara que afectan los movimientos voluntarios, involuntarios y emocionales.
- compromete: orbicular de los labios, el reflejo estapediano, la salivación y lagrimeo.
- el gusto puede no estar afectado porque las fibras son conducidas por el *intermediano de Wrisberg* a ese nivel forma un tronco nervioso separado del VII par.

2- parálisis facial supraestapediano.

La lesión se ubica por encima de la rama del músculo del estribo y por debajo del ganglio geniculado.

Vale decir que asienta en la *segunda porción del acueducto de Falopio*. En esta zona es común la *dehiscencia* de la pared ósea del conducto, de *otitis media* crónica o aguda.

Clínicamente es igual a la suprageniculado

- Excepto que el *gusto está afectado* (las fibras corren con el tronco del facial)
- El *lagrimeo está respetado* (las fibras abandonan el tronco del facial a la altura del *ganglio geniculado* con el *nervio petroso* superficial mayor)

3- parálisis del nervio facial infraestapedio

La *lesión* se ubica en la *tercera porción* del acueducto de Falopio *entre* el *origen* del *nervio del músculo del estribo* y de la *cuerda del tímpano* y puede originarse por colesteatoma o fractura del peñasco.

Clínicamente es igual a la supra estapedio

Pero esta *presenta el reflejo estapediano* porque la *lesión está por debajo del nervio del músculo del estribo* por lo que no hay hiperacusia.

4- parálisis facial infracordal:

La *lesión* se ubica en *tercio inferior* de la *tercer porción del acueducto de Falopio*, entre el origen de la *cuerda del tímpano* y el *agujero estilomastoideo.*

Clínicamente es igual a la infraestapedia, pero el *gusto* y la *salivación* están *respetados*, puesto que estas fibras van por la cuerda del tímpano.

5- parálisis facial extratemporal.

La lesión asienta *distal* al *agujero estilomastoideo.*

- la causa puede ser por *tumores de parótidas* o lesiones quirúrgicas
- la lesión puede asentar:
    - En el *tronco principal del facial* que dará parálisis total de hemicara.
    - Algunas de sus ramas periféricas que afectan músculos de la rama comprometida.

IV) ASTENOPIAS O CANSANCIO VISUAL

El estudio de las astenopias o cansancio visual, nos permitirá comprender las causas y el mecanismo de producción de un importante síndrome clínico: los dolores de cabeza de origen ocular o cefalalgias funcionales.

Las astenopias comprenden un conjunto de síntomas clínicos que caracterizan al funcionamiento anormal del aparato motriz o sensorial de la visión binocular, que origina agotamiento o fatiga del ojo.

Formas clínicas: según el origen del cansancio visual, se distinguen tres formas clínicas de astenopias; ciliar, muscular y retiniana.

Las dos primeras se encuentran a menudo asociadas, y en determinados casos las tres formas pueden encontrarse en un mismo enfermo.

1º **Astenopia ciliar.** Llamada también astenopenia acomodativa, es la consecuencia del cansancio o fatiga del músculo ciliar.

2º **Astenopia muscular.** La astenopia es producida por el agotamiento o fatiga de los músculos extrínsecos del Ojo, causantes de un desequilibrio motriz estático o dinámico del aparato ocular.

3º **Astenopias retinianas:** Es provocada por un rápido agotamiento o fatiga de los elementos nerviosos retinianos, cuando el aparato ocular es sometido en condiciones normales a un trabajo visual cualquiera.

Síntomas generales de las astenopias. El dolor de cabeza o cefalalgias, es el síntoma más constante en las tres variedades de astenopias; de ahí; la importancia del examen detenido del aparato ocular, en funciones motrices y sensoriales, en todo caso de cefalalgias, cuyo origen no sea establecido por el examen clínico general.

La observación clínica, demuestra a diario que las cefalalgias, en su inmensa mayoría, son provocadas por vicios de refracción y muy a menudo por desequilibrios funcionales de la estática y dinámica ocular, cuando no por astenopias retinianas.

El dolor, es el síntoma más constante en las astenopias oculares, encontrándose localizado en el ojo mismo, en las orbitas, o bien ya extendido a todo el cráneo.

a) Sobre los ojos, el enfermo acusa la sensación de tensión dolorosa, hacerse intolerable, más o menos intensa, exagerándose hasta hacerse intolerable durante el trabajo visual. Puede el dolor ser agudo en un ojo, y propagarse en forma neurálgica muchas horas después que el trabajo visual ha cesado. El carácter y la violencia particular de estos dolores son muy variables, según los enfermos.

b) El dolor orbitario; en particular, en el reborde supraorbitario, es el síntoma casi constante de las astenopias oculares.

La sensación dolorosa se encuentra localizada a menudo profundamente hacia el fondo de ambas orbitas, propagándose hacia la parte anterior en el trayecto de los nervios frontales y maxilares.

c) Los dolores de cabeza de origen ocular, según los sujetos, varían considerablemente en intensidad, sitio y carácter. Se inician o exageran con el trabajo visual, y pueden adquirir la intensidad de una violenta o intolerable cefalalgia frontal, que obligue al enfermo a abandonar todo trabajo. A veces el dolor se inicia en el espacio comprendido entre la Zona superior del cráneo y hasta la región posterior u occipital.

La cefalalgia frontal, acompañada de dolores en la región occipital, toma a veces el carácter de hemicránea.

Es difícil establecer una regla respecto al sitio del dolor en cefalalgias de origen ocular. En ocasiones, el dolor es profundo y mal delimitado, en cambio en otras, ocupa un sitio constante en la superficie del cuero cabelludo. El dolor es comparado por algunos enfermos, a la compresión de las paredes craneales por un cinto de hierro; otros enfermos acusan la sensación de golpes de martillo, en la región occipital o parietal, y nada tan variable como carácter e intensidad.

Las jaquecas de origen ocular se observan generalmente en sujetos jóvenes y son más comunes entre 10 y 30 años, aunque con menos frecuencia pueden observarse hacia los 40. Después de esta edad, los síntomas dolorosos son menos intensos. Es natural que una ametropía no corregida o un desequilibrio estático del aparato ocular, provocará siempre perturbaciones de diversa intensidad en alguna edad de la vida.

d) Los mareos y vértigos pueden manifestarse solo o acompañados a los dolores cefálicos en sujetos astenópicos.

La insuficiencia de la convergencia puede ser causa de cefalalgia por que exige una tensión exagerada de los músculos rectos internos durante el trabajo visual sobre objetos pequeños y aproximados (lectura, escritura, etc.), los rectos debilitados no son capaces de resistir una convergencia prolongada, se relajan bruscamente, junto con la acomodación, al mismo tiempo el enfermo ve doble (diplopía) y se le borran o nublan los caracteres de importancia y objetos próximos. Estos síntomas se repiten cada vez con más frecuencia durante el trabajo visual, hasta hacer imposible la lectura o escritura y provocar en el enfermo un estado vertiginoso acompañado de náuseas y hasta vómitos.

e) Las astenopias oculares son capaces de poner de manifiesto ciertas perturbaciones en sujetos predispuestos. No dependiendo la estática o los movimientos del globo de la fuerza muscular, sino más de la energía nerviosa central, el cansancio o agotamiento que sobre ésta se manifiesta en los astenópicos no corregidos, puede poner de manifiesto ciertas neurosis existentes al estado larvado, como la epilepsia y la corea. La exacta corrección óptica de las insuficiencias y ametropías focales en esta clase de enfermos, produce mejorías inesperables.

En los neurasténicos, y en general en sujetos de equilibrio nervioso inestable la corrección de los defectos oculares produce a menudo la curación.

f) Los esfuerzos musculares constantes a que se ven obligados esta clase de paciente durante la acomodación y convergencia, tiene como consecuencia, al mismo tiempo un aumento de la energía nerviosa funcional, un aumento también de la circulación sanguínea de vecindad.

La cefalalgia y el insomnio, que sufren algunos astenópicos, se explica por hiperemia cerebral que viene acompañada de perturbaciones circulatorias congestivas de los ojos y párpados.

g) Las mismas perturbaciones circulatorias se observan en la conjuntiva y párpados. Disturbios funcionales persistentes terminan con el tiempo por reproducir verdaderos cambios orgánicos en la mucosa conjuntival y párpados.

El catarro crónico conjuntival, con formación de papilas y folículos, se observa casi siempre en los amétropes no corregidos. Estos catarros mantienen y exageran considerablemente la irritabilidad de los ojos. Son rebeldes a todo tratamiento hecho con colirios o pomadas, y ceden en muy poco tiempo cuando se corrige ópticamente el vicio de refracción que los genera.

h) Las blefaritis, en sus diversas formas clínicas, en esta clase de pacientes tienen también el mismo origen que la conjuntivitis crónica.

El estado congestivo crónico de las membranas externas del ojo, existentes en los astenópicos, constituyen un terreno apropiado para el desarrollo microbiano. Por lo cual, es común observar en estos enfermos orzuelos a repetición, quistes, chalazión, etc .

V) ASTIGMATISMO

Se denomina astigmatismo cuando los rayos paralelos que inciden en el ojo no son refractados igualmente por todos los meridianos. La imagen está distorsionada debido a que los rayos son refractados de diferente manera por los meridianos corneales. Esto impide la formación de un foco único de la imagen, generando un fenómeno de distorsión. La cornea es normalmente esférica, como el lomo de una cuchara. Es decir, que existe, un meridiano más curvo y un meridiano más plano. Sin embargo, cuando la diferencia entre las curvaturas de estos meridianos es más notable, aparece el astigmatismo.

Cuando en el astigmatismo el meridiano horizontal, o cercano al horizontal, es de menor curvatura, se lo denomina a favor de la regla. Como indica su nombre, es el más frecuente.

Si, en cambio, el meridiano vertical, o cercano al vertical, es el de menor curvatura, se llama astigmatismo contra la regla. Se llama astigmatismo oblicuo a aquel cuyos meridianos principales se encuentran a más de 20º del Vertical o del horizontal.

Síntomas en el astigmatismo

El paciente con astigmatismo ve una imagen distorsionada, precisamente porque los rayos son refractados de forma diferente por los meridianos principales. En los astigmatismos puede existir una disminución de la agudeza visual que no se correlaciona necesariamente con el monto del astigmatismo. La agudeza visual de cada paciente varía según los mecanismos de compensación que ponga en juego ese paciente.

El síntoma cardinal del astigmatismo es el cansancio visual, debido al esfuerzo constante por mantener la imagen de menor difusión en el plano retinal. Por lo general los pacientes con astigmatismo hipermetrópico leve pueden mejorar el cuadro gracias al esfuerzo de la acomodaci6n. En cambio, en los astigmatismo miópico elevados, aparecen otros mecanismos compensadores, como el guiño.

El guiño es un buscador de efecto estenopeico que permite disminuir las aberraciones del vicio refractivo.

VI) QUERATOCONJUNTIVITIS SECA "QCS" U "OIO SECO"

El ojo seco consiste en la *alteración* del *volumen o de la función* de las lágrimas, y existe un *déficit en la producción* de la película de lágrima estable y que lleva a originar enfermedad de la superficie ocular.

Para mejor interpretación de la patología vale hacer una descripción de la conjuntiva, anatomía del parpado, aparato lagrimal y la fisiología, además de componentes de la película lagrimal.

Conjuntiva

La conjuntiva es una mucosa delgada y trasparente. Reviste la superficie interna de los párpados y también la porción anterior de la esclera.

Se divide en tres Sectores:

1. conjuntiva palpebral o tarsal, recubre el tarso
2. conjuntiva del fornix o fondo de saco
3. conjuntiva bulbar que recubre la esclera.

En el canto interno del parpado hay dos estructuras especializadas, la carúncula y el pliego semilunar.

La carúncula: formación ovoidea rosada, situada en ángulo medial del ojo. Tiene glándulas lagrimales accesorias.

El pliegue semilunar: es un repliegue de la conjuntiva, con un borde convexo hacia el lado externo. La función es permitir dirigir la mirada hacia el lado externo.

Anatomía del parpado

Tiene una:

Capa superficial: cutaneanuscular.

Capa profunda: tarso conjuntival o fibrosa.

1) capa superficial cutáneo-muscular formada por

- La piel del parpado (muy fina)
- Tejido subcutáneo laxo)
- Debajo músculo orbicular, es estriado e inervado por el VII par.

El músculo orbicular tiene la función de *cerrar* los parpados voluntariamente y el *reflejo trigémino facial* hace que el reflejo sea desencadenado por sequedad corneana y permite mantener el film precorneal bien distribuido.

Otra función importante del músculo orbicular es:

- Contribuir a la *circulación de las lágrimas.*
- Cuando se contrae el músculo orbicular contribuye a la circulación de las lágrimas.
- Cuando se contrae, una inserción medial tracciona la pared del saco lagrimal por intermedio de la *fascia lagrimal, aumentando la presión negativa* en él, contribuyendo de esta manera a la circulación de las lágrimas que van desde el film precorneal a los puntos lagrimales.
- Luego las lágrimas siguen por los canalículos, el saco lagrimal, el conducto lacrimonasal y por último fosas nasales.

2) Capa tarso conjuntival o fibrosa.

Formada por la Lámina fibrosa

En la periferia es el septum orbitario que se inserta en el reborde orbitario. En el centro los tarsos superior e inferior

El tarso superior es más grande que el inferior

Dentro del tarso están las glándulas de Meibomio, glándulas sebáceas modificadas.

Músculos en relación con la capa tarso conjuntival

1) elevador del parpado superior

Se inserta en el parpado superior, es un músculo estriado potente que es el elevador del parpado.

Su inserción proximal es el vértice de la órbita, ala menor del esfenoides, por encima del canal óptico, recorriendo la órbita hacia adelante e insertándose en forma de aponeurosis.

La *aponeurosis atraviesa* el *septum orbitario* y se inserta en la *cara anterior del tarso*, algunas fibras se insertan en la *piel* y son responsables del surco palpebral (surco horizontal en el parpado superior). También divide la glándula lagrimal en una porción pequeña palpebral y otra más grande, orbitaria.

Desde la *parte inferior de la aponeurosis* sale un musculo liso, músculo de *Müller* en la parte superior del tarso.

2) inervación: el elevador del parpado está inervado por la *rama superior del III par* y el *músculo de Müller* por el *simpático.*

3) marguen palpebral.

Sobre el borde libre está el *tubérculo lagrimal* que divide al borde libre en dos porciones

a) interna medial o lagrimal (carente de pestañas) en cuyo espesor se encuentran las vías de drenaje, punto lagrimal y canalículo.
b) la externa donde se pueden distinguir de adelante hacia atrás tres estructuras alineadas.

4) línea de las pestañas: Nacen en dos o tres líneas

- Las del parpado superior más largas y numerosas.
- En los folículos pilosos; desembocan glándulas sebáceas denominadas de Zeeis.
- Entre los folículos existen las glándulas sudoríparas modificadas de Moll.

5) línea gris: hacia atrás del nacimiento de las pestañas, es importante porque marca la división entre

- la parte anterior cutánea orbicular del párpado.
- la profunda, tarso conjuntival.

6) línea de desembocadura de la glándula de Meibomio: se ven como pequeños orificios en el borde posterior del margen palpebral.

7) inervación:

- *inervación motora:*

El orbicular por el VII par

El elevador del parpado por III par

- *inervación del músculo de Müller:*

Está dada por el simpático cervica l

- *inervación sensitiva del parpado superior:*

Por el nervio oftálmico, rama lagrimal, frontal y nasal.

- *inervación del parpado inferior:*

Por el nervio maxilar superior con su rama infraorbitaria y cigomática. *Glándulas de la conjuntiva:*

El epitelio de la conjuntiva tiene numerosas células caliciformes que producen la *capa mucosa* de la película lagrimal.

En el corión están las glándulas lagrimales accesorias. En los fondos de saco están las glándulas de *krausse.*

Cerca del margen superior del tarso, las de *Wolfrina* son responsables de la secreción acuosa basal (forman la capa accesoria del film precorneal).

Aparato lagrimal

El aparato lagrimal humecta el epitelio corneal para permitir su función, lubrica la interfase (parpado- cornea-conjuntival). Permitiendo el desplazamiento de los parpados. Además segregan sustancias que protegen la superficie ocular de infecciones.

El aparato lagrimal consta de:

1. una parte secretora formada por:
    - Glándula lagrimal principal y accesoria (*Wolfrina, Krause*)
    - Glándulas sebáceas (*Meibomio* y *Zeiss*)
    - sudoríparas (*de Moll*)
2. una parte excretoria formada por:
    - los canalículos lagrimales, el saco lagrimal y conducto nasolagrimal

Glándula lagrimal principal

Tiene dos partes (orbitaria y palpebral) rodeada por la aponeurosis del músculo elevador del parpado. La *orbitaria* está en La fosa lagrimal del hueso frontal. La *palpebral* se relaciona con el fornix conjuntival.

Tiene una *inervación parasimpática* que proviene del núcleo lagrimal del VII par, hace sinapsis en el *ganglio esfenopalatino* y alcanza la glándula lagrimal por el *nervio lingual.*

La *inervación simpática* proviene del *ganglio cervical superior*

Puntos y canalículos lagrimales:

a) Los puntos lagrimales son dos pequeños orificios, situados en el ápex de una protuberancia que es la papila en parte interna del borde libre del parpado.

b) Los canalículos lagrimales, son dos estructuras tubulares, una inferior, y otra superior. Con una parte vertical de 2 mm y otra horizontal de 8 mm que desembocan en el saco lagrimal.

El saco lagrimal

Situado en fosa lagrimal, formado por (hueso maxilar superior, y el hueso lagrimal) se conecta con el conducto lagrimal que desemboca en el meato inferior.

Componentes de la película lagrimal

Comprende tres capas

1. una de lípidos.
2. la capa acuosa.
3. la capa de mucina.

La película lagrimal se extiende mecánicamente sobre la superficie ocular por un mecanismo de parpadeos que es controlado neurológicamente

El mantener esta superficie en forma funcional depende de tres factores como son:

1. reflejo fisiológico del parpadeo
2. contacto entre la superficie ocular externa y los parpados.
3. epitelio corneal normal.

En lo que se refiere a las capas que forman la película lagrimal, éstas comprenden:

a) capa lipídica externa: está formada por fosfolípidos adyacentes a la fase acuosa-mucina, conteniendo además esteres de colesterol y triglicéridos. Contribuye a la viscosidad de las lágrimas. Funcionalmente evita la evaporación de la capa acuosa y mantiene el grosor de la película lagrimal. También actúa como surfactante permitiendo la extensión de la película lagrimal. La deficiencia produce ojo seco evaporativo.

b) Capa acuosa media: la producción de las lágrimas depende de las glándulas lagrimales accesorias de Krause y Wolfring.

   La secreción tiene un componente basal (reposo) y otro reflejo. Este último se produce como reflejo, y puede ser por:

   - *Estimulación sensorial conjuntival y corneal, rotura lagrimal o inflamación ocular.*
   - Mediado por el *quinto par craneal.* La secreción se reduce con anestesia tópica y durante el sueño.

   Esta capa está formada por: agua, electrolitos, mucina y proteínas disueltas. También citocinas e interleuquinas proinflamatorias que se acumulan durante el sueño, cuando se reduce la producción de lágrimas. Esta capa tiene como función el suministrar oxigeno atmosférico al epitelio corneal, además de función antimicrobiana por la presencia de proteínas como Ig A y lisozima. También elimina desechos y acúmulos nocivos, además permite el paso de leucocitos después de una lesión.

   Otra función es dar una superficie óptica lisa a la cornea, al anular irregularidades mínimas de la superficie corneal anterior.

c) Capa mucinica interna: las mucinas son glucoproteinas que pueden ser trasmembranas o secretadas y pueden ser formadoras de gel o solubles. Son producidas por células caliciformes conjuntivales y además por glándulas lagrimales.

Las células epiteliales superficiales de la Cornea y de la conjuntiva producen mucina trasmembranas que forman el glicocalix.

La tinción epitelial con rosa de Bengala indica que la capa de mucina transmembrana y de gel está ausente y que la superficie ocular está expuesta.

La lesión de las células epiteliales impide la adherencia normal de la película de lágrimas.

Esta capa tiene como función la humedificación al convertir el epitelio corneal de una superficie hidrofóbica a otra hidrofilica con lo que aparece una acción lubricante.

Regulación de los componentes de la película de lágrimas

Se considera que en un 80% de los pacientes con queratoconjuntivitis seca (QCS) presentan:

- una inflamación de las conjuntivas y de las glándulas accesorias, que pueden ser causa y la consecuencia del ojo seco. La hiperosmolaridad de las lágrimas también es un mecanismo de enfermedad, con lesión de las células epiteliales.

Causas de Queratoconjuntivitis.

1. hiposecreción primaria relacionada con la edad.
2. destrucción del tejido lagrimal.
    - tumor.
    - inflamación (por ej. seudotumor o sarcoidosis).
3. ausencia o reducción de tejido de la glándula lagrimal.
    - extirpación quirúrgica.
    - raramente congénita.
4. cicatrización conjuntival con conductos de la glándula lagrimal.
    - Quemadura química.
    - penfigoide ocular cicatricial.
    - Síndrome de Stevens-Johnson.
    - antiguo tracoma.
5. Lesiones neurológicas con pérdida de reflejo sensorial o motor.
    - Disautonomia familiar (síndrome de Riley Day).
    - Enfermedad de Parkinson.
    - Una sensación reducida también puede contribuir al ojo seco después de cirugía refractiva y de llevar lentes de contacto.
6. Deficiencia de vitamina K

Causa de Queratoconjuntivitis evaporativa.

1. Disfunción de las glándulas de Meibomio
    - Blefaritis posterior.

- Rosácea.
- Queratoconjuntivitis atópica.
- Ausencia congénita de las glándulas de Meibomio.

2. Lagoftalmos.
   - proptosis grave
   - Parálisis del nervio facial.
   - Cicatrización del parpado.
   - Después de blefaroplastia
3. Otras
   - Llevar lentes de contacto
   - Factores ambientales, como el aire acondicionado.

Cuadro clínico

Sintomatologia

Sensación de sequedad conjuntival, de arenilla y quemazón que se incrementa durante el día. También puede haber secreción fibrosa, visión borrosa transitoria, enrojecimiento y costras en parpados.

Los síntomas se incrementan cuando aumenta la evaporación lagrimal por aire acondicionado, viento, calefacción central, lectura prolongada, cuando se reduce la frecuencia del parpadeo.

Signos

a) puede existir signos tales como: blefaritis posterior y disfunción de las glándulas de Meibomio. La conjuntiva puede mostrar queratización leve y enrojecimiento
b) película de lágrimas:
   - en ojo normal: a medida que se rompe la película de lágrimas, la capa de mucina se contamina con lípidos, pero se elimina.
   - en el ojo seco: la mucina contaminada con lípidos, se acumula en la película lagrimal a medida que las partículas y los desechos se mueven con cada parpadeo.
   - el menisco lagrimal marginal, es una medida simple de volumen acuoso en la película lagrimal. Esa película normalmente es de 1 mm de altura.
   - En el ojo seco el menisco lagrimal es más delgado o ausente.

Cornea

- Erosiones epiteliales puntiformes que se tiñen con colorante, afectan a la córnea interpalpebral inferior. Es sensible al rosa de Bengala o verde lisamina.

- Los filamentos constan de hebras de moco revestidas de epitelio unido a un extremo de la superficie corneal, que se tiñen bien con rosa de Bengala.
- Las placas de moco constan de lesiones semitransparentes, de color blanco o gris, ligeramente elevada. Están formadas por moco, células epiteliales y material proteico y lípidos.

Complicaciones

Casos graves pueden aparecen neovascularización corneal superficial periférica, desestructuración epitelial, lisis estromal y queratitis bacteriana.

Pruebas especiales:

Las pruebas miden los siguientes parámetros:

- estabilidad de la película lagrimal (tiempo de ruptura).
- producción de lágrimas (Shirmer, eliminación de fluoresceína y osmolaridad de las lágrimas) .
- enfermedad de la superficie ocular (tinciones y citologia de impresión) *Prueba de Shirmer:*

Es una evaluación de la producción de lágrimas acuosas.

Se realiza midiendo la humedad en un papel de filtro (Whatman). Si se hace con instilación previa de un anestésico, secreción basal.

Si se hace sin anestésico y con estimulación nasal, secreción basal y refleja máxima.

La prueba consiste en:

1) Se secan las lágrimas excedentes del Ojo.
2) El papel de filtro se dobla 5 mm en un extremo y se inserta en la unión entre los tercios medio y externo del parpado inferior procurando no tocar la córnea ni las pestañas.
3) El paciente debe mantener los ojos suavemente cerrados, aunque puede parpadear.
4) Después de 5 minutos el papel de filtro se retira y mide la cantidad de papel húmedo.
5) Se considera normal menos de 10 mm de papel humedecido después de 5 minutos sin anestesia y menos de 6 mm con anestesia.

Tinción de la superficie ocular

1) Fluoresceína: tiñe el epitelio corneal y conjuntival, cuando existe una lesión superficial para permitir la entrada del colorante en los tejidos.
2) El rosa de Bengala: es un colorante con afinidad por las células epiteliales muertas o desvitalizadas que no tienen capa mucosa o ésta se encuentra alterada.

Los filamentos y las placas corneales se muestran más claramente con el colorante.

VII) Movimientos conjugados

Son el movimiento de ambos globos oculares en un mismo sentido.

Este permite que los rayos luminosos proveniente de un objeto observado, estimulen al mismo tiempo a puntos homólogos de ambas retinas (ejemplo ambas maculas), estos puntos homólogos se denominan *puntos correspondientes* y tienen la característica neurofisiológica de representar en nuestro cerebro el mismo lugar del espacio exterior, lo que permite que cada una de las imágenes del objeto enviado al cerebro por cada ojo sean allí fusionadas en una sola. Vale decir que al cerebro llegan enviadas por ambos ojos dos imágenes del mismo objeto, que al ser fusionadas permite tener la representación cortical de una sola imagen tridimensional, es la llamada *visión tridimensional.*

En la *parálisis* de algún *músculo ocular*, los movimientos conjugados no se producen correctamente.

El objeto observado estimulará la mácula de un ojo y un punto más o menos cercano a la mácula del otro ojo, por altercación de la posición de los globos oculares que producen defecto de los movimientos conjugados. Vale decir que al estimularse con el mismo objeto puntos no correspondientes en ambas retinas, el cerebro no podrá fusionar sus imágenes y el objeto será percibido como "doble", percepción conocida como diplopía.

Esto se debe a la pérdida del paralelismo en la mirada que se denomina estrabismo y que se origina por la parálisis o paresia de un músculo que actúa en la motricidad ocular extrínseca. Lo explicado causa la diplopía. Esta aumenta con la mirada hacia el sentido del musculo parético. *La lesión del nervio puede ser central o periférico* y ser originada por golpe frontal con pérdida de conocimiento o en traumatismo craneoencefálico que den hemorragias graves o edema cerebral.

VIII) Visión binocular

La visión binocular normal es el resultado de un complejo mecanismos *motor, sensitivo y psíquico*:

Cuando una persona normal mira un punto a la distancia, si bien sus ojos convergen hacia él (visión binocular), los *ejes de la mirada* de sus dos ojos son *casi paralelos.*

Los *campos visuales de cada ojo* (proyección espacial del fondo de ojo), se superponen en el hombre en la mayor parte de su superficie. Los *puntos de fijación* (mácula) se corresponden y lo mismo los demás puntos de cada retina. Así un *punto de la retina nasal* del ojo derecho, se corresponde con otro de la retina temporal del ojo izquierdo. La *exacta correlación* de los "puntos correspondientes" nos explica la *unidad funcional de ambos ojos.* La pequeña diferencia de las imágenes captadas por cada ojo *establecen la disparidad fisiológica de cada retina.* Los mecanismos superiores psicosensoriales de fusión de esas imágenes, semejantes pero no idénticas, permiten la *visión de relieve o estereopsis.*

Para visión binocular, aparte de la integridad anatómica y funcional de cada aparato ocular como elemento óptico y sensorial, se requiere la perfecta armonía de correlación de ambos ojos, para que la parte sensorial binocular se efectúe perfectamente deberá coordinarse bien la parte motora. Las teorías sobre las causa del estrabismo han fluctuado en el tiempo entre la preponderancia de uno de estos factores (motor o sensorial) como causa primaria.

IX) Análisis de las complicaciones oftalmológicas del SDRC

Se preguntaran al leer este trabajo ¿Cómo se pueden dar sintomatología oftalmológica en un esguince de tobillo complicado con SDRC? y también me pregunto y cabe hacerse otra pregunta ¿Cómo surge este diagnóstico?

I- Este segundo punto:

Nace al estudiar el *sistema nervioso neurovegetativo*, el que se encuentra comprometido en el SDRC.

A) El *sistema simpático* a nivel del aparato visual produce:

- dilatación de la pupila (midriasis).
- aumento de la apertura palpebral
- perdida de la acomodación.

A nivel de glándulas lagrimales, produce vasoconstricción de esas estructuras y disminución de la secreción, mientras que en las glándulas salivales da una saliva gruesa, viscosa y escasa.

B) El *sistema parasimpático:* produce aumento de la secreción y vasodilatación de estas glándulas donde la saliva es más abundantes y delgada.

Todo lo detallado, en el presente trabajo sobre las complicaciones oftalmológica, en la mayoría de los pacientes con el SDRC, llevó a indagar en los pacientes sobre repercusión en dicho sistema, llamando la atención al preguntarles cómo se encontraba la visión y es cuando refieren, que después del accidente tienen visión borrosa y que les cuesta observar las letras chicas en las palabras, que tienen que esforzarse para lograrlo, a esto se les agrega la sensación como que se les corre en forma horizontal, o bien que notan cansancio visual, donde también le molesta la luz artificial intensa y el sol, (fotofobia) que se interpreta por trastornos de la acomodación, mientras que en algunos pacientes les dificultan el subir o bajar escaleras o suelen manifestar al caminar la sensación de hacerlo sobre terreno irregular o desnivelado. Esto se debe a *paresia de músculos oculares extrínsecos* y de *otros factores neurológicos* a analizar.

I) El primer punto:

Es como más difícil de interpretar por la complejidad del SDRC y de cómo puede existir complicaciones Oftalmológicas a partir de una lesión tan distante en su inicio, como puede ser un esguince de tobillo.

También es llamativo que los pacientes suelen consultar a oftalmólogos por las molestias referidas y son medicados con colirios por la sequedad conjuntival y la necesidad del uso de anteojos para corregir los trastornos de la visión, lo que es atribuido por los médicos tratantes al astigmatismo que muchos pacientes padecen previamente.

Algunos de esos casos ya vienen usando anteojos y otros no, pero al interrogarlos tanto unos como otros manifiestan que la visión ha desmejorado después del accidente, una vez instalado el SDRC.

Al insistir en el interrogatorio sobre los cambios que han experimentado en su visión a partir de la afección que nos ocupa, prácticamente 90% en un total de 34 pacientes lo refieren.

Resulta llamativo que al interrogar al paciente y para no inducirlo sobre el cuadro, se les pregunta si tienen problemas de la visión y en forma espontánea lo primero que manifiestan es la visión borrosa y la dificultad para focalizar las letras chicas y palabras de cerca.

Es difícil interpretar el mecanismo o patogenia que puedan explicar cómo se produce el compromiso del sistema nervioso neurovegetativo y somático. Esto requiere una investigación profunda, en el Sistema Nervioso Autónomo y Somático Central como Periférico y principalmente de los pares craneales relacionados con el aparato visual: el nervio craneal II, III, IV, VI igualmente el nervio V, VII donde existe una íntima interacción y sin dejar de mencionar a nivel del SNC los núcleos de la base.

Sobre el compromiso oftalmológico del sistema neurovegetativo en el SDRC se hace un detalle a continuación:

1) *El simpático*: controla el músculo dilatador de la pupila y consta de tres neuronas.
   - La primera: se origina en el *hipotálamo* y desciende sin cruzar hasta el centro *cilioespinal de Budge* (entre C8 y T2)
   - La segunda neurona: llega a la *cadena simpática cervical* y asciende por esta al *ganglio superior.*
   - La tercera neurona: *junto con la carótida interna* entra en el cráneo y se *une a la porción oftálmica del nervio trigémino.*

   Las fibras simpáticas llegan al *cuerpo ciliar* y al *músculo dilatador* vía *nervio nasociliar* y *nervios ciliares largos.* La lesión de este sistema puede actuar en cualquiera de las tres neuronas, pero en las complicaciones oftálmicas de este cuadro es posible que sea la tercera neurona la comprometida.
2) *El parasimpático: controla el esfínter pupilar* que produce (miosis) y el *cuerpo ciliar* que determina la acomodación.

Este sistema consta de cuatro neuronas

- La primera: conecta la *retina* con el *núcleo pretectal* en el coliculo superior del mesencéfalo y mediado por los fotorreceptores.
- La segunda: conecta los *núcleos pretectales* con el *núcleo de Edinger- Westphal homo y contralateral* (lo que explica la respuesta consensual a la luz).
- La tercera: Conecta al *núcleo de Edinger-Westphal* con el *ganglio* ciliar junto con el III par. Las fibras parasimpáticas se ubican en la superficie superior del nervio de donde una compresión puede originar paresia del MOC, con afectación pupilar.
- La cuarta: sale del *ganglio ciliar* y atraviesa la esclera con los *nervios ciliares cortos* para llegar al *esfínter pupilar.*

La lesión de este sistema puede tener lugar en cualquier parte de su trayecto. Cuando el *compromiso* es del *esfínter pupilar y Cuerpo ciliar*, es más seguro sea en la cuarta neurona, aunque podría darse en la tercera, pero si la lesión es más intensa, *afecta los músculos oculares extrínsecos.*

Teniendo en cuenta lo que surge en las complicaciones oftalmológicas del SDRC ya detalladas, cabe hacer el diagnóstico diferencial con el cuadro clínico de *astenopía, ojo seco* y *astigmatismo* por lo cual se han detallado dichas patologías.

A los efectos de mejor interpretación de la participación del Sistema Nervioso Vegetativo (SNV), en las complicaciones oftalmológicas del Síndrome de Dolor Regional Complejo (SDRC) y teniendo en cuenta la importancia del mismo, es que sugiero la lectura del trabajo, sobre el caso clínico oftalmológico del Síndrome de Adie –llamado también Midriasis Tónica o Midriasis Semiparalítica-.

El trabajo referido se realizó en el mes de julio de 2015 y consistió en la historia clínica realizada a un paciente de sexo masculino de 36 años de edad, que sufrió lesión por sustancia química (acetato de etilo con tolueno) en su ojo derecho (ver historia clínica – Capítulo VI).

Manifestaciones clinicas oftalmologicas en el sindrome de dolor regional complejo "SDRC"

CAPITULO 5

En el presente libro se estudia el cuadro clínico del SDRC, donde estadísticamente de 34 pacientes afectados con esta patología, en un total de 15 casos presentaron sintomatología oftalmológica, vale decir el **44.11%**.

En cada una de las historias clínicas que se mencionan en el *capítulo uno*, se describe en el *examen oftalmológico* la existencia de síntomas y signos muy importantes por la repercusión funcional en los pacientes.

Teniendo en cuenta la complejidad de los mismos y para mejor interpretación es que cabe referirse al estudio de la fisiopatología donde los síntomas y signos están presentes en el SDRC también están en patologías del **quiasma óptico, vías visuales retroquiasmáticas y estrabismo**, tales como:

1- Dificultad en la visión de cerca, diplopía, visión borrosa y otras.

2- La presencia de ojo seco "QCS".

3- Otro punto a considerar es la participación del Sistema Nervioso Vegetativo, tanto el parasimpático como el simpático y su acción a nivel de la secreción salival y lagrimal.

En primer término se hará referencia a las 15 historias clínicas con manifestaciones oftalmológicas.

Caso Nº4: Examen oftalmológico: en ojo izquierdo, la paciente refiere disminución de la visión cercana, sensación de ardor y molestias como si hubiera arenilla en conjuntivas, con dolor del ojo y visión borrosa a la lectura, molestias a la luz solar e igualmente a la artificial intensa.

Caso Nº 5: Respecto al aparato visual: si bien la paciente usa anteojos por presentar miopía, después del accidente ha notado disminución de la visión y lagrimeo del ojo derecho. Refiere que al iniciar una lectura ve una línea negra y después de unos segundos comienza a leer con mayor claridad las letras.

Caso Nº7: *Aparato de la visión:* después de ocurrido el accidente ha notado con frecuencia visión borrosa, malestar de conjuntivas y disminución de la visión de cerca y de lejos. Se le indicó la consulta con médico oftalmólogo, quien le prescribió el uso de anteojos y a partir del mes de Junio de 2015 ha disminuido la dificultad para la lectura, con disminución de la visión borrosa, pero persiste con malestar conjuntival, con ardor, sensación de arenilla y sequedad de conjuntivas, que le lleva a refregarse presionando sobre los párpados, Suele referir sensación de tener una película sobre la superficie anterior del ojo. También dice tener con frecuencia cefalea sobre región frontal izquierda, de zona periocular y retroocular, donde además la presión digital sobre ambos ojos a través de los parpados, evidencia más sensibilidad en el izquierdo.

Caso Nº 8: *Examen oftalmológico:* según la paciente, después del accidente ha notado dificultad para la visión de cerca, le cuesta la lectura de palabras con letras chicas, además con sensación de tener disminución lagrimal en ojo izquierdo y molestias como ardor. Los reflejos fotomotor y consensual son normales, al igual que los movimientos oculares.

Caso Nº14: La paciente tiene sensación de arenilla en conjuntivas de ojo derecho y enrojecimiento de la misma, la visión borrosa al mirar de cerca, sensación de movimiento de las letras al mirar un texto, como que se deslizan de forma horizontal. La visión con el ojo izquierdo es aisladamente mejor que la del ojo derecho y que la visión binocular. Presenta paresia de músculos extraoculares que se observa al solicitarle hacer movimientos de los ojos.

Caso Nº 15: *Examen oftalmológico:* según la paciente, después del accidente ha notado dificultad para la visión de cerca, le cuesta la lectura de palabras con letras chicas además, con sensación de tener disminución lagrimal en ojo izquierdo y molestias, como ardor. Los reflejos fotomotor y consensual son normales. Impresiona disminución de la convergencia del ojo izquierdo al aproximar un objeto (en este caso el dedo índice), con paresia de músculos extraoculares. Además disfunción de sistema vegetativo (parasimpático) con repercusión en la acomodación y paresia de músculos extrínsecos, cuya inervación llega en la cavidad orbitaria por el tercer par craneal.

Caso Nº 17: *Aparato de la visión:* Manifiesta que al iniciar una lectura como que las letras van aumentando de tamaño, pero igual las ve con dificultad. Esto ocurre con la visión binocular y en la mirada con el ojo derecho. En algunos momentos dice que tiene la sensación que las palabras de un renglón se juntan, formando una franja como hecha por un fibrón o subrayado y a veces como que las letras se corren en forma horizontal. Cuando fija mucho la vista para leer o ver TV, la visión se hace borrosa, con malestar de conjuntivas y sensación de tener arenilla, o una lámina o película sobre la superficie del ojo. El ojo derecho le lagrimea más que el izquierdo, en este la prueba de Schirmer humedece menos la cinta de papel. El reflejo fotomotor a la luz es irregular, como que se contrae y dilata a repetición al estimular el ojo con la luz.

Caso Nº 19: Visión doble al aproximar el dedo del observador. A 20 cm se pierde la convergencia. También se aprecia al examen ligero aumento de la desviación interna del ojo derecho que se interpreta por paresia del recto externo de ese ojo. Párpado superior del ojo derecho levemente caído (ptosis). Al presionar ambos ojos sobre el párpado superior, es más sensible el derecho. La lectura después de unos 30 minutos le produce cansancio visual debiendo descansar unos minutos para retomar la misma, igual situación sucede cuando ve televisión.

Caso Nº 22: *Examen oftalmológico:* El mismo consiste en *visión borrosa* que se advierte en el *lado afectado* (ojo derecho) dicha alteración predomina en la *visión de cerca.* Presentando visión uniocular mejor en el lado sano (ojo izquierdo).

En el *ojo derecho* además, se observa *irritación conjuntival*, acompañado de *dolor pulsátil y ardor*. El mismo es *intermitente y predomina en la noche*. Presenta *dificultad* para la *lectura*, al *iniciarla* e intentar *distinguir las letras*, las mismas *parecen moverse* tanto horizontal como verticalmente, *después de insistir en la focalización logra diferenciarlas, al cambiar de una línea de lectura a otra le cuesta volver a enfocar*, consigue leer pero al cabo de unos minutos presenta cansancio visual *(astenopia)*. Se observa también *aumento del lagrimeo* en ojo derecho. Lo mismo le ocurre al mirar televisión

Caso Nº 25: La paciente tiene sensación de arenilla en conjuntivas de ojo izquierdo y enrojecimiento de las mismas, la visión borrosa al mirar de cerca, sensación de movimiento de las letras al mirar un texto, como que se deslizan de forma horizontal. La visión con el ojo derecho es aisladamente mejor que la del ojo izquierdo y que la visión binocular. El subir y bajar escaleras lo hace con dificultad, como que no puede calcular la distancia entre escalones. Siente molestias a la luz solar. Se observa además alteración en la secreción lagrimal, con sensación de ojo seco. El *test de Schirmer* resultó patológico. Consulta medico oftalmólogo, dicho profesional le indicó uso de anteojos, principalmente para la dificultad en la visión de cerca. Disfunción del sistema neurovegetativo (parasimpático) con repercusión en la acomodación y en menos proporción de paresia de los músculos extrínsecos cuya inervación llega a la cavidad orbitaria por el tercer par craneal.

Caso Nº 26: El paciente tiene sensación de arenilla en conjuntivas de ojo izquierdo y enrojecimiento de las mismas, la visión borrosa al mirar de cerca. La visión con el ojo derecho es aisladamente mejor que la del ojo izquierdo y que la visión binocular. Siente molestias a la luz solar. Se observa además alteración en la secreción lagrimal, con sensación de ojo seco. Paresia de músculos oculares extrínsecos al indicarle movimientos oculares. Disfunción del sistema neurovegetativo (parasimpático) con repercusión en la acomodación y en menos proporción de paresia de los músculos extrínsecos cuya inervación llega a la cavidad orbitaria por el tercer par craneal.

Caso Nº 27: Refiere el paciente que se le realizó control oftalmológico al tramitar el Carnet de Conducir, el cual resultó apto. Después del accidente, fue notando gradualmente, dificultad en la visión, como que al iniciar una lectura ve las letras desordenadas, después de unos segundos y haciendo un esfuerzo para leer, logra distinguir las palabras. Al cabo de unos 40 minutos de lectura, nota cansancio visual con malestar y dolor retro-ocular derecho, también le impresiona que las letras se mueven horizontalmente. Manifiesta que le molesta la luz solar, así como también la luz artificial intensa. Por estos motivos, consulta con médico oftalmólogo, quien detecto una disminución de la Agudeza Visual (AV) en el ojo derecho e indica lentes, lo que mejora parcialmente la visión.

Caso Nº 29: Dificultad para leer de lejos y de cerca. Cansancio visual y ardor conjuntival de ojo derecho. Esto motivó consulta con oftalmólogo, quien le hace diagnóstico de irritación conjuntival y medica con gotas oftálmicas. Un segundo oculista le diagnostica astigmatismo ya existente previamente y prescribe anteojos. La medicación indicada, no mejoró el ardor ni la sequedad conjuntival.

El malestar de ojos con sequedad y ardor le llevan a la paciente a refregarse los párpados, lo que se interpreta que mediante esa acción le lubrica la córnea y tejido conjuntival con reducción transitoria de las molestias. El uso de anteojos mejoró la nitidez de las letras, no así la sequedad de conjuntivas ni la sensación de arenillas. Algunas de las molestias del aparato visual consisten en visión borrosa y sensación que las letras se le mueven durante unos segundos, hasta que logra visualizarlas con más nitidez.

Cuando la lectura se prolonga, suele aparecer cansancio visual (astenopia) cefalea a nivel frontal del lado del ojo más afectado y región parietal bilateral, además de dolor retro ocular.

Caso Nº 30: según la paciente, después del accidente ha notado dificultad para la visión de cerca, le cuesta la lectura de palabras con letras chicas, además con sensación de tener disminución lagrimal en ojo izquierdo y molestias como ardor. Los reflejos fotomotor y consensual son normales, al igual que los movimientos oculares.

Caso Nº 32: según la paciente, después del accidente ha notado dificultad para la visión de cerca, le cuesta la lectura de palabras con letras chicas, además con sensación de tener disminución lagrimal en ojo izquierdo y molestias como ardor, las cuales aumentan con la exposición al sol y la luz artificial intensa. Los reflejos fotomotor y consensual son normales, al igual que los movimientos oculares. El Test de Schimer, con papel secante, resultó positiva en el ojo izquierdo, dando como resultado ojo seco.

En segundo término se hace la descripción de: quiasma óptico y estrabismo.

Cuyo estudio permite interpretar:

1- Dificultad en la visión de cerca, diplopía, visión borrosa y otras.

2- La presencia de ojo seco "QCS".

En estos dos últimos apartados, es necesario para su conocimiento tener en cuenta los conceptos de:

- Deslizamiento del hemicampo.
- Supresión.
- Escotoma de supresión.
- Correspondencia retiniana anómala.
- Proceso de inhibición central.
- Inhibición interna.
- Correspondencia retiniana normal.
- Correspondencia paramacular y periférica.
- Definición de fusión.
- Horóptero (circulo visual).
- Correspondencia retiniana anormal.
- Inhibición sensorial.
- Supresión central.
- Nueva correspondencia retiniana o nueva comunidad de dirección visual que esta desplazada.

- Confusión.
- Seudoestrabismo.

3- Este tercer punto se refiere a la participación del Sistema Nervioso Vegetativo en la afección oftalmológica del SDRC, tales son:
   - Las glándulas lagrimales reciben fibras postganglionares del ganglio esfeno palatino, al igual que el musculo dilatador del iris, parte del musculo liso del elevador del parpado superior, musculo orbital de Müller, vasos sanguíneos, glándulas sudoríparas, pelos del cráneo y cara, inervación que proviene del **ganglio simpático cervical superior**.
   - El sistema autónomo participa en reflejos somatoviscerales y viscerosomáticos que comprenden nervios craneales o espinales, donde están involucrados los lagrimales.
   - El nervio oftálmico raíz del quinto par craneal da al dividirse en la hendidura esfenoidal tres ramas que son: nervio nasal, el lagrimal y frontal.
   - El nervio oftálmico emerge del ganglio de Gasser, penetra en el seno cavernoso acompañando a pares craneanos III y IV.
   - El nervio lagrimal inerva la glándula lagrimal.
   - El ganglio, es un ganglio anexo al trigémino unido al nervio lingual que recibe fibras simpáticas con destino a la glándula submaxilar.
   - El nervio esfenopalatino rama del maxilar superior, se relaciona con la glándula lagrimal.
   - Función secretora del nervio trigémino.

Actúa sobre las glándulas lagrimales y salivales por intermedio de fibras nerviosas amielinicas vegetativas.

- En el nervio oftálmico hay fibras del nervio facial que son las excitolagrimales.
- La parálisis facial suprageniculada compromete la salivación y lagrimeo.
- *La inervación parasimpática proviene del núcleo lagrimal del VII par craneal.* Hace sinapsis en el ganglio esfenopalatino y alcanza la glándula lagrimal por el nervio lingual.
- La *inervación simpática proviene del ganglio cervical superior.*
- El mantener la función lagrimal depende de:
  1. Reflejo fisiológico del parpado.
  2. Contacto entre la superficie ocular externa y los parpados.
  3. Epitelio corneal normal.
- La secreción lagrimal comprende:
  - Componente basal.
  - Componente reflejo: este depende de:
    - Estimulación sensorial conjuntival.
    - Retina lagrimal.
    - Inflamación ocular.

- La secreción lagrimal se reduce con anestesia tópica y durante el sueño por mediación del quinto par.
- La disminución de la secreción glandular en el SDRC se interpreta por la disminución de secreción lagrimal por fenómeno neurológico vegetativo- parasimpático.
- En glándulas salivales y lacrimales:
  - El parasimpático produce acción secretora y vasodilatadora en las glándulas salivales y lagrimales, también en glándulas mucosas de la órbita, nariz, faringe y boca. La saliva es delgada y abundante.
  - El simpático produce secreción y vasoconstricción de las estructuras mencionadas en párrafo anterior. La saliva es gruesa, viscosa y escasa.

I Quiasma Óptico

Está formado por la confluencia de los nervios ópticos, donde los axones de los nervios se organizan para formar los trayectos ópticos.

El quiasma se sitúa por encima de la silla turca, lateralmente las arterias carótidas, por encima las cerebrales anteriores y con comunicante anterior constituyen el marco vascular (polígono de Willis).

Otras estructuras vecinas son el hipotálamo y tercer ventrículo. La afectación del quiasma y la repercusión en el campo visual pueden ser por lesiones de axones quiasmáticos o compresión de la vaina de mielina o por compromiso vascular.

También repercuten lesiones expansivas que surgen de las regiones selar y paraselar, al igual que las lesiones combinadas del nervio óptico, cuerpo del quiasma y tracto óptico.

Los pacientes que presentan defectos bitemporales en el campo visual, tienen dificultad para permitir la ***fusión y visión binocular****.*

Esta situación puede producir el fenómeno denominado **deslizamiento del hemicampo**, en el que las dos mitades del campo visual binocular se deslizan, uno con respecto al otro.

Los objetos horizontales como líneas de letras las ve como fragmentadas deslizándose por encima o debajo de forma dinámica e incluso moviéndose horizontalmente respecto al otro.

Además pueden presentar visión doble y la lectura puede ser deficiente debido al error de alineación percibido del texto de lectura y palabras que aparecen fuera de la línea. En los defectos bitemporales en el campo visual pueden producirse escotomas post-fijación. Los objetos localizados inmediatamente por debajo de un punto de fijación cercano se sitúan en los hemicampos temporales ciegos de ambos ojos y por lo tanto no se ven. El paciente refiere molestias como "sensación de desaparición de palabras mientras está leyendo".

Síndrome Quiasmático

Consiste en la disminución de la función visual que comienza bilateralmente, con posterior déficit bitemporal del campo visual y la atrofia del nervio óptico de comienzo unilateral. Los tumores extracelares tienen importancia diagnostica, el hecho que los déficit de campo visual de los tumores intraselares comienzan predominantemente con carácter simétrico y en la porción temporal superior.

Cuadro oftalmológico: atrofia descendente del nervio óptico de un lado y años más tarde también del otro, con pupila de bordes netos. Primer síntoma precoz puede ser la profundidad de la excavación papilar fisiológica unilateral.

II) Estrabismo

Es la ausencia de paralelismo ocular.

Consiste en la alteración de la asociación funcional de ambos ojos originados por múltiples obstáculos como: sensoriales, motores y centrales.

Los trastornos de la motilidad de músculos oculares extrínsecos pueden determinar diversos tipos de estrabismo. Hay distintas clasificaciones.

1- Se pueden distinguir por mecanismo productor de la desviación.

- Estrabismo esenciales: comienzan en los primeros meses o años de vida.
- Estrabismo paralitico: por paresia o parálisis de uno de los músculos extra oculares.
- Estrabismo restrictivo: habitual por patología congénita.
- Estrabismo sensoriales: causado por falta de fusión como consecuencia de la disminución patológica de la agudeza visual de una o ambos ojos.

2- Otra clasificación se tiene en cuenta el ángulo de la dirección de la mirada en el ojo que fija.

- Los estrabismos *incomitantes*: presentan diferentes ángulos de desviación según que ojo este fijado y/o la dirección de la mirada del paciente.
- Los estrabismos *comitantes:* en estos los ángulos de la desviación no varían en forma significativa, con independencia de la dirección de la mirada y del ojo que fije.
- En el nacimiento, el niño no presenta todavía visión nítida ni binocular y con el crecimiento y entrenamiento adquieren ambas capacidades.
- Alrededor de los 5 años las vías nerviosas centrales que coordinan la visión binocular ya se encuentran suficientemente establecidas que permiten la coordinación de las imágenes, de las imágenes simples, los objetos que se forman en las denominadas *zonas correspondientes de la retina* que hasta entonces estas funciones se hallan en estado lábil. *Todo niño nace estrábico en potencia.*

La asociación funcional de ambos ojos que le permite la visión normal puede ser alterada y determinan un estrabismo, tales como:

- Defectos de refracción no corregidos (hipermetropía, anisometropìa).
- Debilidad de fusión congénita o adquirida (sarampión, escarlatina).
- Anomalías musculares (inserción muscular desplazada, naturaleza muscular fibrosa).

- Debilidad musculo ciliar (origen toxico, enfermedades infecciosas).
- Control neurogénico supranuclear deficitario.
- Factor hereditario (casos de aparición familiar).

Es importante tener en cuenta el ángulo estrábico que es signo externo que indica que el equilibrio muscular se ha perdido.

Cuando la desviación aparece en niños pequeños pueden producirse alteraciones sensoriales que constituyan mecanismos de defensa frente a la diplopía.

- Habitualmente los niños con estrabismo no se quejan de visión doble porque el cerebro suprime la parte de la imagen percibida, por el ojo desviado que se superpone con la del otro ojo, esto se denomina **Supresión** y genera el llamado **escotoma de supresión**. Este mecanismo puede producir la **ambliopía** en ese ojo si es que no existe alternancia de fijación, es decir que, el paciente fija a veces con un ojo y otras veces con el otro.

La **correspondencia retiniana anómala**: es la posibilidad que se desarrolle esta situación en que puntos de las retinas que habitualmente no son correspondientes, se comporten como si la fueran. Ejemplo la fóvea de un ojo se corresponde con un punto extrafoveal del ojo contralateral.

Otros mecanismos de defensa sensorial (defensa de la diplopía).

En los niños son:

- La **supresión**, la **correspondencia retiniana anómala**, que puede conducir a la **ambliopía** del ojo desviado.

En el adulto son:

- El **guiño de uno de los ojos y la torticolis que es la posición anormal** de la cabeza con lo que se consigue alineación de los ojos y se evita la diplopía.

En el niño estrábico es capaz de eliminar una de ambas imágenes a causa de la deficitaria estabilidad de las vías coordinadoras del sistema nervioso central. En este caso se trata de **"proceso de inhibición central"** para la supresión de la imagen retiniana del ojo estrábico.

Se considera grave la pérdida del equilibrio sensorial, donde se desarrollan procesos de inhibición interna para eliminar la diplopía, tales son:

- La **ambliopía**: exclusión permanente y manifiesta de la capacidad visual.
- La **supresión**: es la exclusión temporal de la capacidad visual.
- El tercer **estadio** es el desarrollo de una **correspondencia retiniana anormal**.

Otros puntos a considerar

- **Heteroforia:** consiste en trastorno que desconecta la fusión, es decir la capacidad de unir las imágenes percibidas por ambos ojos en una única impresión visual. Consiste en desviación pasajera de los ojos de constitución normal. Pueden ser desencadenantes:
  - **Amplitud de fusión disminuida.**

- **Debilidad de la fusión por cansancio.**
- **Enfermedad febril.**
- **Desconexión total entre ambas imágenes por oclusión de un ojo.**

La **Heteroforia** puede ser con desviación hacia afuera exoforia, desviación hacia adentro esoforia. Puede ser manifestación clínica el cansancio visual (astenopia).

Ojo emétrope

La acomodación y la convergencia están íntimamente relacionadas y adaptadas entre si acorde a la situación de un objeto, donde las **fóveas de ambos ojos** son dirigidas exactamente hacia el objeto fijado, que es visto de manera binocular como una única imagen nítida y simultáneamente se añade una "**miosis de convergencia**".

Correspondencia retiniana normal:

Es el hecho de que ambos ojos, por la fusión binocular están asociados en un "ojo doble" desde el punto de vista **motor y sensitivo**.

Correspondencia anormal:

Consiste en la capacidad sensorial de reproducir en zonas correspondientes de ambos ojos un objeto, fijado con ambas fóveas e igualmente, los que se encuentran en el *horóptero*.

Con ello viene dada la premisa para la fusión en el cerebro, es decir para la configuración de las impresiones visuales en un acto visual único. Vale decir que, existe una correspondencia retiniana normal cuando solo actúan conjugadamente zonas retinianas que tienen la misma orientación visual y por lo tanto se superponen.

La condición previa para un trabajo coordinado binocular correcto, consiste en que las partes correspondientes de alto valor funcional (fóveas) fijen simultáneamente el mismo objeto y formen una imagen igual o similar de este objeto.

En este caso también trabajan de modo coordinado las porciones *correspondientes paramaculares y periféricas* con nueva capacidad visual.

Si se funden en la corteza visual las imágenes visuales nítidas de ambas fóveas y las de otras zonas correspondientes, se está en una correspondencia normal.

Definición de fusión:

Es una función *sensoriomotriz* supra ordenada, produce el correcto trabajo sensorial y motor de ambos ojos (acoplamiento), esto hace que permanentemente esté garantizada la visión binocular de un ojo en una sola imagen. En este proceso intervienen todos los segmentos oculares y centrales del sistema óptico.

Desde el punto de vista *motor*: al fijar un objeto se realizan movimientos de ambos ojos por el impulso de fusión que impide una diplopía. Los ejes de la mirada se dirigen exactamente al objeto que este se reproduce simultáneamente en ambas fóveas.

Desde el punto de vista *sensorial* si se coloca la retina del ojo izquierdo sobre la del ojo derecho se superponen ambas **fóveas**. Al mismo tiempo se superpone la mitad temporal de la retina izquierda sana, la porción nasal de la retina derecha, la mitad nasal de la izquierda sobre la temporal del ojo derecho. Todas las partes retinianas que llegan a cubrirse de este modo se llaman **partes correspondientes que tienen la misma dirección visual. Esta denominación expresa que todo objeto que se reproduce en uno de estos puntos, lo hace simultáneamente en el punto correspondiente del otro ojo.**

La fijación de las porciones correspondientes de ambos ojos en un mismo objeto se produce de manera **refleja**. Esto se realiza por la **fusión.**

La fusión es la capacidad de reproducir objetos del mundo exterior sobre ambas fóveas o sobre zonas correspondientes de ambas retinas y de fusionarlas en una imagen común en la **corteza visual** (cisura calcarina). Cada uno de los objetos fijados con ambos ojos origina dos imágenes en dos puntos correspondientes de ambas retinas. Estas dos imágenes se funden en una sola imagen en la corteza cerebral. Se origina también la impresión subjetiva que el objeto es visto solo por un ojo.

Horóptero (Circulo visual)

El acto visual binocular tiene limitaciones. Solo se ven sobre zonas correspondientes de la retina, por lo tanto simultáneamente de manera binocular los objetos que se encuentran dentro de unos límites.

Estos puntos se denominan **horóptero o circulo visual**. Este círculo cambia constantemente de tamaño, de acuerdo a la distancia del objeto fijado. Todos los objetos fuera de este círculo no se proyectan sobre zonas retinianas correspondientes, sino sobre zonas dispares, por lo tanto se ven doble fisiológicamente.

Correspondencia retiniana anormal

La correspondencia anormal o comunidad de dirección visual anormal es un *proceso compensador.*

Se desarrolla como adaptación a la **función motora alterada**, es decir a la posición estrabica de los ojos.

- En una primera fase de transición se suprime primero por **inhibición sensorial** la doble imagen.
- En una segunda etapa se lleva a cabo un segundo acto visual nuevo con carácter binocular.

La macula del ojo estrábico, tributaria del haz papilomacular se desconecta por la **supresión central** con carácter pasajero en el estrabico alternante pero de modo permanente por la **ambliopía** que se produce en el estrabismo **unilateral**.

Se conforma una nueva **correspondencia retiniana o nueva comunidad de dirección visual que está desplazada** en su dirección por el **Angulo de anomalía**. En el ojo estrábico se origina una nueva "seudomácula", situada por fuera de la porción central de la retina a causa de la desviación estrábica. Esta **seudomácula** dada su situación excéntrica, tiene un valor inferior desde el punto de vista funcional y efectiva la tarea de manera inestable con respecto a la macula real que está desconectada por *supresión* o *ambliopía*. Su capacidad visual esta disminuida, no obstante, se adapta de manera permanente o alternante a la macula del otro ojo y se origina a su vez una "*impresión visual binocular*" aunque con un valor inferior.

Además en el ojo estrabico se produce una nueva orientación de las restantes porciones retinianas alrededor del nuevo "centro visual", que ya no es puntiforme, sino que forma una imagen imprecisa. No solo la retina sufre una nueva orientación espacial sino también las zonas de conexión coordinadoras en los cuerpos geniculados externos y el "centro visual" en la cisura calcarina.

La correspondencia anormal indica la modificación sensorial del ojo estrabico por formación de un acto visual binocular, primitivo y de valor inferior al normal. Este está coordinado con el ojo normal y permite una visión binocular, pero con una profundidad menor. Esta nueva organización espacial originada con carácter **compensador** constituye una genuina adaptación que solo es posible en los primeros años de vida, en situaciones en que el sistema nervioso es todavía *plástico* y no diferenciado.

Visión binocular

Consiste en la coordinación de las imágenes simples de los objetos que se fusionan en las denominadas zonas correspondientes de la retina.

Confusión

Es la percepción de dos imágenes diferentes en el mismo lugar, dado que puntos correspondientes de la retina perciben imágenes diferentes por la desviación ocular.

Estrabismos sensoriales

Un ojo desviado puede perder agudeza visual al desarrollar ambliopía, un ojo que no ve puede desviarse. El estrabismo desarrollado por la disminución de la visión de uno o ambos ojos se denomina estrabismo sensorial, sinónimo orgánico, secundario.

Correspondencia retiniana anómala

Situación en la que puntos de la retina que habitualmente no son correspondientes se comportan como si lo fueran. Por ejemplo la fóvea de un ojo se corresponde con un punto extrafoveal del ojo contralateral.

Seudoestrabismo

En el suedoestrabismo genuino el eje óptico se desvía del anatómico. La impresión del estrabismo se origina de la siguiente forma: la imagen que se refleja en la córnea a partir de una fuente luminosa, no se encuentra en el centro de ella, sino desviado más o menos según el ángulo y si se halla hacia el lado nasal respecto al centro de la córnea se habla de ángulo "positivo", si está situado hacia el lado temporal respecto al centro de la córnea se habla de ángulo "negativo".

Estrabismo latente (heteroforia)

Consiste en trastorno que desconecta la **fusión**, es decir la capacidad de unir las imágenes percibidas por ambos ojos en una única impresión visual. La desviación pasajera de los ojos de constitución normal que es la que ocurre, puede ser desencadenada por amplitud de fusión disminuida, debilidad de la fusión por cansancio, desconexión total entre ambas imágenes por oclusión de un ojo. Durante la duración de la **heteroforia** es decir la unión de las imágenes visuales de ambos ojos en un punto de fijación común esta suprimida.

En la *heteroforia* puede consistir en una *exoforia* desviación hacia afuera o adentro *esoforia*. Las manifestaciones clínicas consiste principalmente en *astenopia* (muscular, nerviosa, acomodativa).

Ortoforia: consiste en la unión de las imágenes visuales de ambos ojos e un punto de fijación común.

La longitud axial y el poder de refracción del globo ocular se encuentran en proporción correcta, es decir el foco del sistema óptico y el plano retiniano coinciden.

Ametropía – visión incorrecta

Existe desproporción entre la capacidad de refracción del globo y su longitud axial.

Hipermetropía.

Los rayos inciden paralelos y se unen en el ojo por detrás de la retina. Causas: desproporción de la capacidad de refracción de su sistema óptico o en su longitud axial.

Miopía

Los rayos inciden paralelos y se unen en el ojo por delante de la retina.

Etiología:

- Herencia, especialmente carácter recesivo en la **miopía progresiva maligna**.
- Factores ambientales, **trabajos demasiado próximo, condiciones de trabajo desfavorable.**

El foco del sistema óptico del ojo miope se encuentra por delante de la retina.

Los rayos incidentes y paralelos se cruzan demasiado pronto, es decir en el cuerpo vítreo.

Sin corrección: cuando miran a gran distancia, los rayos llegan divergentes a la retina y originan una imagen borrosa. Lo dicho puede tener dos causas:

- Desproporción de la capacidad de refracción del globo ocular o de su longitud axial.

La miopía de refracción es más rara que la axial.

Distintos grados de miopía:

- Miopía escolar: no sobrepasa las 5 dioptrías.
- Miopía de grado medio puede alcanzar hasta 10 dioptrías.
- La miopía se estaciona hacia los 20 años y puede ser de 15 dioptrías.
- La miopía progresiva o maligna puede llegar a 30 dioptrías.

Cuadro clínico:

Capacidad visual del miope.

Es capaz de leer sin gafas pequeñas escrituras aun en edad avanzada.

Miopía de -3 dioptrías su punto remoto se desplaza a distancia indefinida, es decir 33 cm por delante del ojo.

Miopía de -10 dioptrías se encuentra a 10 cm por delante del ojo.

En ambos casos puede leer escrituras más finas. El miope según el grado de miopía ve el tamaño de los objetos ligeramente aumentado.

Diplopía:

Consiste en ver la misma imagen dos veces en un campo visual dado.

Pero los síntomas de diplopía se acompañan de confusión. Este caso dos imágenes superpuestas ocupan la visión central, provocando *confusión.*

La diplopía resulta de un mal alineamiento binocular (estrabismo).

La diplopía binocular, desaparece al tapar un ojo o el otro

Ojo emétrope: la acomodación y la convergencia están íntimamente relacionados y adaptados entre sí. Vale decir que, hay una coordinación entre la fijación de un objeto, la acomodación y un movimiento de convergencia. Es decir la visión es normal.

Estrabismo unilateral

Solo se desvía de manera constante un ojo. Se mueve en todas las direcciones de la mirada de manera “concomitante”.

El ángulo de estrabismo permanece de este modo constante. Para evitar la diplopía se suprime permanentemente la imagen del ojo estrabico (supresión manifiesta unilateral). La supresión de la imagen retiniana macular se produce por procesos de inhibición centrales internos. En el estrabismo unilateral la visión en el ojo afecto se vuelve permanentemente débil (ambliopía). Se presenta también en el ojo **ambliope** trastornos en el poder de resolución y dificultades en la lectura y localización de los objetos. Se pueden admitir una correspondencia anormal de todos los ambliopes unilaterales sin fijación unilateral.

Estrabismo concomitante

Comprende las:

1. **Esotropia (estrabismo convergente manifiesto): los ojos están desviados hacia adentro.**
2. **Exotropia: los ojos están desviados hacia afuera.**

Estos estrabismos cursan a menudo con adaptaciones sensoriales que impiden la **diplopía**, aun cuando existe desviación ocular.

Hay distintos tipos de **esotropias (ET)**:

- La esotropia congénita con limitación bilateral de la abducción.
- La esotropia infantil.
- La esotropia acomodativa.

La **ET** congénita se caracteriza por un desarrollo temprano desde los primeros años de vida.

Ambos ojos están desviados hacia adentro con fijación cruzada, de mirar el campo visual izquierdo con el ojo derecho y viceversa, tiene torticolis, suele presentar nistagmo en el intento de abducir los ojos.

La **ET** infantil es de comienzo más tardío en la infancia y cursa con marcada preferencia de fijación.

La **ET** acomodativa pura es producida por un trastorno de refracción, la hipermetropía. Pueden tener los ojos derechos pero ven borrosos.

La Exotropia (XT)

Pueden ser constantes o intermitentes con periodos de **ortotropia y de desviación ocular.**

EL OJO SECO – QUERATOCONJUNTIVITIS SECA (QCS)

Esta patología se origina cuando existe un volumen o una función de las lágrimas inadecuadas que producen una película de lágrimas inestables, enfermedad de la superficie ocular, con cierto grado de sequedad.

En la "QCS" cabe hacer una descripción de los siguientes temas:

I. **Película lagrimal**

Los componentes de la película lagrimal comprenden tres capas:

1. Capa lipídica externa.
2. Capa acuosa media.
3. Capa mucinica interna.

La tinción epitelial con Rosa de Bengala indica que la capa de mucina transmembrana y de gel esa ausente, que la superficie ocular está expuesta. La lesión de las células epiteliales impide la adherencia normal de la película de lágrimas.

II. Regulación de los componentes de la película de lágrimas.

Aquí intervienen factores como:

1. Hormonales: los andrógenos son las principales hormonas que regulan la producción de lípidos. Los receptores de estrógeno y progesterona en la conjuntiva y las glándulas lagrimales son esenciales para la función normal de estos tejidos.
2. Las fibras neurales adyacentes a la glándula lagrimal y las células caliciformes estimulan una secreción acuosa y mucosa.

III. Fisiología

En el 80% de los pacientes con "QCS" se observa inflamación de la conjuntiva y de las glándulas accesorias. La hiperosmolaridad de las lágrimas puede ser motivo de lesión de las células epiteliales.

IV. Clasificación

Deficiencia de la capa acuosa:

1. Síndrome de Sjogren.
2. No Sjogren.

Evaporativa:

1. Enfermedad de las Glándulas de Meibomio:
   a. Exposición.
   b. Parpadeo defectuoso.

Ocasionados por contacto. Factores ambientales.

V. Cuadro Clínico

Es infrecuente la ausencia de lagrimeo emocional o reflejo.

Signos:

- Blefaritis posterior, disfunción de las glándulas de Meibomio.
- Las conjuntivas pueden tener queratinización leve y enrojecimiento.
- Menisco Lagrimal marginal es de altura menor.

Cornea:

- Erosiones epiteliales puntiformes que se tiñen con colorantes.
- Afectan cornea interpalpebral e inferior.

VI. Pruebas Especiales

Las pruebas tienen por finalidad confirmar y cuantificar el diagnostico de ojo seco.

La correlación entre los síntomas y las pruebas clínicas no siempre son satisfactorias.

Prueba de Schirmer.

CAPITULO

6

Otros cuadros clínicos de interés por su patología

INTRODUCCION

En este capítulo se hace referencia a conceptos sobre complicaciones funcionales a nivel del Sistema Nervioso Central, Periférico y Neurovegetativo, como consecuencia de la acción neurotóxica de sustancias químicas.

El interés de lo dicho *radica en la existencia de cuatro historias clínicas* de pacientes que sufrieron complicaciones oftalmológicas en accidentes laborales por acción de sustancias neurotóxicas.

Dos de ellos presentaron secuelas oftalmológicas por acción directa de dichas sustancias, tales son:

1- Midriasis semiparalítica o Síndrome de Adie.-

2- Parálisis Facial, precedida de queratoconjuntivitis crónica (ojo seco).

Los otros dos casos se tratan de secuelas por acción indirecta de las sustancias neurotóxicas tales como:

1- Desprendimiento de retina.

2- Trombosis de la Vena Central de la Retina.

Para mejor interpretación de la patología de los dos primeros casos se hará mención de los siguientes temas:

1. Sistema Nervioso Sensitivo.
2. Neurotoxicidad por Solventes Orgánicos.
3. Concepto de Capilaridad.
4. Compromiso del Sistema Nervioso Vegetativo.

1- Sistema Nervioso Sensitivo

La sensibilidad somatosensitiva se ve comprometida en los dos primeros casos a nivel funcional. También resulta afectado el Sistema Nervioso Neurovegetativo. El conocimiento de lo dicho permitirá la interpretación de la:

1. Hipótesis de codificación (ver pág. 203)
2. Hipótesis de la Capilaridad (ver pág. 323).

En condiciones normales la transmisión sensitiva proveniente del estímulo externo o energía física (mecánica, química, térmica o electromagnética) actúan en receptores sensoriales que es la primera célula de cada vía sensitiva que se transforman en señal eléctrica mediante un proceso denominado transducción del estímulo.

El impulso eléctrico viaja a neuronas de primer grado del sistema nervioso luego de segundo grado y superiores, estableciendo núcleos de relevo, donde se inicia el procesamiento de la información, donde se determina cuales estímulos se filtran o trasmiten a la corteza. Los núcleos de relevo interneuronas inhibitorias resaltan la información y realizan el contraste entre distintos estímulos.

La información comienza siendo procesada en forma paralela en los núcleos de relevo, luego se transmite a las áreas de corteza cerebral, que se corresponden con las diferentes modalidades sensoriales, para constituir la experiencia consciente de la sensación (ver sistema nervioso sensitivo, pág. 219). (ver Mecanismo fisiopatológico del SDRC, pág. 201).

Al referirnos al sistema nervioso sensitivo, cabe mencionar la existencia de receptores de sensaciones y efectores a nivel muscular y glandular, además las uniones celulares que se producen entre axón-dendritas y entre axón-cuerpo celular.

Las neuronas establecen sinapsis entre sí o con otras células de tejidos distintos al nervioso y el impulso nervioso originado por un estímulo penetra por las dendritas o el cuerpo celular y sale por el axón que a su vez entra en contacto con la siguiente célula, estableciéndose una cadena celular. Por dicho mecanismo se produce a nivel de la sinapsis la liberación de neurotransmisores químicos que favorecen la transmisión del impulso nervioso. Existe una interacción iniciada con el estímulo (lesión o inflamación) de tejidos, que liberan mediadores químicos que actúan o sensibilizan terminaciones nociceptivas y que producen a nivel neuronal aparición de potenciales de acción que se convierten en señal eléctrica para su transmisión al SNC. En cada sinapsis, se repite el mecanismo referido anteriormente. En la neurotransmisión a que se hace referencia puede tenerse en cuenta la hipótesis de la codificación (ver pág. 203).

2. Neurotoxicidad por Solventes Orgánicos

La Neurotoxicidad consiste en la capacidad de agentes químicos biológicos o físicos para producir cambios fisiológicos o estructurales adversos en el Sistema Nervioso Central y/o Periférico.

Los cambios originados por sustancias neurotóxicas pueden ocurrir en órganos, tejidos, a nivel celular, subcelular o bioquímico.

Los efectos toxicos son de acción general o específicos y depende de la estructura química de los mismos, la magnitud y frecuencia de exposición, de la susceptibilidad individual y de la interaccion con otros factores.

Los solventes organicos pueden al ser inhalados producir inicialmente euforia, posteriormente depresión del SNC, cefalea, ansiedad, irritabilidad, etc.

La exposición crónica es posible determine disfunción del SNC y/o periférico, aun comprometiendo hemisferios cerebrales a nivel cortical o subcortical, tallo cerebral, cerebelo, médula espinal y nervios periféricos.

La intoxicación aguda por tolueno puede producir convulsiones y alucinaciones. Igualmente por acción del tolueno se han observado en estudios por imágenes, tales como TAC y RNM de cerebro, lesiones en los ganglios basales del cíngulo, como también lesiones en la sustancia blanca del tallo cerebral, hipocampo y adelgazamiento del cuerpo calloso.

Cabe consignar que en el paciente afectado por el **Síndrome de Adie** (ver pág. 313) se detectó en la RNM de cerebro, en sustancia blanca paraventricular y subcortical de hemisferios cerebrales, con predominio de lóbulos frontales *hiperintensidades aisladas de etiología inespecífica*, según el especialista por imágenes, desde luego sin conocer el cuadro clínico del paciente.

Los nervios craneales se pueden ver afectados por solventes orgánicos:

- El NCII y NC VIII en exposición crónica.
- El NC V por metabolitos del tricloroetileno y el dicloroetileno.
- El NC II por el tolueno.

En el tallo cerebral y cerebelo se pueden afectar por solventes orgánicos, determinando sintomatología como: Ataxia cerebelosa, alteraciones en movimientos oculares.

En la médula espinal y SNP en personas expuestas crónicamente al hexano pueden desarrollar neuropatías mixtas sensoriales y motora a predominio distal y simétrica, además se han detectado hipoestesia superficial, alteración en el dolor, tacto y temperatura, igualmente en la sensibilidad profunda como la vibratoria y sentido de posición articular.

En lo que se refiere al mecanismo de la acción neurotóxica de los productos químicos puede ser por:

Interacción directa entre el SNC y el xenobiótico o sus metabolitos y comprende:

1- **Neuropatías:** La sustancia actúa directamente sobre la neurona, provocando degeneración neuronal, pudiendo originar encefalopatía con disfunción global o más delimitada, según la especificidad del neurotóxico.

   El *tributilestaño* puede producir daño neuronal difuso, inflamación celular y necrosis, afectando más al hipocampo.

   El *metilmercurio* compromete más neuronas del cortex visual y cortex del cerebelo.

2- **Axonopatías:** la acción del neurotóxico actúa directamente en el axón, sufre degeneración, desnaturalización de la mielina, con dificultad en la transmisión de estímulo nervioso.

3- **Mielopatías:** el agente neurotóxico interactúa directamente con la mielina o con células mielinizantes o productoras de mielina (oligodendrocitos en SNC y Cél. de Schwann en SNP).

   La mielina se desnaturaliza y se produce separación con el axón (edema intramielínica) y seguido de alteración de la transmisión del impulso y aun bloqueo.

4- Toxicidad asociada a la neurotransmisión: existe un grupo importante de sustancias (drogas, productos farmacológicos sintéticos, etc) que interactúan con receptores específicos del Sistema Nervioso, alterando la comunicación intercelular (transináptica) determinando interrupción parcial o total del impulso nervioso.

Valoración Neurofisiológica:

Para hacer el diagnóstico clínico de pacientes con manifestaciones neuropsicológicas, se debe realizar electroencefalograma (EEG), potenciales evocados cognitivos (PECg).

Pacientes con alteraciones de la función visual o auditiva, está indicado hacer potenciales evocados visuales (PEV) y auditivos (PEA).

Paciente con signos y síntomas sugestivos de neuropatía periférica se debe hacer una valoración de las velocidades de conducción nerviosa periférica sensitiva (LSD), motora (VCM) y electromiografía.

En la RNM de cerebro, en casos de encefalopatías por acción neurotóxica, se pueden detectar imágenes patológicas, como suele ocurrir por la acción del tolueno.

3. Concepto sobre Capilaridad

Es la propiedad en virtud de la cual la superficie libre de un líquido puesto en contacto con un sólido sube o baja en las proximidades de éste, según que el líquido la moje o no. Sus efectos son especialmente aparentes en el interior de los tubos capilares o entre dos laminas muy próximas.

Esta es una propiedad de los fluidos y que depende de su *tensión superficial*, y de la *fuerza intermolecular de cohesión* de las mismas, también de la *fuerza adhesiva entre el líquido y el objeto sólido.*

Si la fuerza de adhesión es mayor que la cohesión, el líquido asciende, alcanza el equilibrio de la tensión superficial y se forma una curva cóncava en su superficie lo que determina que el líquido moje.

Sirve como ejemplo referir lo que ocurre en las plantas: "desde las raíces hasta las hojas se mantiene una columna continua de agua en los tubos del xilema, que es debido a la capilaridad y a la transpiración vegetal".

Estos conceptos han permitido desarrollar la **Hipótesis de Capilaridad** sobre el mecanismo de la parálisis facial, precedida de queratoconjuntivitis crónica (ver historia clínica en pág. 317), al igual que el **Sindrome de Adie** (pág. 313).

También el conocimiento del concepto de capilaridad ayudará a la interpretación fisiopatológica de las lesiones neurotóxicas por sustancias químicas, además de los dos casos referido anteriormente, sino también en el sistema nervioso central como consta en la RNM en el Sindrome de Adie.

Si bien al referirme a la acción neurotóxica de productos químicos hacemos más hincapié en el fenómeno de la Capilaridad cabe consignar que algunos autores en trabajos científicos hacen mención a otras formas de acción de las sustancias nocivas.

De lo dicho puede establecerse dos mecanismos:

Primero: las sustancias toxicas interactuarían con receptores del sistema nervioso, determinando alteraciones de la comunicación intercelular (transinápticas) con lo que se interrumpe parcial o totalmente el impulso.

Aquí pueden tener lugar los conceptos de la **Hipótesis de Codificación** (pág. 203).

Segundo: se refiere a la acción directa del neurotóxico, determinando daños en zonas específicas del sistema nervioso central como periférico mediante las neuropatías, axonopatías y mielopatías.

En este punto el mecanismo de acción puede interpretarse por medio de la Hipótesis de Capilaridad.

Igual mecanismo se interpreta ocurrió en el compromiso del sistema neurovegetativo, tal es el caso de la **Parálisis facial** y del **Sindrome de Adie**.

4. Compromiso del Sistema Nervioso Neurovegetativo

En los dos casos referidos anteriormente se deberían a la acción neurotóxica, cuyo comienzo fue a nivel conjuntival donde se interpreta que a partir de los mismos y mediante el mecanismo de la **capilaridad** fueron determinantes, en el *primero* del compromiso del nervio parasimpático a nivel del ganglio ciliar y fibras cortas postganglionares que originan la parálisis de músculos constrictores de la pupila y donde por acción del simpático la dilatación del esfínter, determinantes de la midriasis, es decir Sindrome de Adie.

En el *segundo*, igualmente se originó por acción neurotóxica a nivel conjuntival del ojo derecho, la queratoconjuntivitis crónica y a partir de dicha lesión y por medio del mecanismo de la **capilaridad** la **Parálisis del Nervio Facial.**

Casos clínicos

A- MIDRIASIS TÓNICA- MIDRIASIS SEMIPARALÍTICA

Presentación de un caso clínico oftalmológico

Resumen

La midriasis tónica o midriasis semiparalítica: es un cuadro clínico oftalmológico donde esta puede presentarse en uno o ambos ojos.

El paciente presenta dificultad para la visión de cerca, donde las letras las observa borrosas, y le cuesta concentrarse en la lectura, lo que logra parcialmente y con dificultad después de unos segundos, además tiene malestar con sensación de ardor en conjuntivas y en algunos casos molestias como de cuerpo extraño.

El síndrome de Adie, (también llamado de Holmes Adie cuando se agrega la hiporreflexia del Tendón de Aquiles) es una afección oftalmológica, donde el signo principal es la presencia de una midriasis en uno de los ojos, es decir existe anisocoria. Otras características clínicas consisten en que predomina en mujeres jóvenes y si bien afecta un solo ojo, está la posibilidad del compromiso del otro ojo.

Introducción

El síndrome de midriasis semiparalítica puede ser unilateral o bilateral, igualmente en caso de la unilateralidad puede ser aislada o bien acompañarse la pupila midriática con oftalmoplegía externa.

Teniendo en cuenta la complejidad del cuadro clínico de la parálisis pupilar, cabe hacer, para mejor interpretación de la sintomatología, una descripción de la anatomía del: cuerpo ciliar, del iris y cristalino, como también una descripción del: reflejo a la luz, vía nerviosa oculosimpática y parálisis del tercer par con afectación pupilar.

1. Anatomía del Cuerpo ciliar

Es una estructura muscular y vascular que conecta la coroides con la circunferencia del iris.

El cuerpo ciliar ofrece inserción al cristalino.

La contracción y relajación del músculo liso del cuerpo ciliar controla el grosor y por lo tanto el foco del cristalino.

2. Anatomía del iris

Está en la cara anterior del cristalino.

Es un diafragma contráctil con abertura central, la pupila.

El tamaño de la pupila se controla mediante dos músculos involuntarios que son:

- el esfínter de la pupila: es el parasimpático que la cierra.
- dilatador de la pupila: lo estimula el simpático.

3. Anatomía del cristalino

Es un lente biconvexo encerrado en la capsula del cristalino que es elástica.

Está anclada al cuerpo ciliar por las fibras zonulares (ligamentos suspensorios del cristalino), y rodeado por los procesos ciliares. El músculo ciliar del cuerpo ciliar regula la forma del cristalino.

Cuando el cristalino está tenso dentro del círculo formado por el cuerpo ciliar relajado, sus inserciones periféricas lo aplanan de forma que su refracción permite la visión de lejos.

La estimulación parasimpática contrae el músculo liso del cuerpo ciliar y el círculo que forma a modo de esfínter reduce su diámetro y disminuye la tensión ejercida sobre el cristalino.

4. Reflejo pupilar a la luz

El reflejo pupilar a la luz se explora usando un lápiz luminoso. Este reflejo implica:

- un brazo aferente (NC II) nervio oftálmico
- un brazo eferente (NC III) nervio motor ocular común (MOC)

El reflejo consiste en la constricción rápida de la pupila en respuesta a la luz. Cuando la luz entra en el ojo ambas pupilas se contraen debido a que cada retina envía fibras a los tractos ópticos de ambos lados.

El esfínter de la pupila está inervado por fibras parasimpáticas. La interrupción de estas fibras produce una dilatación de la pupila que recibe inervación simpática.

El primer signo de compresión del nervio oculomotor es la disminución homolateral de la velocidad de la respuesta pupilar a la luz.

5 Reflejo a la luz

El reflejo luminoso está mediado por los fotorreceptores retinianos y consta de cuatro neuronas.

1º la primera, sensoria

Conecta la retina con el núcleo pretectal en el cerebro medio a nivel del coliculo superior.

Los impulsos que se originan en la retina nasal van por fibras que se cruzan en el quiasma óptico y superan el tracto óptico opuesto para terminar en el núcleo pretectal contralateral.

Los impulsos que se originan en la retina temporal son conducidos por fibras que no cruzan el quiasma, terminan en el núcleo pretectal ipsilateral.

2º la segunda, internuncial

Conecta al núcleo pretectal con ambos núcleos de Edinger-Westphal.

Un estímulo luminoso uniocular indica una contracción pupilar bilateral y simétrica.

La lesión de estas neuronas internunciales es responsable de la disociación cerca- lejos en la neurosifilis.

3º la tercera, motora preganglionar

Conecta el núcleo de Edinger-Westphal con el ganglio ciliar.

En la órbita las fibras parasimpáticas pasan a través del nervio oculomotor por su división inferior para llegar al ganglio ciliar, además dicho nervio oculomotor alcanza el músculo oblicuo inferior.

4º la cuarta, motora postganglionar:

Que abandona el ganglio ciliar y pasa con los nervios ciliares cortos a inervan el esfínter pupilar y músculo ciliar.

El ganglio ciliar se localiza en el cono muscular, justo por detrás del globo ocular. Cabe destacar que aunque el ganglio ciliar contiene otras fibras nerviosas, solo las parasimpáticas establecen sinapsis con él.

6. Vía nerviosa oculosimpática

Anatomía

La inervación simpática incluye tres neuronas:

1° neurona de primer orden (central) nace en el hipotálamo posterior, desciende sin cruzarse hacia el tronco encefálico, termina en el centro cilioespinal de Budge en el asta intermedio lateral de la medula espinal entre C8 y D2.

2° neurona de segundo orden (preganglionar) pasa del centro cilioespinal al ganglio cervical superior en el cuello.

En su recorrido está relacionado con la pleura apical (puede dañarse por carcinomas broncogénico o tumor de Pancoast) o cirugías del cuello.

3° neurona de tercer orden (postganglionar) asciende a lo largo de la arteria carótida interna para penetrar en el seno cavernoso. Aquí se une a la división oftálmica del nervio trigémino.

Las fibras simpáticas alcanzan el cuerpo ciliar y el músculo dilatador de la pupila a través del nervio nasociliar y nervios ciliares largos.

Compromiso de la vía oculosimpatica

La mayoría son unilaterales y producen el síndrome de Horner

- Ptosis leve por hipofunción del músculo de Müller. Este músculo liso se desprende de la parte inferior del elevador del parpado superior y se inserta en el extremo superior del tarso. Es inervado por el nervio simpatico.
- Miosis por acción del esfínter pupilar con anisocoria resultante.
- La miosis se acentúa con luz tenue ya que la pupila de Horner no se dilatará a diferencia de la otra pupila.
- Las reacciones pupilares son normales a la luz y de cerca.
- A veces existe heterocromía hipocromica.
- Ligera elevación del párpado inferior por hipofunción del músculo tarsal inferior.
- Sudoración ipsilateral disminuida, si la lesión está por debajo del ganglio cervical superior, porque las fibras que inervan la piel de la cara discurren a lo largo de la arteria carótida externa.

Etiopatogenia

El compromiso del tercer par "motor ocular común" (MOC) puede tener lugar a nivel del complejo nuclear en el mesencéfalo o en su trayecto a la orbita. Dicho par craneal inerva:

a. Músculos extrínsecos del ojo: recto superior, medio e inferior y oblicuo inferior.
b. Al músculo elevador del párpado superior
c. Proporciona fibras parasimpáticas preganglionares al ganglio ciliar, controlando el esfínter pupilar y la acomodación.

7. La lesión del MOC (Motor Ocular común) puede producir:

a. Paresia divisional superior que origina: Ptosis y paresia del recto superior

b. Paresia divisional inferior que origina: Oftalmoplegía interna (midriasis paralítica), parálisis del recto medial, inferior y oblicuo inferior.

Sintetizando

Las lesiones pueden ubicarse desde el mesencéfalo hasta la órbita y comprenden:

a. Lesión nuclear

Originada por compromisos locales como isquemia debido a embolismo o trombosis por oclusión de pequeños vasos perforantes

b. Lesiones fasciculares

Puede originar parálisis de todos los músculos oculomotores con compromiso pupilar

C. Lesión en el espacio subaracnoideo

- Puede haber: dilatación pupilar aislada, con escasa respuesta a la luz sin oftalmoplegía externa
- Puede haber: oftalmoplegía con compromiso pupilar (midriasis arreactiva)
- Otros casos presentan oftalmoplegía sin compromiso pupilar.

D. Lesiones cercanas al seno cavernoso

Aquí el nervio motor ocular común (MOC) puede ser comprimido por aneurismas o tumores.

Causas

Las causas que pueden determinar la dilatación pupilar patológica comprenden:

1. Lesiones que comprimen el nervio oculomotor (III par craneal o motor ocular común) en el espacio subaracnoideo, y debido a la disposición de las fibras parasimpáticas a ese nivel son las más afectadas.
2. Aneurismas intracraneales localizados en la unión de la arteria carótida interna con la arteria comunicante posterior.
3. Tumores en la fosa interpeduncular, meningitis basales, traumatismos.
4. Diabetes mellitus, hipertensión arterial, arterioesclerosis.
5. Degeneración postganglionar del parasimpático que compromete al esfínter pupilar y músculo ciliar.
6. Esclerosis múltiple.
7. Tumores hipofisarios.
8. Por mecanismos tóxicos o infecciosos.

9. Inflamación, infección, traumatismos y/o tumores de la órbita.
10. Por toxina desmielinizante de la difteria.
11. Toxina botulínica que produce bloqueo de la transmisión colinérgica.
12. Medicamentos administrados por vía general pueden producir paresia o parálisis de la acomodación en pacientes predispuestos. Tetraciclinas, clorperazina y bloqueadores neurovegetativos.
13. En diabéticos puede haber trastornos que obedecen a cambios de la hidratación fisiológica del cristalino.
14. Los colirios anticolinergicos pueden actuar durante un periodo de tiempo en el músculo ciliar: la tropicamida 10 horas, la homotropina 24 horas y la atropina una semana.

Después de haber hecho una descripción sobre la patología oftalmológica de midriasis pupilar patológica, se procede a confeccionar la historia clínica del caso que nos ocupa:

HISTORIA CLÍNICA

Paciente de sexo masculino de 36 años de edad, que consulta el día **29/09/2014** para asesoramiento por accidente laboral. Refiere que el día **09/09/14**, siendo las 23:40 horas aproximadamente, se encontraba en su lugar de trabajo, limpiando rodillos de aluminio con solvente (acetato de etilo con tolueno) y accidentalmente le cae esta sustancia en el ojo derecho.

El operario trabaja en una empresa que fabrica laminas de aluminio. Estas laminados lo hacen con máquinas que permiten mediante cierto grado de temperatura unir tres laminas, dos de aluminio u otra de polietileno, entre las primeras las máquinas según el Sr. Franco son de unos dos metros de altura y deben limpiarlas para sacar los restos de material de sus superficies usando como solvente la mezcla de acetato de etilo y tolueno empapando trapos con el mismo.

El día del accidente haciendo su trabajo cuando se encontraba limpiando una de las máquinas y sobre su altura es cuando le cae un chorro del solvente en el ojo derecho.

Como consecuencia del accidente, la víctima sufrió en ojo derecho intenso ardor seguido de dolor, por lo que en forma inmediata se lava con agua, lo que hace aproximadamente durante unos 90 minutos.

Lo trasladan seguidamente a una Clínica Privada de oftalmología, por medio de una ART donde le diagnostican úlcera de córnea e indican gotas oftálmicas.

Posteriormente, le realizan controles diariamente y observaron la presencia de midriasis, pero después de más de 5 días de tratamiento no experimentó mejoría y por continuar con midriasis y dolor en ojo derecho, lo derivan a otra clínica oftalmológica, donde se lo examina y medican con otras gotas oftálmicas, mejorando únicamente la congestión conjuntival. Dicho profesional le otorga el alta médica sin haber hecho diagnóstico y sin incapacidad.

Al continuar con la misma sintomatología, vale decir congestión conjuntival y midriasis, además de dificultad en la visión, principalmente de cerca, realiza consulta por tercera vez en una clínica particular, donde le solicitan serología viral por la patología oftalmológica, la cual arrojó resultados negativos. No le hacen diagnóstico ni experimentó mejoraría.

Ante la evolución desfavorable hace consulta con un cuarto médico oftalmologo donde tampoco hacen diagnóstico, pero lo medican con poviral 800 mg cada 8 horas y dropstar P cada 6 horas pensando en una patología de origen viral.

Sintomatología: El paciente refiere dolor en región frontoparietal derecha, párpado inferior y subpalpebral. Dicho síntoma aumenta a la presión digital del globo ocular con párpado cerrado.

El dolor referido dice sufrirlo todos los días, después que ha terminado sus actividades laborales, lo que se interpreta por el esfuerzo visual que hace durante horas en su trabajo, donde requiere realizar cortes de precisión con hojas o cuchillas de acero sobre aluminio. El esfuerzo referido se considera es debido al trastorno de la acomodación.

El paciente dice tener dificultad para enfocar nítidamente los objetos cercanos.

Al examen ocular presenta, franca disminución de la reacción al reflejo fotomotor y consensual del ojo afectado. Además, se observa midriasis acentuada y conjuntiva edematizada y congestiva.

Refiere padecer diariamente de cefalea que se inicia en globo ocular, además dificultad en la visión, principalmente de cerca, donde al iniciar una lectura ve las letras borrosas, con sensación de que se le corren en forma horizontal y otras veces visión doble. Manifiesta además, molestias tanto con la luz solar como con la artificial. Es decir franca fotofobia.

Teniendo en cuenta las características del accidente, el cuadro clínico detallado, las diferentes causas etiológicas determinantes de una midriasis patológica, al igual que las distintas formas de dicha patología, se llega al diagnóstico de "síndrome de Adie" o de pupila tónica o midriasis semiparalítica. Finalmente y ante el diagnóstico presuntivo de "pupila tónica de Adie" solicité interconsulta con médico oftalmólogo, acompañé al paciente a la consulta, donde dicho profesional confirmó el diagnostico cuyo informe se anexa.

Cabe consignar que se le indicó anteojos para corregir los trastornos de visión (déficit de acomodación).

Este cuadro clínico consiste en: la presencia de pupila dilatada no reactiva que se relaciona por un compromiso del ganglio ciliar por denervación postganglionar parasimpática.

Dicho signo la diferencia de la "pupila producida por el tercer par" donde el poco reflejo que hay es de movimientos muy vivos.

Al mencionar el autor (oftalmología general de Carlos Argento, página 466) al signo pupilar del síndrome de Adie que la diferencia a la pupila producida por el III par, se refiere , interpreto a que en este último caso no existe la midriasis aislada sino que se acompaña de parálisis de los músculos oculares extrínsecos que son inervan por el motor ocular común (MOC), vale decir que comprende oftalmoplegía externa con midriasis paralitica por compromiso además del nervio parasimpático preganglionar.

El origen de este último caso se debe a la lesión del nervio que puede localizar desde su origen nuclear hasta la terminación en los músculos oculares extrínsecos.

En algunos pacientes la pupila tónica se suele asociar con: reflejos tendinosos profundos disminuidos dando el "síndrome de Holmes-Adie" y disfunción autonómica (ver cita 1).

El tamaño de la pupila se debe a la acción antagónica de los músculos iridianos: el radial (dilatador) inervado por el simpático y el esfínter pupilar (constrictor) inervado por el parasimpático.

La pupila tónica es mayor que la normal y se contrae tónicamente y en forma muy leve en convergencia.

El síndrome de Adie es una afección oftalmológica, donde el signo principal es la presencia de una midriasis en uno de los ojos, es decir existe anisocoria. Otras características clínicas consisten en que predomina en mujeres jóvenes y si bien afecta un solo ojo, está la posibilidad del compromiso del otro ojo.

Es posible que reaparezca la reinervación, donde la pupila se torne más pequeña, pero siempre existe anisocoria.

El paciente presenta poca respuesta al reflejo fotomotor, con anisocoria aislada que es más marcada en ambientes luminosos, debido a que por efecto de la luz está más contraída la pupila sana.

Un signo pupilar diagnóstico, consiste en que la pupila reacciona primero en forma muy lenta a la luz (como en cámara lenta) e irregularmente contrayéndose por segmentos, también se observa integridad anatómica del iris (ausencia de rotura esfinteriana, sinequia o atrofia).

El cuadro clínico clásico es la presencia de anisocoria aislada, mayor en ambiente luminoso y causado por denervación postganglionar al esfínter pupilar y el músculo ciliar

El diagnostico se confirma colocando una gota de pilocarpina al 0,1% en cada ojo; a los 40 minutos se evalúa la respuesta. Si la pupila se contrae 2 mm o más,

la prueba es positiva e indica una hipersensibilidad por denervación, lo que hace el diagnóstico de pupila de Adie.

La pupila normal o por daño del III par no se contrae a esta dilución de la droga. Si la prueba de hipersensibilidad es negativa puede deberse a daño preganglionar del III par o bloqueo de la unión neuro-muscular por acción local de anticolinérgicos como la atropina y sus derivados.

Para diferenciar entre estos dos tipos posibles de lesión, recurrimos al uso de la pilocarpina al 1%, una sustancia colinérgica que produce miosis, estimulando los receptores musculares en forma similar a la acetilcolina. Si los receptores han sido bloqueados por una sustancia colinérgica como atropina o el ciclipentolato, la pilocarpina no tiene efecto miótico, en cambio, si la inervación del esfínter está interrumpida, habrá miosis.

Si la pupila tiene un midriático atropínico o derivado, no se contrae con la pilocarpina al 1% (anisocoria por accidente farmacológico).

Signos que se observan en la pupila de Adie:

- La pupila afectada es grande y regular.
- El reflejo luminoso está ausente o es lento, y se asocia con movimientos vermiformes del borde pupilar, visibles con la lámpara de hendidura.
- El reflejo luminoso consensual está ausente o es lento.
- La pupila responde lentamente al reflejo de cerca, tras lo cual la redilatación también es muy lenta.
- La acomodación puede manifestar una tonicidad similar, de forma que cuando se fija un objeto cercano, el tiempo necesario para reenfocar a distancia (relajación del músculo ciliar) está prolongado.
- En los casos de larga evolución, la pupila puede ser pequeña "pequeño antiguo Adie".

El diagnóstico diferencial de la midriasis semiparalítica o de Adie: Se debe hacer con:

1. la Dilatación Pupilar Aislada, en lesiones que compriman el nervio MOC desde arriba medialmente en el espacio subaracnoideo debido a la disposición de las fibras parasimpáticas a este nivel, sin lesión de músculos extraoculares.
2. También diferenciar de la oftalmoplegía con compromiso pupilar (midriasis arreactiva) donde las causas más comunes son los aneurismas intracraneales localizados en la unión de la arteria carótida interna con la arteria comunicante posterior y aneurismas de la arteria basilar.
3. Otras causas pueden ser: tumores de la fosa interpeduncular, traumatismos y otras lesiones que tengan lugar desde la base del mesencéfalo a la hendidura esfenoidal.

En la pupila de Adie se interpreta que la causa es una denervación del nervio parasimpático postganglionar.

El mecanismo que lleva a la lesión del ganglio ciliar y la neurona postsinaptica no está descripta.

HIPÓTESIS SOBRE LA PATOGENIA DEL SÍNDROME DE ADIE

La hipótesis que podría explicar el mecanismo de la lesión del nervio parasimpático postsináptico al ganglio ciliar y para mejor interpretación cabe recordar que el sistema nervioso neurovegetativo actúa en el aparato ocular y sus anexos comprendiendo estos últimos: parpados, conjuntivas, aparato lagrimal, irrigación e inervación orbitaria que comprende al VII par para el músculo orbicular, III par para el elevador del parpado, el nervio simpático cervical para el músculo de Müller, el V par para la inervación sensitiva de la cara: **NC V1 en la frente, NC V2 en la mejilla y NC V3 en la mandíbula.**

Vale decir que, existe una importante interrelación del Sistema Nervioso Vegetativo con todas estas estructuras.

A esto debemos agregar que la rica irrigación de sus vasos sanguíneos permitiría que las sustancias neurotóxicas, que llegan al ojo accidentalmente, como ocurrió en el

Síndrome de Adie por acción del Tolueno, y en **queratoconjuntivitis seca** por Soda Caustica (hidróxido de sodio (NaOH)), comprometiendo los tejidos blandos a partir de las conjuntivas, con repercusión de las pequeñas fibras nerviosas axonales de los nervios referidos anteriormente.

Si bien no es fácil de explicar, lo dicho puede avalar la complicación final en ambos casos.

En el primero la midriasis semiparalítica por denervación postganglionar del parasimpático (ver historia clínica, pág. 310).

En el segundo, se trata de la parálisis facial Infranuclear, donde el compromiso puede radicar a partir del origen aparente del nervio facial hasta el ganglio geniculado (ver historia clínica, pág. 317).

La interpretación de ambos cuadros clínicos requiere del análisis de la neurotoxicidad de las sustancias involucradas en estos casos y que depende de la capacidad de los agentes, biológicos o físicos para producir cambios funcionales o estructurales adversos en el sistema nervioso central (SNC) o periférico. Esos cambios pueden ocurrir en los órganos, tejidos, a nivel celular, subcelular, molecular o bioquímicos y determinar cambios en las funciones motoras, sensoriales, memoria, etc.

Dichas alteraciones son causadas por acción neurotóxica que determinan la interacción directa sobre el SN, sustancias químicas o sus metabolitos, que consisten en:

1. Neuropáticas donde las sustancias actúan directamente sobre las neuronas, causando degeneración de las mismas y pueden dar disfunción parcial o global del SN.
2. Axonopáticas donde el agente neurotóxico actúa sobre el axón, con degeneración, seguido de desnaturalización de la mielina, aun con ruptura del axón y dificultad en la transmisión del impulso nervioso.
3. Mielopatías: aquí el agente neurotóxico interacciona directamente con la mielina o con las células mielinizantes o productoras de mielina (oligodendrocitos en el SNC y Cel. De Schwan en el SNP). La mielina se desnaturaliza, se produce edema intramielínico y desmielinización.
4. Toxicidad asociada a la neurotransmisión, existen sustancias químicas que interactúan con receptores específicos del SN, alterando la comunicación intercelular (transinapticas)

El mecanismo intrínseco de la acción podría radicar en distintos sectores de la vía nerviosa como:

- Sobre la neurotransmisión de la neurona receptora (sinapsis).
- O la región transmisora postsinaptica.

Todo esto dependería de la morfología de las estructuras de conexión, de las sustancias transmisoras, de acción, de la fisiología y patología sináptica.

También se debe tener en cuenta la hendidura sináptica, la membrana presinaptica y postsinaptica donde jugaría un papel importante sustancias neurotrasmisoras que permitiría el impulso nervioso.

En la postsinaptica existiría una placa de la membrana, de una dentrita, rama o axón de la neurona receptora y algunos pueden ser asiento de enzimas que intervienen en la neurotrasmisión.

Con esta descripción se trata de explicar cómo podría actuar la sustancia toxica o algunos de los puntos señalados en la determinación de la denervación en el "síndrome de Adie".

Etiología

El cuadro clínico del paciente en cuestión, de acuerdo a lo analizado, se considera que fue originado por el Acetato de Etilo con tolueno.

Dicha sustancia es:

Un líquido incoloro con un aromático olor a fruta.

Se usa como solvente, como saborizante sintético y en la fabricación de perfumes y tinturas.

El acetato de etilo se encuentra en la lista de sustancias peligrosas Se resumen los riesgos de dicha sustancia química:

- Puede afectar al inhalarlo y al pasar a través de la piel
- Puede irritar la piel, los ojos, la nariz y la garganta.
- La exposición a niveles elevados puede producir mareo, sensación de desmayo y desmayo.
- El contacto repetido puede causar sequedad y grietas en la piel.
- La exposición a largo plazo puede afectar al hígado y riñón.
- El acetato de etilo es un LIQUIDO INFLAMABLE y presenta PELIGRO DE INCENDIO.

Exámenes Complementarios

-Informe Oftalmológico: AV 20/25 OD 20/20 OI

OD: midriasis semiparalítica. Precipitados keratínicos granulomatosos. Sector hora 7 iris, pequeña sobreelevación sin ectropión uveal fisiológico y sin reacción.

-Informe Oftalmológico (27/10/14) OD: midriasis semiparalítica

Conjuntiva basal inferior, zona de isquemia y fibrosis sinblefaron OI: s/p PIO: 10/12 mm Hg

Desaparición Precipitados Keratínicos granulomatosos, solo quedan finos. Sin Tyndal. Menor inyección conjuntival, muy leve.

-Informe Oftalmológico (27/10/14) UN Cuyo AV: 20/20 AO S/C

OD: midriasis semiparalítica precipitados keratínicos granulomato solo quedan finos. Sin Tyndal. Menor inyección conjuntival OI: s/p

PIO: 10/12 mm Hg

-Análisis de sangre (02/12/14)

Toxoplasmosis (por HAI)	Negativo
Anti artritis reumatoide	Negativo
Hepatitis B	Negativo
HIV	Negativo
Chagas	Negativo
VDRL	Negativo
Eritrocitos	4.730.000/mm3
Leucocitos	7.700/mm3

-RMN de cerebro (07/07/15): Tallo y cerebro de morfología y señal conservadas. En sustancia blanca periventricular y subcortical de los hemisferios cerebrales con predominio en lóbulo frontales se observan hiperintensidades aisladas de etiología inespecífica (han sido mencionadas a migraña entre otros cuadros). El sistema ventricular es normal.

No se observan alteraciones en la señal de la corteza, núcleos basales o tálamo. Surcos, cisuras y cisternas libres.

Los músculos extraoculares y nervios ópticos no presentan asimetrías morfológicas ni alteración en la señal.

Consideraciones Médicas

El paciente consulta el día **29/09/14** por presentar midriasis semiparalítica del ojo derecho, después de cinco meses y medio de haber sufrido el accidente referido. Cuyo cuadro clínico oftalmológico ha sido detallado.

Se trata de una afección poco frecuente y no fácil de diagnosticar. Desde ocurrido el accidente ha sido examinado por distintos médicos oftalmólogos, tanto por ART como por medio de su Obra Social.

Se le hicieron estudios de laboratorio, para descartar toxoplasmosis, hepatitis, HIV, etc. que resultaron negativos.

También, se le hace tratamiento con Medicamentos Antivirales (POVIRAL) y otros Colirios.

Los estudios realizados no aportaron elementos para el diagnóstico correcto. Tampoco experimentó mejoría de la sintomatología con el tratamiento.

Pronóstico

El pronóstico de la midriasis semiparalítica depende del origen o causa del cuadro clínico, e igualmente se trate de:

Una midriasis aislada, o 2- Una midriasis con oftalmoplegía externa, como también si es uni o bilateral.

Al referirnos al pronóstico, una vez instalado el cuadro, es fundamental llegar a la causa que desencadena la patología para evitar una evolución más desfavorable, como puede ocurrir en casos de:

1. patología virósica, que requiere iniciar en forma inmediata el tratamiento antivírico,
2. casos de aneurismas, para tomar las medidas correspondientes, como también
3. la corrección oftalmológica, debido a la sintomatología que la midriasis produce, como visión borrosa que son determinantes de "astenopia o cansancio visual" que puede originar dolor de cabeza de origen ocular, por trastornos acomodativos o fatiga del músculo ciliar, causa que ocurre en la denervación parasimpática post-ganglionar (ganglio ciliar) que inerva el esfínter pupilar que produce miosis, el músculo ciliar que actúa en la acomodación del cristalino.

En lo que respecta a la "astenopia ciliar" hay que tener en cuenta cuando se asocia a: hipermetropía, astigmatismos, presbicia y miopía.

Prevención

Respecto a la prevención es difícil considerarla, por el hecho de que el cuadro clínico puede manifestarse en forma aguda.

Pero sí se puede actuar a los efectos de evitar una evolución desfavorable, al realizar el tratamiento en casos de origen virósico. También se puede prevenir complicaciones cuando hay síntomas prodrómicos en casos de aneurismas. En estos pacientes, cuando comienzan con los síntomas es necesario indicar exámenes complementarios: ya sean estudios de sangre para descartar cuadros virósicos, mientras cabe indicar RMN, TAC o angiografía de cerebro en casos de sospechar aneurismas.

B) EPIFORA – QUERATOCONJUNTIVITIS CRÓNICA POR LESIÓN CAÚSTICA

Paciente se sexo masculino de 25 años de edad, quien se desempeñaba como Operario en una Fabrica dedicada a la Industria de las aceitunas. Se presenta en una primera consulta el día **12/10/2011**. Refiere que el día **22/04/2011**, siendo las 02:00 horas aproximadamente, se encontraba colocando una manguera en el pico de salida de una pileta de soda cáustica.

Al prender la banda, sale un chorro por estar la manguera pinchada y le salta el líquido en el ojo derecho.

Inmediatamente sintió fuerte dolor y ardor, seguido de congestión conjuntival y visión borrosa.

Se lavó con agua y continuó con su tarea, pero seguía con mucha molestia, cuatro horas más tarde le comunicó esta situación al encargado y pidió asistencia médica, lo que no ocurrió.

A las 06:00 hs cumple con su jornada de trabajo y se retira. Como los dos días siguientes eran feriados, el día lunes no llegó a las 22:00 horas que era el horario de entrada, lo hizo a las 09:00 horas del **25/04/2011** para pedir lo asistiera un médico, en ese momento le indican consultar en la aseguradora, lo que hizo por sus propios medios.

En la aseguradora, un médico de la misma lo deriva a la Clínica Oftalmológica, donde un especialista lo examina y medica con gotas oftálmicas.

Continuó en control por consultorio de ART durante 7 días.

A pesar del tratamiento no experimentó mejoría y continuó con ardor y enrojecimiento de conjuntivas, dolor, con disminución de la visión y lagrimeo (epífora).

Ante la evolución desfavorable lo derivan con otro médico especialista, quien le hizo estudios complementarios e indicó cirugía que consistió en colocación de Puntug Plug.

Después de dicha intervención no experimentó mejoría, continúa con enrojecimiento conjuntival, molestias a la luz solar (fotofobia) y disminución de la visión.

El día **22/03/16** se le otorga alta médica.

EXPLORACIÓN FÍSICA

Control clínico 28-12-2011

Ese día observo asimetría facial, con leve borramiento del pliegue nasogeniano, ligero descenso de ceja derecha y desviación de comisura labial a derecha.

Al interrogar al paciente sobre esos hallazgos, resulta que no se había dado cuenta, y al continuar con el examen físico se detectan trastornos de la sensibilidad superficial táctil en hemicara derecha.

Dicha sintomatológica fue transmitida por el paciente a médicos oftalmólogos, que siguieron su control clínico, además a médicos neurólogos, pero ninguno de ellos lo relacionó con el accidente sufrido en su ojo derecho.

Cuadro Clínico **21/05/2012**: según el paciente presenta cefalea en hemicráneo derecho, zumbidos del mismo lado.

En rostro, en lado derecho dice tener sensación de adormecimiento y dolor a nivel mandibular del mismo lado, presenta trastornos de la sensibilidad superficial, con paresia que le dificulta silbar, al igual que paresia en músculos frontales y periorales.

También manifiesta que cuando ingiere bebidas le aumenta el lagrimeo de ojo derecho y se incrementa con la masticación.

Examen oftalmológico

Ojo derecho: reflejo consensual y fotomotor normales

AV OD 4/10

AV OI 10/10

Con ligera ptosis párpado superior derecho.

Ojo derecho congestión conjuntival, con lagrimeo permanente.

Según el paciente refiere trastornos de la visión: como que las letras se superpusieran y algunas veces lee otra palabra aunque similar. También manifiesta con la lectura cansancio visual, después de unos 10 minutos, donde además aumenta el lagrimeo, suele manifestar dolor retroocular que se irradia a región frontal y parietal del mismo lado.

Control cuadro clínico 07/12/2012

Continúa con igual sintomatología.

Además, refiere cefalea prácticamente en forma diaria, que nace en ojo derecho y se extiende a región frontal, parietal y occipital del mismo lado.

Medicación:

- Lacrimine – Fenipred gotas.
- Systan gotas.
- Patonal gotas.
- Ibuprofeno 800 para la cefalea.

Control cuadro clínico 13/03/2014

Persiste con lagrimeo ojo derecho que aumenta en días de calor.

Continúa con paresia de hemicara derecha. Sigue en control cada 30 días.

Recibe igual tratamiento. Solicito EMG de nervio facial.

Control cuadro clínico 03/11/2014

Reflejo consensual y fotomotor normales.

Parálisis facial derecha.

Continúa en control en Clínica oftalmológica. Tratamiento: la grimune, recugel, systone gel.

Persiste enrojecimiento de conjuntiva que aumenta en días de calor.

El día **04/11/2014**, lo citan de la ART para recalificación. Desiste del mismo.

Control cuadro clínico 27/08/2015

1. Se lo interviene quirúrgicamente, le hacen dacriocistorrinostomía. No ha tenido cambio favorable con la operación. Continúa con enrojecimiento de conjuntiva ojo derecho, aumento de lagrimeo y secreción nasal homónima. Las molestias aumentan con el calor y tiene intolerancia al sol (fotofobia).
2. La cirugía consiste en la comunicación del saco lagrimal por medio de una osteotomía a nivel del saco, uniendo sus paredes en la mucosa nasal.

Al examen del rostro:

Continúa con paresia y parestesia en hemicara derecha con disminución de sensibilidad táctil y de dolor.

Desviación comisura labial a derecha, dificultad para silbar. Reflejo fotomotor y consensual conservados.

Signo de Bell positivo.

El diagnóstico de la patología oftalmológica que afecta al paciente, como consecuencia del accidente que sufriera, se trata del llamado "ojo seco" o "queratoconjuntivitis seca".

Los síntomas más habituales son:

Sensación de sequedad, como tener arenilla en conjuntivas, o de quemazón, que empeora durante el día. Además puede aparecer una secreción fibrosa y visión borrosa transitoria, con enrojecimiento en conjuntivas.

Los signos consisten en:

La existencia de blefaritis posterior, disfunción de las glándulas de Meibomio. La conjuntivitis puede mostrar una queratinización leve y enrojecimiento.

La película de lagrimas: en el ojo normal a medida que se rompe la película de lagrimas, la capa de mucina se contamina con lípidos, pero se eliminan, mientras que en el "ojo seco" la mucina contaminada con lípidos, se acumula en la película lagrimal a medida que las partículas y los desechos se mueven con cada parpadeo y no se eliminan como en el ojo normal.

Pruebas complementarias

-Psicodiagnóstico (**31/05/2012**):

En entrevista se consignan síntomas:

- Ansiedad.
- Jaquecas frecuentes.
- Vergüenza por sentimientos de fealdad (perdida de estética).
- Aislamiento social.
- Pérdida de interés en cosas que antes disfrutaba, sentimientos depresivos. El patrón conductual se encuadra en un: Eje I (DSM-IV). Trastorno de ansiedad generalizada.

Según BAREMO (S.R.T). Decreto 659/96, el caso se encuadra en una Reacción Vivencial Anormal con manifestación ansiosa-depresiva, con Grado III (incapacidad del 20%).

- EMG de Nervio facial (**25/10/2014**): Examen Neurológico: se constata paresia facial derecha a predominio de rama superior (orbitaria).

Técnica: con electrodo de cuchara se exploran los miotomas correspondientes a las cinco ramas del N. Facial en forma bilateral a barridos y amplitudes convencionales.

Informe: silencio eléctrico en reposo, a esfuerzo mínimo se observan Pums de amplitud y duración aumentadas a esfuerzo voluntario se observan a nivel de la rama cigomática facial derecha, especialmente en el N. Orbicular de los párpados, contracciones sincinéticas y asimetría de potencial M de un 10% comparado con el lado sano – mismo nervio en rama cigomática del facial izquierdo donde el potencial es mayor a 30.-

Conclusiones: trazado neurogénico del N. Facial derecho en su rama cigomática, especialmente N. Orbicular de los párpados, compatible con regeneración axonal incompleta.

-Solicitud de estudios oftalmológicos (**25/03/2015**): Solicito autorización para realizarle "Dacriocistorrinostomia" Ojo Derecho, Ojo Izquierdo y Ambos Ojos.

Diagnostico: Epifora Cronica – Disfuncion lagrimal severa – Obstruccion lagrimal – Dacriocistitis.

El patrón conductual del se encuadra con un trastorno de ansiedad generalizada. El caso se encuadra en una Reacción Vivencial Anormal con manifestaciones ansiosa-depresiva, con grado III.

-RN -Psicodiagnostico (17/03/2016): M de Cerebro (**13/04/2017**): Tallo y cerebelo sin alteraciones. No se observan lesiones hipotálamo-diencefalicas. No se evidencian cambios patológicos en la morfología o señal de la sustancia blanca, núcleos basales o corteza de los hemisferios cerebrales. El sistema ventricular es normal.

ANÁLISIS Y COMENTARIOS:

Paciente que como consecuencia del accidente que sufriera presenta un Cuadro Clínico Actual con secuelas psico-orgánicas.

Las secuelas psicológicas: surgen por el cuadro clínico descripto, lo cual no le permite un accionar normal y habitual en su vida de relación por las molestias ya referidas, aún durante la ingesta de alimentos que le aumentan el drenaje lagrimal y perdura durante el sueño.

También le resulta crítico cuando se encuentra frente a cualquier persona y estar en forma permanente secándose las lágrimas con el pañuelo.

Dicha situación es motivo de cambio de carácter, irritabilidad, ansiedad, depresión y trastornos en el sueño.

Las secuelas orgánicas: comprenden cambios oftalmológicos inmediatos y mediatos. También del nervio facial-VII par craneal.

Las primeras: la repercusión inmediata que consistió en el fuerte dolor en el ojo, por acción cáustica de la sustancia y por la presión del chorro del líquido, además debemos agregar que la intensa molestia con ardor le llevó al paciente a restregarse con energía, presionando los tejidos oculares.

También por el hecho de no haber recibido la asistencia médica de inmediato a pesar de comunicar el accidente, ya que los encargados ignorando las consecuencias graves que pueden originar las sustancias tóxicas en los ojos, de lo cual deberían estar informados, no hicieron una derivación de urgencia a médico especialista. Recién el día **24/04/2011** se hace la denuncia del accidente, recibiendo la atención médica.

Las segundas: la repercusión mediata surge debido al proceso irritativo de las conjuntivas con las consiguientes molestias, además de la reducción de la visibilidad y la epífora constante, lo que exige esté en forma permanente secándose las lágrimas con un pañuelo.

Sobre el capítulo de secuelas a nivel del nervio facial trataré de hacer un análisis teniendo en cuenta distintos aspectos como:

1. Primeramente: se observa la existencia de asimetría facial entre 45 a 60 días de la fecha del accidente, lo cual no fue detectado por el paciente, aunque ya con la presencia de sintomatología oftalmológica por acción de la sustancia cáustica, como malestar conjuntival con enrojecimiento, sensación de arenilla en las mismas y lagrimeo, vale decir existió una superposición de signos y síntomas por la acción cáustica de la sustancia y la parálisis facial.
2. Cabe hacer el diagnóstico diferencial entre las distintas causas de parálisis facial, para lo cual se hará una descripción del cuadro clínico de las mismas, donde se hace indispensable contar con estudios complementarios como: exámenes de laboratorio para descartar una parálisis facial de Bell. De una RMN de cerebro para estudiar lesiones del nervio facial desde el mesencéfalo al conducto auditivo
3. En este apartado y teniendo en cuenta la evolución crónica (nueve años) de la parálisis facial y sin tener cambios permitirá dejar de lado la parálisis de Bell que espontáneamente es posible ceda la sintomatología en poco tiempo.

El origen por un proceso orgánico se descarta por la presencia de una RMN normal.

4. La parálisis facial que aqueja al paciente, es posible sea de origen infranuclear, según síntomas y signos ya descriptos.

Al interrogar al paciente sobre esos hallazgos resulta que no se había dado cuenta y al continuar con el examen físico se detectan trastornos de la sensibilidad superficial táctil en hemicara derecha.

Dicha sintomatológica el paciente se la trasmitió a médicos oftalmólogos que siguieron su control clínico, comentándoselo además a médicos neurólogos, pero ninguno lo relacionó con el accidente sufrido en su ojo derecho.

También manifiesta que cuando ingiere bebidas le aumenta el lagrimeo de ojo derecho y se incrementa con la masticación, con trastornos de la sensibilidad superficial, y paresia que le dificulta silbar, al igual que paresia en músculos frontales y periorales, además de ligera pstosis parpado superior derecho, congestión conjuntival y lagrimeo permanente.

Aquí cabe establecer lo siguiente:

Al paciente en el siniestro le origina complicaciones conjuntivales, epifora permanente, lesiones de glándulas de Meibomio, determinante de queratoconjuntivitis seca.

Paralelamente se instala el cuadro de parálisis facial que para interpretar la causa y mecanismo haré una correlación con dos procesos patológicos como son:

a) Pupila de Adie.

Cuadro clínico que presentó un paciente, al que le cae en el ojo derecho un detergente cuya composición química es de tolueno. Dicha patología consiste en un compromiso del nervio parasimpático con denervación a nivel del ganglio ciliar y fibras postsinápticas.

Al respecto, sobre dicha midriasis traté de explicarlo mediante la **hipótesis sobre la patología del síndrome de Adie.** Dicha hipótesis esta descripta en página 313.

b) Parálisis Facial:

Es posible que la acción neurotóxica se haya producido por capilaridad para llegar al segmento infranuclear del nervio facial que comprende lesiones cerca del origen aparente del (NC VII) puente o cerca del origen del nervio petroso mayor en la región del ganglio geniculado.

La sintomatología consiste en parálisis de los músculos de la hemicara del lado de la lesión y afecta movimientos voluntarios, involuntarios y emocionales. Aquí se ven comprometidos el orbicular de los parpados, reflejo estapedio, salivación y lagrimeo.

El concepto de capilaridad sobre el mecanismo y fisiopatología de la parálisis facial, son detallados por similitud al referirme a la Hipótesis del Síndrome de Adie (página 313).

Por lo dicho se puede establecer que existe compromiso inicial de conjuntivas del ojo derecho y repercusión en nervio facial, con parálisis infranuclear que se puede denominar SINDROME DE PARALISIS CONJUNTIVO-FACIAL.

HIPÓTESIS DE LA CAPILARIDAD SOBRE LA PARÁLISIS FACIAL

Para mejor interpretación de esta hipótesis me he referido a otro paciente que sufrió accidente con lesión ocular por un producto químico (tolueno) que desencadenó la patología llamada Síndrome de Adie. (Ver capítulo VI de este trabajo).

Sobre dicha patología describí la Hipótesis del posible mecanismo de la acción del producto químico, lo que resulta importante para interpretar el caso del paciente que nos ocupa, cuyo diagnóstico inicial fue queratoconjuntivitis crónica, que luego se complicó con Parálisis Facial (ver cuadro clínico pág. 317).

Al referirme a la hipótesis sobre la patogenia del Síndrome de Adie, comprende distintos aspectos del mecanismo de acción nocivo del producto químico sobre el sistema nervioso central **(SNC)** y periférico **(SNP)**.

Pero lo dicho no aclara como se transmite desde el punto o zona lesionada al momento del accidente, el estímulo hasta la región de tejidos comprometidos y determinantes del cuadro clínico.

Una forma que podría ayudar a la interpretación de lo dicho, es la comparación con la **CAPILARIDAD**.

El concepto de capilaridad, es la propiedad en virtud de la cual la superficie libre de un líquido puesto en contacto con un sólido sube o baja en las proximidades de este, según que el líquido lo moje o no; sus efectos son especialmente aparentes en el interior de los tubos capilares o entre dos laminas muy próximas.

Vale decir que sería el mecanismo que permitiría la propagación distal de la sustancia quimica desde el lugar receptivo al efector y determinante del daño orgánico que se produce por ejemplo en fibras parasimpáticas postganglionares en el Síndrome de Adie o cambios funcionales o estructurales en el **SNC** y/o **SNP** como puede ocurrir en hemisferios cerebrales a niveles corticales o subcorticales en intoxicación con Tolueno, donde puede detectarse en la RNM y TAC de Cerebro, lesiones en los ganglios en circunvoluciones del cíngulo cerebral.

Las sustancias neurotóxicas según sus características pueden producir lesiones directas a nivel del SNC y/o SNP originando: a) Neuropatías, b) Axonopatías, c) Mielopatías, d) Toxicidad asociada a neurotransmisión.

De lo dicho surge que los productos químicos neurotóxicos llegan a los tejidos del SN originando el compromiso mencionado.

Para mejor interpretación del mecanismo de la Capilaridad, es necesario analizar dos aspectos:

Primero: la conducción nerviosa de un estímulo a nivel de receptores del Sistema Somatosensitivo y que conducen la información sobre fenómenos nocivos, se transmiten por terminaciones nerviosas especializadas y se proyectan a través de vías correspondientes hasta llegar a los efectores, acorde al estímulo, a nivel medular, tronco cerebral, mesencéfalo, etc, que determinaran el cuadro clínico producto de las lesiones originadas.

Segundo: en este apartado hare mención especialmente al *fenómeno de capilaridad,* para lo cual ayudará a la interpretación, si tenemos en cuenta aquellos casos donde los receptores sensitivos son afectados por acción neurotóxica de la sustancia química.

Lo expresado sobre esta definición viene, interpreto a confirmar la **Hipótesis de la Capilaridad** en la parálisis facial del cuadro clínico que nos ocupa y es precisamente la última parte de la definición cuando se refiere a "...entre dos laminas muy próximas".

Es decir que, el neurotóxico sigue las vías nerviosas desde el lugar del estímulo mediante el fenómeno de la capilaridad entre el perineuro y epineuro o tejidos que lo rodean que figurativamente representan las dos láminas mencionadas en la definición.

El diagnóstico de Parálisis Facial, requiere el análisis de todo lo detallado:

1. El origen se interpreta ocurrió en el accidente con lesión de conjuntivas del ojo derecho, por acción cáustica del producto químico.
2. El compromiso de tejidos blandos fue intenso, donde se vio afectado además de las conjuntivas, las glándulas lagrimales y como se detalla en la Hipótesis de

Pupila de Adie, participan en la inervación del ojo los pares craneales (III par, V par, VII par y SNV).

3. En el caso del paciente que nos ocupa es importante tener en cuenta que el VII par que inerva el músculo orbicular de los párpados es posible haya sido el punto de partida a través del nervio orbicular del ojo, mediante el mecanismo de capilaridad. Esto se puede explicar teniendo en cuenta que en el Electromiograma (EMG) del nervio facial realizado el **25/10/2014** se informó: Trazado neurogénico del N. Facial en su rama cigomática. Especialmente N. Orbicular de los parpados, compatible con degeneración axonal incompleta.
4. También permite la posibilidad del diagnóstico producto de la acción cáustica y diferenciarlo con: Parálisis de Bell, traumatismo (fracturas, heridas), infecciosas (otitis media, mastoiditis, herpes zoster), metabólica (diabetes, hipertiroidismo, neoplásica, tumores VII par, tumores benignos y malignos).

Hecho un análisis de todo lo detallado sobre el cuadro clínico del compromiso del nervio facial, es posible se trata de:

1. Parálisis Facial Infranuclear.
2. Causado por acción cáustica en ojo derecho.
3. La fisiopatología puede ser explicado mediante la Hipótesis sobre el Síndrome de Adie (pág. 313) y de la Capilaridad sobre la Parálisis Facial (pág. 323) por la acción neurotóxica de la sustancia química. Por lo dicho se puede establecer que existe compromiso inicial de conjuntivas en ojo derecho, repercusión en nervio facial con parálisis Infranuclear que se puede denominar **SINDROME DE PARÁLISIS CONJUNTIVO-FACIAL.**

C) DESPRENDIMIENTO DE RETINA

Paciente se sexo femenino de 33 años de edad, quien se desempeña como empleada de limpieza. Según refiere, el día **20/07/15** siendo las 09:30 horas se encontraba limpiando unos baños del Consulado Chileno, para esto colocó una mezcla de cloro y "Cif" en el inodoro. Al agitar la mezcla con un cepillo de manera enérgica, golpea accidentalmente el borde del inodoro, lo cual generó que parte de la mezcla salpicara su rostro, entrando una gran cantidad al ojo izquierdo.

Como consecuencia del accidente: la paciente sufrió importante edema e irritación conjuntival, acompañada de intenso ardor y dolor, refiere que sentía que la sustancia le quemaba el ojo izquierdo. La piel que estuvo en contacto con la mezcla presentó enrojecimiento e irritación, con sensación de quemazón, pero de menor grado que en el ojo.

Debido al desesperante e intenso dolor y ardor que la sustancia le ocasionaba, la señora comenzó a restregarse fuertemente el ojo, buscando aliviar las molestias, además la auxilió un personal de vigilancia que le echaba agua del surtidor, pero al verle completamente el ojo congestionado y enrojecido, le sugirió que hiciera consulta en forma urgente con médico oftalmólogo.

Dio aviso a su encargado, y se dirigió caminando a la **ART**, mientras iba restregándose su ojo izquierdo. Allí fue evaluada por un traumatólogo, que la deriva a la Clínica Oftalmológica para ser asistida por un oftalmólogo, para ese momento la paciente refiere que, con el ojo izquierdo veía borroso en una zona del campo visual, como una "nube".

Luego de estar en la sala de espera de la Clínica más de 40 minutos (continuó restregándose durante ese tiempo), es examinada por una especialista, le solicita una ecografía, e indica gotas oftálmicas y la cita para posterior control. Al salir de la clínica, la paciente refiere que aumentaban las molestias del ojo izquierdo. En la receta emitida, le coloca diagnóstico: úlcera corneal.

El mismo día, le hacen ecografía de ojo izquierdo, y la Dra. que la asistió, le manifestó que tenía un intenso traumatismo y le preguntó a la paciente, si se golpeó con un palo.

Luego, acude a control con otro oftalmólogo el día **21/07/15**, le realiza un examen de fondo de ojo, diagnostica desgarro de retina, medica con atropina cada 8 horas e indica reposo absoluto y aconseja la operación. Solicita fecha para la intervención en ART.

El día **22/07/15**, fue controlada nuevamente.

Mientras se encontraba a la espera del turno para la operación, el día **28/07/15** recibe telegrama de la ART, comunicando el rechazo de la patología por dicha aseguradora.

Al día siguiente, se presenta en la ART pidiendo ser reingresada, pero es nuevamente rechazada.

Ante tal situación, el día **29/07/16**, consulta en su Obra Social, donde la examina el médico auditor de la misma. Paralelamente, el encargado de la empresa, la traslada para consulta con oftalmólogo particular, quien mediante un nuevo fondo de ojo, confirma el desprendimiento de retina y que el mismo pudo haberse manifestado, por el traumatismo que le ocasionó el restregarse en forma intensa y prolongada.

Le informa que el desprendimiento se encontraba en la zona inferior de la retina, afectando además la mácula, la visión estaba notablemente afectada, con visión luz y distinguía solamente bultos (se adjunta historia clínica – **29/07/16**). Solicita estudios prequirúrgicos y deriva con oftalmólogo que realizaría la cirugía.

Acude a consulta con otro médico oftalmólogo el **24/08/15**, le comenta sobre el pronóstico de su patología y del tratamiento quirúrgico de la misma, programa cirugía y solicita estudios prequirúrgicos.

El día **27/08/15**, por medio de la Obra Social, realizan vitrectomía y retinopexia, otorgan alta hospitalaria el mismo día, debiendo acudir a control en 24 hs, también le indican Zypred (Gatifloxacina + Prednisolona) cada 2 horas.

El día **03/09/15**, acude a control y le indican Gatimicin (antibiótico y desinflamatorio) y Pilocarpina. Además, la Dra. le manifestó que solamente

podría recuperar parcialmente la visión, producto del tiempo prolongado entre el accidente y la cirugía.

Finalmente, el **28/09/15** otorgan el alta médica por Obra Social.

En el mes de marzo de 2016, realiza control oftalmológico, donde le diagnostican cataratas, pero le manifiestan que no es factible la operación, dado que no va a recuperar la visión.

Exploración física

La paciente presenta pérdida de la visión del ojo izquierdo.

Examen físico: los reflejos fotomotor y consensual en su ojo izquierdo se encuentran disminuidos, en relación con su ojo derecho. Además presenta visión bulto sobre el lado temporal izquierdo.

Cabe mencionar, que la paciente no presentaba ninguna alteración de la visión previa al accidente. Su patología se desencadenó a partir de los hechos ocurridos el **20/07/15**.

Para una mejor interpretación de lo sucedido, como consecuencia del accidente en su ojo izquierdo, cabe hacer un análisis al respecto, para lo cual nos referimos a las lesiones traumáticas del ojo, conceptos anatómicos de la retina y desprendimiento de retina.

I. Traumatismo orbitario

Este accidente puede provocar lesiones, solo en los huesos de la órbita, únicamente en partes blandas o involucrar ambas.

Al considerar el traumatismo con lesión de partes blandas, nos referimos al **desprendimiento de retina traumático.**

El trauma ocular puede ser:

a- Trauma ocular abierto: herida de espesor total (lesión penetrante o perforante).

b- Trauma ocular cerrado: ausencia de herida de espesor total.

c- A su vez el trauma puede ser:

- mecánico: con objeto contundente.
- no mecánico: que puede ser de naturaleza (térmica, química o eléctrica).

Cuando el ojo es impactado, principalmente en el trauma ocular cerrado, se genera un acortamiento antero-posterior y una elongación ecuatorial. Lo dicho origina fuerza de estrechamiento en la pared ocular, seguido de aumento de la presión intraocular y cuando la fuerza alcanza un nivel crítico en el ojo, la pared ocular se rompe en su punto más débil, como a lo largo del limbo, alrededor del nervio óptico, a nivel de la inserción de los músculos rectos y en la córnea.

II. Traumatismo químico ocular

Las sustancias químicas básicas que pueden causar lesión ocular son: los *álcalis* y *ácidos.*

Los primeros resultan más severos, debido a que los álcalis no llevan a la coagulación de las proteínas, por lo cual penetran más profundamente, de lo cual surge que el daño puede comprometer la superficie ocular, como también la integridad del globo ocular debido a la posibilidad de provocar desestructuración y destrucción tisular aguda, comprometiendo la córnea, conjuntivas, esclera, aún en minutos o segundos.

Las lesiones producidas por dicha sustancia, consiste en una reacción química productora de calor (es un fenómeno de saponificación), con repercusión primeramente en la barrera formada por la película lagrimal (que contiene un componente hidrolipomusinoproteico y un pH entre 7 y 7.8 que protegen los tejidos oculares (córnea, conjuntiva y esclera).

Las sustancias químicas que alteran el pH entre menos de 3.5 o más de 12 son corrosivos.

La acción de los álcalis a diferencia de los ácidos que producen (coagulación de las proteínas) su acción es de saponificación, lo que permite la desnaturalización y penetración en los tejidos:

- A nivel de conjuntivas puede dar quemosis.
- Áreas de isquemia en la córnea con alteración de las estructuras que pueden llegar a la pérdida del epitelio (muerte de las células) por cambio del "pH" y aún producir úlceras.

En los casos de lesión critica de evolución desfavorable, puede presentarse la córnea opaca o adelgazada, lesión ulcerosa, y aún llegar a la perforación, además compromiso de cámara anterior donde se presenta estrecha, acuosa con fibrina, también el iris atrófico, necrosis conjuntival, isquemia límbica, catarata, glaucoma secundario.

Lo dicho justifica la sintomatología, con fuerte dolor y ardor en el ojo que a su vez motivó el restregarse, es decir frotarse con fuerza y en forma prolongada, lo que pudo ser la causa del desprendimiento de la retina, como se explica más adelante.

III. La retina

Es una membrana que tapiza la cavidad del ojo por dentro, encargada de captar la visión y enviar esa información al cerebro a través del nervio óptico. La retina comprende dos partes: La mácula y la retina periférica.

La mácula abarca el 5% de la superficie retinal, es la parte más especializada, permite ver detalles pequeños, leer, etc.

La retina periférica es el 95% de la superficie retinal y da la visión periférica o campo visual.

El humor vítreo es una gelatina que rellena la cavidad del ojo y se encuentra unido a la retina en algunos sectores. Con el envejecimiento, el humor vítreo tiende a separarse de la retina en mayor o menor grado, es el llamado desprendimiento posterior.

IV. Desprendimiento de retina

Consiste en la separación de la retina del epitelio pigmentario que puede producirse **gradual o súbitamente.**

La línea de separación se encuentra entre la capa de conos y bastones y el epitelio pigmentario, y el resto de la retina, resulta un verdadero clivaje. El espacio formado está ocupado por: exudado líquido, serosa y hemorrágico. Existen variadas formas de desprendimiento y se manifiestan por la clínica, diferencias anatómicas y anatomopatológicas tales como:

En el *desprendimiento gradual*, el paciente puede experimentar síntomas como partículas flotantes y fotopsia (luces relampagueantes) debido a la tracción del vitro en la retina.

En el *desprendimiento de retina súbito* suele ocurrir en la periférica a menudo en la región temporal superior. Dicha lesión tiene como factor predisponente a la miopía, degeneración retiniana periférica y afaquia.

Al referirnos al desprendimiento de retina, esta puede ser espontánea o idiopática y otra postraumática.

A) Desprendimiento espontáneo o idiopático:

a) La sintomatología puede iniciarse con disminución de la tensión del globo ocular y pupilas algo dilatadas.

Cuando la hipotonía es marcada, pueden aparecer complicaciones graves (ciclitis).

Los síntomas prodrómicos son:

- Fotopsia: que consiste en la percepción de sensación luminosa subjetiva, que se debe a una irritación de la retina.
- Metamorfopsia: se trata de una deformación de los objetos del mundo exterior. El enfermo percibe onduladas las líneas rectas y objeto que conoce rectos (postes, columnas, etc).

Igualmente tiene la percepción de moscas volantes, tela de araña, cortinas, etc. Esto es causado por la existencia de exudado y/o cuerpos flotantes en el humor vítreo.

- El campo visual: demuestra un escotoma o estrechamiento del campo visual, correspondiente al desprendimiento.

La proyección luminosa es defectuosa en el lugar del desprendimiento y puede tener perturbaciones en la percepción cromática del azul.

b) Síntomas oftalmoscópicos:

El examen oftalmoscópico debe ser hecho con pupilas bien dilatadas.

1. 1- Iluminando la pupila, se notará cambio del color rojo vivo del fondo de ojo, en gris o gris rojizo en la retina desprendida.
2. Se continua con examen del fondo de ojo: la retina desprendida forma numerosos pliegues y en cuya superficie se perciben los vasos siguiendo las sinuosidades de los pliegues. La retina desprendida tiene color gris-verdoso, presentando ondulaciones y plegamientos de su superficie.
3. La opacidad del cuerpo vítreo es casi constante, debido a un proceso inflamatorio coroideo.
4. Manchas pigmentarias en la retina desprendida o en sus vecindades es común encontrarlas, cuando existe un proceso coriorretiniano anterior al desprendimiento mismo.

En un 50% de los casos de desprendimiento hay desgarro entre la ora serrata y el ecuador del ojo.

c) El pronóstico:

Habitualmente es desfavorable y la lesión progresa lentamente, produciendo una ceguera de ese ojo.

d) Etiología y patogenia:

El desprendimiento se originaría por desgarro o perforación de la membrana y localizada en el ecuador del ojo y en la vecindad de la ora serrata.

El cuerpo vítreo sufre lento proceso de retracción y el armazón fibrilar, que ejerce tracciones irregulares sobre la retina, la desprende de a poco.

Dentro de las teorías que tratan de explicar el desprendimiento idiopático están:

A. Teoría de la retracción que explica el desprendimiento de la retina, por un proceso de acortamiento o retracción de la trama fibrilar del cuerpo vítreo, que arrastraría consigo la retina.
B. Teoría de la colección de exudado inflamatorio entre coroides y la retina.

El desprendimiento idiopático o espontáneo, suele ir precedido de una enfermedad del tracto uveal, tales como: coroiditis y coriorretinitis ecuatorial.

B. Desprendimiento de retina post-traumático

Una ligera contusión del ojo, es capaz de provocar o precipitar la aparición de un desprendimiento idiopático.

La contusión del globo ocular puede producir desprendimiento de la retina localizado en el mismo sitio donde el globo es percutido por el agente traumático.

Aquí la retina puede presentar uno o varios desgarros que se pueden observar flotando en el cuerpo vítreo. Igualmente es posible observar focos hemorrágicos en la vecindad de la retina desgarrada o en el cuerpo vítreo.

Otras veces la retina se desgarra y se desprende en el polo opuesto al traumatismo, es decir en región del contragolpe. En este tipo de lesión se observa particularmente en la región de la macula y de la papila óptica, o bien desprendimiento peripapilar de la retina o agujero de la mácula.

Desprendimiento de la retina: consiste en la separación de la retina del epitelio pigmentario que puede producirse gradual o súbitamente.

Pruebas complementarias

-*Psicodiagnóstico* (**22/07/16**): El patrón conductual (según DSM-IV) vinculado con el accidente, se encuadra con un F33.x Trastorno depresivo mayor, recidivante (296.3x), con síntomas ansiosos.

Incapacidad: Conforme a BAREMO (S.R.T). Decreto 659/96, el caso se encuadra en una Reacción Vivencial Anormal con manifestación ansiosa- depresiva, con Grado III (incapacidad del 20%).

Análisis y comentarios

Al referirnos al desprendimiento de retina como una consecuencia del traumatismo ocular, se hará mención primeramente del concepto de contusión y concusión.

En la **contusión**, existe lesión por contacto directo con un objeto traumático contundente. Aquí el traumatismo directo puede ser en el globo ocular, párpado y órbita, que según la intensidad del mismo es posible que desencadene conmoción retinal, ruptura de la coroides, retinitis escleopitaria o agujero macular.

La **concusión**, es la lesión mecánica traumática a distancia por ondas de presión o succión, que puede ser a través del aire **(explosión)**, sobre los tejidos (Traumatismo de cráneo) o de los propios líquidos intraoculares **(traumatismo del segmento anterior con lesión macular).**

El traumatismo ocular puede desencadenar dos mecanismos productores de un desgarro en la retina:

1- La deformación de las paredes del globo ocular, disminuye la longitud axial o anteroposterior y aumenta el diámetro ecuatorial, lo que provoca lesiones en la pared ocular y en la base de inserción del vítreo.
2- Como reacción al efecto anterior o contragolpe, la acción de las fuerzas de las paredes y el contenido ocular, producen la disminución del diámetro ecuatorial por debajo de las medidas normales, y el aumento del eje anteroposterior, y entre ambos, provocan un doble efecto de tracción vítrea sobre la retina, lo que determina la aparición de los desgarros retinales, tanto periféricos como cercanos a la base del vítreo, incluso maculares.

   Después de producirse el desgarro, sobreviene el desprendimiento de retina.

Según estadísticas indican, que el **15%** de los desprendimientos traumáticos de retina se detectan a las **24 horas de producida la lesió**n, el **35%** al cabo de un **mes**, y el 50% entre los **8 meses** y **el año**.

En la paciente es posible que existiera un traumatismo directo ocular ya explicado, cuya sintomatología se inició al momento del accidente y es cuando comenzó a restregarse y se prolongó durante más de dos horas, tiempo que demoró en dirigirse caminando a la ART y luego a la Clínica oftalmológica.

Ese traumatismo directo del globo ocular, en el caso que nos ocupa comprende dos etapas sucesivas y a repetición:

En la primera, la compresión anteroposterior, produce un desplazamiento anteroposterior del líquido ocular, con reducción de la longitud axial o anteroposterior y aumento del diámetro ecuatorial, con deformación de los tejidos en el plano vertical que puede producir ruptura de esclera y coroides.

En la segunda etapa, por reacción del volumen ocular comprimido por la contusión (presión manual en este caso), el globo ocular como reacción al efecto anterior o contragolpe, la acción de las fuerzas de las paredes y el contenido ocular, producen la disminución del diámetro ecuatorial por debajo de las medidas normales y el aumento del eje anteroposterior y entre ambos provocan un doble efecto de tracción vítrea sobre la retina, lo cual originó los desgarros retinales.

Hecha esta explicación, trataré de argumentar el origen del accidente laboral, como determinante del desprendimiento de retina en la paciente.

Al momento de caerle la sustancia química en su ojo, presentó según lo refirió, intenso ardor y dolor que motivó en forma inmediata comenzar a restregarse o frotar manualmente el ojo en forma persistente y con energía, vale decir, presionando el globo ocular, que puede llegar a más de 10 movimientos de presión y depresión por minuto.

Lo dicho resulta entendible y no contradictorio, sobre el origen traumático en el accidente laboral que sufrió la paciente.

Si bien estadísticamente es posible que el desprendimiento de retina se produzca en forma súbita, sin haber un factor desencadenante inmediato, suele ocurrir cuando existe un factor preexistente como es: la miopía y ojo afáquico.

En el caso que nos ocupa, no existió ninguno de esos factores, y por el contrario se presentó inmediatamente al accidente laboral, donde la paciente, comenzó con los movimientos de restregarse el ojo, y luego presentó los síntomas del desprendimiento de retina.

Si bien lo que se reclama como secuela del accidente que sufrió es el *Desprendimiento de retina*, lo cual requirió de la cirugía donde se hizo **vitrectomía y retinopexia**, seguido de la pérdida de la visión del ojo izquierdo, no menos importante es consignar, que por las características de la sustancia química le dañó su ojo, donde el *álcali tiene acción saponificante* sobre los tejidos, facilitando la penetración de los demás planos y no solamente de la córnea y conjuntiva, sino además la cámara anterior. La repercusión a nivel de la córnea, se puede observar por la presencia de la catarata actualmente.

Por último, cabe tener en cuenta que no recibió la atención y tratamiento debido, acorde a la *urgencia del cuadro clínico*, a pesar de solicitar la asistencia en una clínica de ojo el día **20/07/15**, donde se le hace el diagnóstico de úlcera corneal.

Control el **21/07/15**, le dicen que tiene *desprendimiento de retina*.

Nuevo control 24/7/15, diagnostican además perforación de córnea.

El día **28/07/15**, le llega telegrama de rechazo por la ART.

El **29/07/15**, pide a la ART se le reingrese para tratamiento y rechazan.

Ese mismo día, consulta en su Obra Social, y luego con médico particular.

El día **27/08/15** fue intervenida quirúrgicamente, con resultado no favorable por el tiempo transcurrido desde el accidente.

- Se anexan comprobantes.

El día **26/12/16**, se realiza control de su cuadro clínico manifestando la paciente, cefalea a repetición a nivel frontal izquierda, que se extiende a región temporoparietal del mismo lado, además periorbitario.

Al examen físico: a nivel de la piel en región frontal y pómulo izquierdo refiere disminución de la sensibilidad superficial táctil y algésica, la primera mediante estimulo digital y el segundo mediante alfiler al igual que la sensibilidad vibratoria mediante el diapasón, también dice tener sensación de parestesia. Además se observa leve ptosis de arco superciliar izquierdo.

En el examen oftalmológico, se detecta aumento del tamaño de la catarata del ojo izquierdo.

Examen del campo visual por confrontación: sentada la paciente a 60 cm de distancia del examinador:

Campo visual Ojo Derecho:

- La paciente ocluyó su ojo izquierdo.
- Fija la mirada en ojo izquierdo del examinador, este ocluye el ojo derecho, fija la visión en ojo derecho del paciente.
- El examinador exhibe cierta cantidad de dedos en cada uno de los cuadrantes del campo visual (superior, inferior, temporal y nasal), ubicando su mano a una distancia media entre sí mismo y el paciente.
- Ambos deben poder ver los dedos en la periferia del campo visual.

Campo visual Ojo Izquierdo:

Campo visual normalmente comprende:

Área de 60º superiormente. Área de 70º inferiormente.

Área de 95º temporalmtente. Área de 60º nasalmente.

CONCLUSIÓN

Por todo lo detallado, se considera que sufrió accidente laboral, con las secuelas ya consignadas, teniendo en cuenta:

a) Mecanismo del accidente.

b) La lesión del ojo, la evolución del mismo que llevó al desprendimiento total de la retina y pérdida de visión.

c) El desprendimiento de la retina en la paciente, no podemos considerar que fue idiopático o espontáneo, porque no existieron antecedentes predisponentes, entre otros, la miopía y el ojo afáquico. Por el contrario, resulta compatible con traumatismo químico como inicio del proceso, seguido del traumatismo mecánico, que en vez de un objeto contundente, se trató de la acción ejercida por la mano.

d) Debemos considerar además la complicación psicológica compatible con RVA, producto de la evolución crónica, tórpida y desfavorable de su cuadro clínico, donde debe soportar la sintomatológica ya descripta, además de dolor permanente que repercute en su trabajo.

e) Por último, todos estos puntos son determinantes de una incapacidad parcial, permanente y definitiva del 65.30%, determinada por: 1- pérdida de visión en ojo izquierdo, 2- quemadura química en rostro, 3- RVA Grado III.

INCAPACIDAD	
DIAGNÓSTICO	**PORCENTAJE**
-Pérdida de la visión total del ojo izquierdo, ¡por desprendimiento de la retina.	**42.00%**
Reacción Vivencial Anormal con manifestación ansiosa-depresiva,con Grado III (20 del 58%)	**11.60%**
Quemadura química en rostro (5 del 46.40%)	**2.32%**
Subtotal	*55.92%*
FACTORES DE PONDERACIÓN	
-Dificultad para tareas habituales (15 del 55.92%)	*8.38%*
-Edad (1.00%)	*1.00%*
Subtotal	*9.38%*
TOTAL DE INCAPACIDAD	*65.30%*

D) TROMBOSIS DE LA VENA CENTRAL DE LA RETINA

Paciente de sexo masculino de 51 años de edad, quien se desempeñaba como encargado del área de mantenimiento en un Complejo Hotelero. Refiere que el día **24/07/14**, siendo las 9:30 horas aproximadamente, se encontraba en su lugar de trabajo, limpiando la punta de un soplete usando un pincel con Tinner, cuando con el movimiento del mismo salta líquido, y le cae en el ojo izquierdo. Debido al intenso dolor y ardor, comenzó a frotarse enérgicamente el ojo con la mano (dedos y región tenar de la palma), también en esas maniobras y ante el intenso malestar, hacía movimientos de compresión y descompresión sobre tejido ocular, lo que se repetía en forma automática, intercalando por momentos el lavado con agua, persistiendo la sintomatología. Después de unos minutos, empezó a visualizar una mancha negra que aumentaba de tamaño.

Como consecuencia del accidente, sufrió lesión en ojo izquierdo, por sustancia cáustica (Tinner).

El Hotel donde cumplía su trabajo se encuentra a 70 km de Malargue y a 490 km de Mendoza, no había vehículo para su traslado urgente, por lo que llama al gerente y le comunica lo sucedido, este le dice que se tome el colectivo a Mendoza, que pasaba al día siguiente (madrugada del domingo) y el accidente fue el día sábado.

El día **26/07/14** va a la ART, pero no lo atienden, recién fue asistido el día **28/07/14**, después de realizar los estudios pertinentes, el médico oftalmólogo le dio el diagnóstico de trombosis de la vena central de la retina, le dijo que era de tratamiento urgente. Ese día de la consulta el paciente tenía la piel periocular enrojecida, las conjuntivas irritadas y con sensación de arenilla en los ojos, y molestias a la luz (fotofobia).

Se trasladó ese mismo día a la ART, pero allí le dicen que ya le iba a llegar una notificación a su domicilio.

El día **31/07/14** le llega carta de rechazo de la ART.

Se presentó en la SRT ese mismo día **31/07/14** y queda a la espera del dictamen.

Posteriormente, continuó su atención en la Obra Social, se le solicitaron distintos estudios complementarios, confirmando el diagnóstico de trombosis de la vena central de la retina de ojo izquierdo, en ese momento el paciente presentaba visión bulto.

Después de completar los estudios, fue intervenido quirúrgicamente el día **10/09/14**.

Luego de la cirugía, el paciente recibió Dictamen médico de la SRT con fecha **24/09/14** y es reingresado para recibir tratamiento oftalmológico.

Se le da el alta Médica definitiva el día **06/10/14**.

A pesar de los tratamientos realizados, perdió la visión del ojo izquierdo.

Obstrucción de la vena central de la retina: es una patología que suele observarse en personas después de los 60 años. Puede la trombosis afectar la vena central a nivel de la lámina cribosa o en una de sus ramas principales.

La oclusión venosa se pude presentar en dos formas clínicas:

a-Obstrucción isquémica: con insuficiencia arterial y venosa.

Aquí la obstrucción venosa es de rápido inicio y se traduce en un descenso de la perfusión de la retina, cierre capilar e hipoxia retiniana.

b-Obstrucción de la vena central no isquémica: representa el 70% de los casos. Se presenta con visión borrosa unilateral y brusca. En estos casos hay retraso del tiempo de tránsito arteriovenoso.

La trombosis de la vena central provoca numerosas hemorragias, de forma y tamaño diversos, en todo el fondo de ojo. Las venas aparecen muy engrosadas y tortuosas. La papila del nervio óptico se presenta a veces con bordes borrados, edematosos y congestionados. La trombosis puede limitarse en algunos casos a una de las ramas de la vena central.

El pronóstico puede ser grave, con pérdida de la visión cuando se compromete la vena central, pero si es afectada una de sus ramas es menos grave y más favorable en casos que el coagulo de sangre desaparece o se reabsorbe.

El cuadro clínico en estos pacientes puede originarse según los siguientes mecanismos:

Oclusión venosa primitiva: que se puede presentar en pacientes con hipertensión arterial o arterioesclerosis, en un 70% de los casos.

Oclusión venosa asociada a otras enfermedades, tales como:

Alteración de la circulación venosa de retorno en casos de:	Hemopatías	Retardo de la velocidad circulatoria por (embolias)
glaucoma crónicosimple compresiones por masaocupante en la órbita inflamaciones (uveítis, periflebitis)	disglobulinemiaspolicitemia coagulación intravascular diseminada	retinopatía diabéticatraumatismo tumores ingestión de anovulatorios.

Exploración física

El paciente refiere ver una mancha negra con ojo izquierdo (pérdida total de la visión de ese ojo), dice ver luz a los costados cuando se le acerca una linterna y en el centro una mancha negra.

Al examen ocular y presentar luz con una linterna, refiere ver una claridad por 3 segundos del lado temporal.

Reflejo fotomotor presente en ambos ojos. Reflejo consensual responde levemente. Reflejo corneal positivo.

Movimientos oculares normales en ojo derecho. Ojo derecho con corrección visión 8/10.

Examen oftalmológico, según certificado emitido por médico oftalmólogo. (16/04/15).

	Ojo derecho	Ojo izquierdo
Agudeza visual:	S/C: 7/10	S/C: Bulto

	C/C: 9/10	C/C: Bulto
Tensión ocular:	12 mmhg	12 mmhg
Fondo de ojo:	normal	Oclusión vena central de la retina
Campo visual	normal	cero

En cuanto a la esfera psíquica, el paciente dice estar muy ansioso, nervioso, con impotencia debido al hecho de haber perdido la visión de su ojo izquierdo.

Nota estar muy irritable, lo que entorpece su vida familiar, y a esta sintomatología se suma el hecho de que no puede dormir bien (insomnio).

También dice sentirse muy inseguro al salir a la calle y al realizar su trabajo y deprimido debido a que esta condición (ceguera de ojo izquierdo) le dificulta su rendimiento laboral.

Pruebas complementarias

- Se adjunta certificado de médico tratante, especificando diagnóstico (**13/08/14**).
- Se adjunta evaluación oftalmológica de médico tratante (**22/09/14**).
- Se adjunta certificado emitido por el Dr. Federico Vásquez, médico oftalmólogo (**16/04/15**).
- Psicodiagnóstico (**01/09/16**): Trastorno de ansiedad conforme a Baremo (SRT). Decreto 659/96, el caso se encuadra en una Reacción Vivencial Anormal con manifestación psicosomática-ansiosa, con grado II.

Análisis y comentarios

De acuerdo a los hechos descriptos, el paciente presenta como consecuencia directa del accidente sufrido, por la magnitud y la dinámica del mismo, un Cuadro Clínico Actual con **repercusiones psico-orgánicas**.

Las primeras se deben a las manifestaciones de ansiedad, irritabilidad, inseguridad y otros síntomas ya consignados, compatibles con **una Reacción Vivencial Anormal (RVA) con manifestación psicosomática-ansiosa Grado II.**

Las segundas comprenden la secuela anatomo-funcional en la zona contusionada: ojo izquierdo, que le ocasionó una trombosis de la vena central de la retina, con pérdida total de la visión.

Para poder interpretar el mecanismo que pudo ocasionar la trombosis de la vena central de la retina, haré una descripción de los siguientes puntos:

1- Contusión: Es la lesión por contacto directo con un objeto traumático contundente.
2- Concusión: Es la lesión mecánica transmitida a distancia por ondas de presión o succión a través del aire (explosión), de los tejidos (ej traumatismo de cráneo) o de los propios líquidos intraoculares (traumatismo del segmento anterior con lesión macular).

En lo que respecta a la lesión del globo ocular, cabe consignar lo siguiente:

a- Puede ser por traumatismo del globo ocular
b- Por agentes físicos como: sustancias cáusticas

En el primer caso: puede ser una Concusión o bien una Contusión.

En el caso de *contusión,* como se definiera anteriormente, se refiere al contacto directo con un objeto traumático contundente.

Pero además de lo dicho, no debemos dejar de considerar que el traumatismo también puede ser originado con la mano y precisamente en el caso que nos ocupa, al momento del accidente la acción cáustica del tinner fue el factor desencadenante de gran irritación de conjuntivas y demás partes blandas del ojo, determinantes de fuerte irritación química y dolor, que en forma instintiva le llevo a restregarse su ojo con fuerte presión por varios minutos y lavarse con agua.

Vale decir, que estamos en presencia de una contusión por mecanismo de presión y fricción de los tejidos oculares con variaciones en la intensidad de la presión intraocular, con repercusión en las paredes del globo ocular. También hay que tener en cuenta que al presionar digitalmente con energía el globo ocular, le disminuye la longitud axial o antero-posterior, con aumento del diámetro ecuatorial, lo que provoca lesiones de la pared ocular, por el hecho que el mecanismo referido anteriormente se repite mientras dure la acción mecánica manual con aumento y disminución de la longitud axial y el diámetro ecuatorial. Lo dicho repercute tanto en el segmento anterior como posterior del globo ocular, pudiendo afectar la circulación venosa y comprometiendo la vena central de la retina.

Precisamente es aquí donde puede influenciar la lentificacion de la circulación sanguínea, predisponiendo a la trombosis a nivel venosa y si tenemos en cuenta que el tiempo de coagulación: es a 37°C es de (7-15 minutos) a temperatura ambiente (11 a 19 minutos), esto es posible que ocurra, puesto que la compresión mecánica manual seguramente ha sido superior al tiempo de coagulación.

Hecho un análisis de lo detallado estaremos en la presencia de:

1. Un accidente laboral, por tratarse de un hecho súbito y violento en ocasión del trabajo.
2. La oclusión de la vena central de la retina, que fue el diagnóstico hecho por médicos oftalmólogos: el primero por la ART y el segundo por la Obra social.
3. Dicha lesión es posible se trató de una trombosis intravascular por los mecanismos ya descriptos.
4. Según la descripción de la obstrucción de la vena central de la retina, en lo que se refiere a las causas, pueden ser:
   a- oclusión venosa primitiva.
   b- oclusión venosa asociada a otras enfermedades.

Aquí es posible tener en cuenta el retardo de la velocidad circulatoria.

Las demás causas aparentemente no existieron, puesto que el paciente no estuvo en tratamiento por ninguna patología oftalmológica previa al accidente.

Por último, debemos consignar que al paciente no se le brindó la asistencia médica inmediata. Recién el día **28/07/14**, *es decir, a los cuatro días lo examinó médico oftalmólogo por medio de la ART, manifestándole que requería la operación de urgencia, pero en la aseguradora le rechazan dar las prestaciones. Ante tal situación acudió a la Obra Social y recién lo intervienen quirúrgicamente el día* **10/09/14** *y para entonces ya había pasado el tiempo prudencial para esperar un resultado favorable post quirúrgico y es precisamente factor importante de la pérdida de la visión del ojo izquierdo.*

CONCLUSIÓN

Por todo lo descripto, se considera que el paciente sufrió un cuadro clínico de oclusión de la vena central de la retina, como consecuencia del accidente laboral ocurrido el día **24/07/14**, determinante de una **incapacidad parcial, permanente y definitiva del 58.36%**, según el siguiente detalle.

INCAPACIDAD	
DIAGNÓSTICO	**PORCENTAJE**
-Pérdida de la visión del Ojo Izquierdo, por oclusión de la vena central de la retina.	42.00%
-Reacción Vivencial Anormal con manifestación Psicosomática ansiosa, con grado II. (10 del 58%)	5.80%
Subtotal	47.80%
FACTORES DE PONDERACION	
-Dificultad para tareas habituales (20 del 47.80%)	9.56%
-Edad 1%	1.00%
Subtotal	10.56
TOTAL DE INCAPACIDAD	*58.36%*

CAPITULO 7

Neurotoxicidad

En este capítulo se hace referencia a conceptos sobre complicaciones funcionales a nivel del Sistema Nervioso Central, Periférico y Neurovegetativo, como consecuencia de la acción neurotóxica de sustancias químicas.

El interés de lo dicho *radica en la existencia de cuatro historias clínicas* de pacientes que sufrieron complicaciones oftalmológicas en accidentes laborales por acción de sustancias neurotóxicas y constan en capitulo cinco de este libro.

Dos de ellos presentaron secuelas oftalmológicas por acción directa de dichas sustancias, tales son:

1. Midriasis semiparalítica o Síndrome de Adie.
2. Parálisis Facial, precedida de queratoconjuntivitis crónica (ojo seco).

Los otros dos casos se tratan de secuelas por acción indirecta de las sustancias neurotóxicas tales como:

3. Desprendimiento de retina.
4. Trombosis de la Vena Central de la Retina.

Para mejor interpretación de la patología de los dos primeros casos se hará mención de los siguientes temas:

1. Sistema Nervioso Sensitivo.
2. Neurotoxicidad por Solventes Orgánicos.
3. Concepto de Capilaridad.
4. Compromiso del Sistema Nervioso Vegetativo.

Sistema Nervioso Sensitivo

La sensibilidad somatosensitiva se ve comprometida en los dos primeros casos a nivel funcional. También resulta afectado el Sistema Nervioso Neurovegetativo. El conocimiento de lo dicho permitirá la interpretación de la:

1. Hipótesis de codificación (ver pág. 203)
2. Hipótesis de la Capilaridad (ver pág. 323).

En condiciones normales la transmisión sensitiva proveniente del estímulo externo o energía física (mecánica, química, térmica o electromagnética) actúan en receptores sensoriales que es la primera célula de cada vía sensitiva que se transforman en señal eléctrica mediante un proceso denominado transducción del estímulo.

El impulso eléctrico viaja a neuronas de primer grado del sistema nervioso luego de segundo grado y superiores, estableciendo núcleos de relevo, donde se inicia el procesamiento de la información, donde se determina cuales estímulos se filtran o trasmiten a la corteza. Los núcleos de relevo interneuronas inhibitorias resaltan la información y realizan el contraste entre distintos estímulos.

La información comienza siendo procesada en forma paralela en los núcleos de relevo, luego se transmite a las áreas de corteza cerebral, que se corresponden con las diferentes modalidades sensoriales, para constituir la experiencia consciente de la sensación (ver sistema nervioso sensitivo, pág. 219). (ver Mecanismo fisiopatológico del SDRC, pág. 201).

Al referirnos al sistema nervioso sensitivo, cabe mencionar la existencia de receptores de sensaciones y efectores a nivel muscular y glandular, además las uniones celulares que se producen entre axón-dendritas y entre axón-cuerpo celular.

Las neuronas establecen sinapsis entre sí o con otras células de tejidos distintos al nervioso y el impulso nervioso originado por un estímulo penetra por las dendritas o el cuerpo celular y sale por el axón que a su vez entra en contacto con la siguiente célula, estableciéndose una cadena celular. Por dicho mecanismo se produce a nivel de la sinapsis la liberación de neurotransmisores químicos que favorecen la transmisión del impulso nervioso. Existe una interacción iniciada con el estímulo (lesión o inflamación) de tejidos, que liberan mediadores químicos que actúan o sensibilizan terminaciones nociceptivas y que producen a nivel neuronal aparición de potenciales de acción que se convierten en señal eléctrica para su transmisión al SNC. En cada sinapsis, se repite el mecanismo referido anteriormente. En la neurotransmisión a que se hace referencia puede tenerse en cuenta la hipótesis de la codificación (ver pág.203).

Neurotoxicidad por Solventes Orgánicos

La Neurotoxicidad consiste en la capacidad de agentes químicos biológicos o físicos para producir cambios fisiológicos o estructurales adversos en el Sistema Nervioso Central y/o Periférico.

Los cambios originados por sustancias neurotóxicas pueden ocurrir en órganos, tejidos, a nivel celular, subcelular o bioquímico.

Los efectos toxicos son de acción general o específicos y depende de la estructura química de los mismos, la magnitud y frecuencia de exposición, de la susceptibilidad individual y de la interaccion con otros factores.

Los solventes organicos pueden al ser inhalados producir inicialmente euforia, posteriormente depresión del SNC, cefalea, ansiedad, irritabilidad, etc.

La exposición crónica es posible determine disfunción del SNC y/o periférico, aun comprometiendo hemisferios cerebrales a nivel cortical o subcortical, tallo cerebral, cerebelo, médula espinal y nervios periféricos.

La intoxicación aguda por tolueno puede producir convulsiones y alucinaciones. Igualmente por acción del tolueno se han observado en estudios por imágenes, tales como TAC y RNM de cerebro, lesiones en los ganglios basales del cíngulo, como también lesiones en la sustancia blanca del tallo cerebral, hipocampo y adelgazamiento del cuerpo calloso.

Cabe consignar que en el paciente afectado por el **Síndrome de Adie** (ver pág.313) se detectó en la RNM de cerebro, en sustancia blanca paraventricular y subcortical de hemisferios cerebrales, con predominio de lóbulos frontales *hiperintensidades aisladas de etiología inespecífica*, según el especialista por imágenes, desde luego sin conocer el cuadro clínico del paciente.

Los nervios craneales se pueden ver afectados por solventes orgánicos:

- El NCII y NC VIII en exposición crónica.
- El NC V por metabolitos del tricloroetileno y el dicloroetileno.
- El NC II por el tolueno.

En el tallo cerebral y cerebelo se pueden afectar por solventes orgánicos, determinando sintomatología como: Ataxia cerebelosa, alteraciones en movimientos oculares.

En la médula espinal y SNP en personas expuestas crónicamente al hexano pueden desarrollar neuropatías mixtas sensoriales y motora a predominio distal y simétrica, además se han detectado hipoestesia superficial, alteración en el dolor, tacto y temperatura, igualmente en la sensibilidad profunda como la vibratoria y sentido de posición articular.

En lo que se refiere al mecanismo de la acción neurotóxica de los productos químicos puede ser por:

Interacción directa entre el SNC y el xenobiótico o sus metabolitos y comprende:

1. **Neuropatías:** La sustancia actúa directamente sobre la neurona, provocando degeneración neuronal, pudiendo originar encefalopatía con disfunción global o más delimitada, según la especificidad del neurotóxico.
    - El *tributilestaño* puede producir daño neuronal difuso, inflamación celular y necrosis, afectando más al hipocampo.
    - El *metilmercurio* compromete más neuronas del cortex visual y cortex del cerebelo.
2. **Axonopatías:** la acción del neurotóxico actúa directamente en el axón, sufre degeneración, desnaturalización de la mielina, con dificultad en la transmisión de estímulo nervioso.
3. **Mielopatías:** el agente neurotóxico interactúa directamente con la mielina o con células mielinizantes o productoras de mielina (oligodendrocitos en SNC y Cél. de Schwann en SNP).

    La mielina se desnaturaliza y se produce separación con el axón (edema intramielínica) y seguido de alteración de la transmisión del impulso y aun bloqueo.

4. Toxicidad asociada a la neurotransmisión: existe un grupo importante de sustancias (drogas, productos farmacológicos sintéticos, etc) que interactúan con receptores específicos del Sistema Nervioso, alterando la comunicación intercelular (transináptica) determinando interrupción parcial o total del impulso nervioso.

Valoración Neurofisiológica

Para hacer el diagnóstico clínico de pacientes con manifestaciones neuropsicológicas, se debe realizar electroencefalograma (EEG), potenciales evocados cognitivos (PECg).

Pacientes con alteraciones de la función visual o auditiva, está indicado hacer potenciales evocados visuales (PEV) y auditivos (PEA).

Paciente con signos y síntomas sugestivos de neuropatía periférica se debe hacer una valoración de las velocidades de conducción nerviosa periférica sensitiva (LSD), motora (VCM) y electromiografía.

En la RNM de cerebro, en casos de encefalopatías por acción neurotóxica, se pueden detectar imágenes patológicas, como suele ocurrir por la acción del tolueno.

Concepto sobre Capilaridad

Es la propiedad en virtud de la cual la superficie libre de un líquido puesto en contacto con un sólido sube o baja en las proximidades de éste, según que el líquido la moje o no. Sus efectos son especialmente aparentes en el interior de los tubos capilares o entre dos laminas muy próximas.

Esta es una propiedad de los fluidos y que depende de su *tensión superficial*, y de la *fuerza intermolecular de cohesión* de las mismas, también de *la fuerza adhesiva entre el líquido y el objeto sólido*.

Si la fuerza de adhesión es mayor que la cohesión, el líquido asciende, alcanza el equilibrio de la tensión superficial y se forma una curva cóncava en su superficie lo que determina que el líquido moje.

Sirve como ejemplo referir lo que ocurre en las plantas: "desde las raíces hasta las hojas se mantiene una columna continua de agua en los tubos del xilema, que es debido a la capilaridad y a la transpiración vegetal".

Estos conceptos han permitido desarrollar la **Hipótesis de Capilaridad** sobre el mecanismo de la parálisis facial, precedida de queratoconjuntivitis crónica (ver historia clínica en pág. 317), al igual que el **Sindrome de Adie** (pág. 313).

También el conocimiento del concepto de capilaridad ayudará a la interpretación fisiopatológica de las lesiones neurotóxicas por sustancias químicas, además de los dos casos referido anteriormente, sino también en el sistema nervioso central como consta en la RNM en el Sindrome de Adie.

Si bien al referirme a la acción neurotóxica de productos químicos hacemos más hincapié en el fenómeno de la Capilaridad cabe consignar que algunos autores en trabajos científicos hacen mención a otras formas de acción de las sustancias nocivas.

De lo dicho puede establecerse dos mecanismos:

Primero: las sustancias toxicas interactuarían con receptores del sistema nervioso, determinando alteraciones de la comunicación intercelular (transinápticas) con lo que se interrumpe parcial o totalmente el impulso.

Aquí pueden tener lugar los conceptos de la Hipótesis de Codificación (pág. 203).

Segundo: se refiere a la acción directa del neurotóxico, determinando daños en zonas específicas del sistema nervioso central como periférico mediante las neuropatías, axonopatías y mielopatías.

En este punto el mecanismo de acción puede interpretarse por medio de la Hipótesis de Capilaridad.

Igual mecanismo se interpreta ocurrió en el compromiso del sistema neurovegetativo, tal es el caso de la **Parálisis facial** y del **Sindrome de Adie**.

Compromiso del Sistema Neurovegetativo

En los dos casos referidos anteriormente se deberían a la acción neurotóxica, cuyo comienzo fue a nivel conjuntival donde se interpreta que a partir de los mismos y mediante el mecanismo de la capilaridad fueron determinantes, en el *primero* del compromiso del nervio parasimpático a nivel del ganglio ciliar y fibras cortas postganglionares que originan la parálisis de músculos constrictores de la pupila y donde por acción del simpático la dilatación del esfínter, determinantes de la midriasis, es decir Sindrome de Adie.

En el *segundo*, igualmente se originó por acción neurotóxica a nivel conjuntival del ojo derecho, la queratoconjuntivitis crónica y a partir de dicha lesión y por medio del mecanismo de la **capilaridad la Parálisis del Nervio Facial**. Ver Cuadro clínico - Capitulo VI: Epifora - Queratoconjuntivitis Crónica por Lesión Caustica)

Bibliografía

Hugo F. Caloia y Martin F. Caloia - SÍNDROME DE DOLOR REGIONAL COMPLEJO – Revista Asociación Argentina Ortopedia-Traumatología Año 2004, pág. 355-366.

Dr Yovanny Ferrer Lozano, Dr. Pablo Oquendo Vázquez y MsC. Dunia Ferrer Lozano – SINDROME DE DOLOR REGIONAL COMPLEJO. CONCEPTOS ACTUALES - Rev Cubana Ortopedia-Traumatología Año 2006, Vol 20. N°1.

SÍNDROME DOLOR REGIONAL COMPLEJO / DISTROFIA SIMPATICO REFLEJA, TODO SOBRE ELLA - Afibro Organización – http://afibro.org/2012/09/sindrome-dolor-regional-complejp-distrofia-simpatico- refleja-todo-sobre-ella/

M.D. Rodrigo*, M.J. Perena**, P.Serrano***. E. Pastor**** y J.L.Sola***** - SÍNDROME DE DOLOR REGIONAL COMPLEJO – Revista Sociedad Española Dolor Año 2000, 7; Sup.II, pág. 78.97.

SÍNDROME DE DOLOR REGIONAL COMPLEJO TIPO I (DSR) Y TIPO II (CAUSALGIA) -Autores: M Victoria Ribera Canudas - Centro: Clínica del Dolor - Servicio de Anestologia, Reanimacion y Terapeutica del Dolor - Hospital de Traumatología Vall Hebron Hospitals UAB.

John Jairo Hernández Castro M.D - EXPERIENCIAS CON DISTROFIA SIMPÁTICA REFLEJA - Revista de la Facultad de Medicina Universidad Nacional de Colombia – Año 1993 – Vol 41 N°3 (Págs. 125-130).

Rodríguez López I*, Cuadrado Abajo F*, Corrales C*, Aguado Maestro I.**, Rodríguez López M***, Merino Díaz B. González Fajardo JA. Vaquero Puerta C. Servicio de Angiología y Cirugía Vascular. Hospital Clínico Universitario de Valladolid. España. * Facultad de Medicina de Valladolid. ** Servicio de Traumatología y Ortopedia. Hospital Universitario Rio Hortega, Valladolid. España. *** Servicio de Cirugía General y Aparato Digestivo. Hospital Universitario Rio Hortega. Valladolid. España - DISTROFIA SIMPÁTICO

REFLEJA - Revista Española de Investigaciones Quirúrgicas – Año 2013, Vol. XVI N°3, Pág. 141-149.

Dr. Luciano Martin Esborrat, Servicio de Otorrinolaringología. HIGA Prof. Dr. R. Rossi, La Plata – PARALISIS FACIAL (PARTE I) – Año 2000, Vol 31, N° (Pàgs. 18-35).

Prof. Carlos Argento y colaboradores - OFTALMOLOGÍA GENERAL – Introducción para el especialista- 1ra Edición – Ciudad Autónoma de Buenos Aires, Argentina - Editorial CORCUS (Páginas 464 a 466).

Lassizuk, Raúl Andrés - OFTALMOLOGÍA MÉDICO LEGAL, LABORAL Y PREVISIONAL – 1ra Edición – Ciudad Autónoma de Buenos Aires. Argentina - Editorial SOURUM (Paginas 115 a 123).

Arturo Alberto Alezzandrini y colaboradores - FUNDAMENTOS DE OFTALMOLOGÍA – 3ra Edición – Buenos Aires, Argentina - Editorial EL ATENEO (Paginas 110 a 282).

Jack J. Kanski - OFTALMOLOGÍA CLÍNICA – 6ta Edición – Madrid, España- Editorial ELSEVIER (Página 788).

Keith L. Moore, Arthur F. Dalley II– ANATOMÍA CON ORIENTACION CLINICA – 5ta Edición – Ciudad Autónoma de Buenos Aires, Argentina - Editorial Médica Panamericana (Pagina 963 a 1130).

Martin, Timothy J – NEUROOFTALMOLOGÍA: LOS REQUISITOS EN OFTALMOLOGIA – 1ra Edición – Barcelona, España - Editorial HARCOURT (Página 203).

Gustavo Héctor Vázquez - NEUROCIENCIA BASES Y FUNDAMENTOS – 2da Edición – CABA, Argentina - Editorial POLEMOS.

Ángel Oteo Álvaro GUÍA PARA LA EVALUACIÓN Y EL TRATAMIENTO DEL

DOLOR MUSCULOESQUELETICO – Barcelona, España - Editorial ARS MEDICA BARCELONA.

Antonio López Alonso - FUNDAMENTOS DE ORTOPEDIA Y TRAUMATOLOGÍA – Barcelona, España- Editorial MASSON.

RodolfoCosentino MIEMBROS INFERIORES: SEMIOLOGIA CON CONSIDERACIONES CLINICAS Y TERAPEUTICAS – CABA, Argentina - Editorial EL ATENEO.

RodolfoCosentino MIEMBROS SUPERIORES: SEMIOLOGIA CON CONSIDERACIONES CLINICAS Y TERAPEUTICAS – CABA, Argentina – Ed. Serie de Ciencia de Puño y Letra.

Raymond C. Truex – Malcolm B. Carpenter - NEUROANATOMIA HUMANA – 3ra Edición – CABA, Argentina- Editorial EL ATENEO.

Roger A Barker – Stephen Barasi - NEUROCIENCIA EN ESQUEMAS - 3ra Edición – CABA, Argentina - Editorial AKADIA.

Stanley Hoppenfeld - NEUROLOGÍA ORTOPÉDICA – 16ta Reimpresión- España, Editorial Manual Moderno

NTP 487 (Guías de buenas prácticas), NEUROTOXICIDAD: AGENTES NEUROTOXICOS (1998). Instituto Nacional de Seguridad e Higiene en el Trabajo – Ministerio de Trabajo y Asuntos Sociales España.

Gustavo Ramos, NEUROTOXICIDAD POR SOLVENTES ORGANICOS, ASPECTOS NEUROLÓGICOS Y NEUROFISIOLÓGICO - Guías de Manejo,

Acta Neurológica. Colombia – Año 2004, Vol 20 Nº 4.

https://www.significados.com/capilaridad/

https://es.wikipedia.org/wiki/Capilaridad

Este libro se terminó de imprimir en el mes de Enero de 2022

La Fábrica del Libro
Viamonte 1334, CABA, Buienos Aires